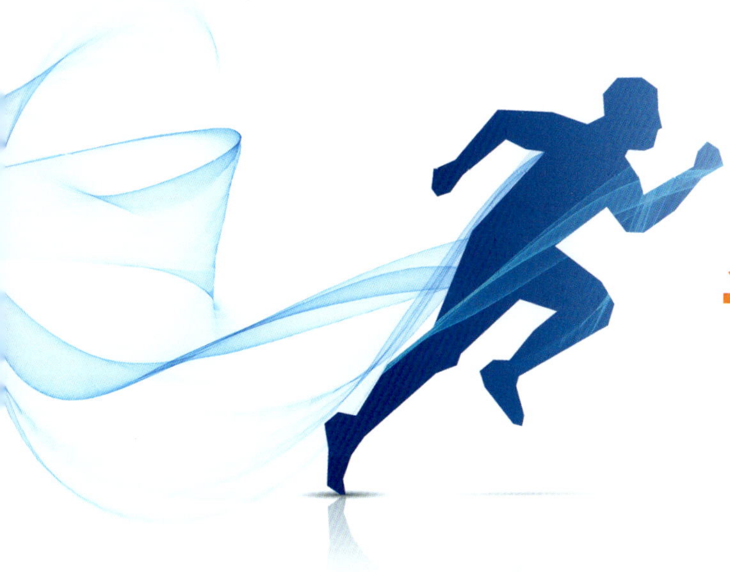

스포츠 치의학

SPORTS DENTISTRY

스포츠 치의학 교재 편찬위원회 편

명문출판사

스포츠 치의학 교재 편찬위원회

회장 : 권긍록　편찬위원장 : 안수진

집필진 (가나다 순)

권긍록	권태훈	남옥형
노관태	류재준	박관수
박지만	백장현	신보희
심정석	안수진	이경제
이용상	이인석	이정우
이종하	전명섭	정준호
최용훈	최유성	홍성진

감사의 글

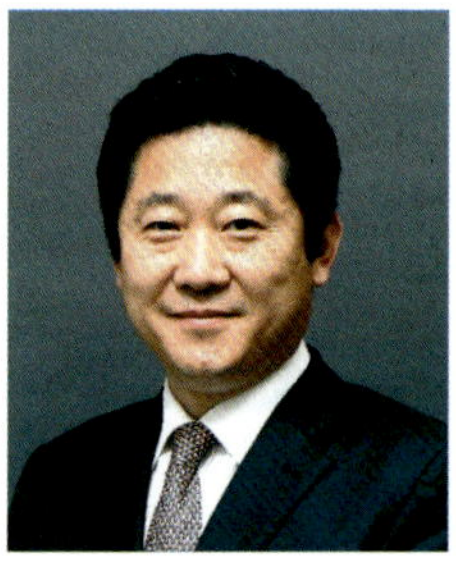

대한스포츠치의학회(The Korean Academy of Sports Dentistry)가 창립된 지도 벌써 15년의 세월이 지났습니다. 그 동안 학회 차원의 여러 학술 활동과 대국민 홍보 등을 통해 우리의 위상을 제고하고자 꾸준히 노력해 오고 있습니다. 최근 우리나라 스포츠계가 전문 스포츠분야와 사회 스포츠단체가 하나로 통합되면서 스포츠활동이 보다 더 다양하게 활발해지고 있습니다. 사회의 분위기 또한 삶의 질을 추구하고자 점차 여가를 즐기는 시간이 늘어나고 이에 따라 자연스럽게 스포츠를 접하는 기회가 많아지고 있는 실정입니다. 비례해서 여가를 즐기거나 스포츠 경기 중에 발생하는 외상의 가능성과 빈도 또한 점차 증가하고 있습니다.

경기 전, 후 또는 도중에 발생하는 외상 중 특히 구강악안면 영역의 비중이 높아지면서 전문 운동 선수뿐만 아니라 일반 국민들도 외상 치료는 물론 예방에 관심이 높아지고 있으며, 이를 전문적으로 관리하는 치과의사의 역할이 중요해지고 있는 실정입니다. 이런 이유로 본 학회에서는 ' Sports Doctor', 'Sports Team Doctor in Dentist' 프로그램을 운영하면서 외상 예방 및 처치, 운동 역학, 도핑, 경기력 향상 등에 관한 학문적 지식을 개발 및 공유하고, 치과의사들의 스포츠 치의학관련 전문성 향상을 위해 부단히 노력해 오고 있습니다. 그럼에도 불구하고 스포츠 치의학에 관한 우리 고유의 입문 서적이 없어서 고민하던 차에, 이번에 여러 선생님들의 도움과 관심으로 이제라도 스포츠 치의학 입문서를 발간하게 되었음을 다행으로 여깁니다.

이 책에는 스포츠 치의학의 역사와 전망, 마우스 가드의 제작과 역할, 그리고 치과의사, 치과위생사, 치과기공사가 스포츠 치의학분야에서 담당하는 각각의 역할과 최신 지견에 대한 상세한 설명이 다양한 자료들과 함께 소개되고 있습니다. 따라서 치과 임상에서 스포츠 치의학 분야에 관심있는 여러 선생님들과 독자들에게 좋은 지침서가 될 것입니다. 처음이라 부족한 부분은 향후 수정 보완을 통해 개정해 나가도록 할 예정이니 많은 관심과 애정을 보내주시기 바랍니다.

마지막으로, 이 책이 나오기까지 수고해 주신 모든 집필진과 명문출판사 관계자에게 진심어린 고마움을 전합니다. 이 책이 초석이 되어서 우리 스포츠 치의학 분야가 한 걸음 더 도약하기를 기대해 봅니다.

2018년 7월

대한스포츠치의학회 회장 권긍록

발간사

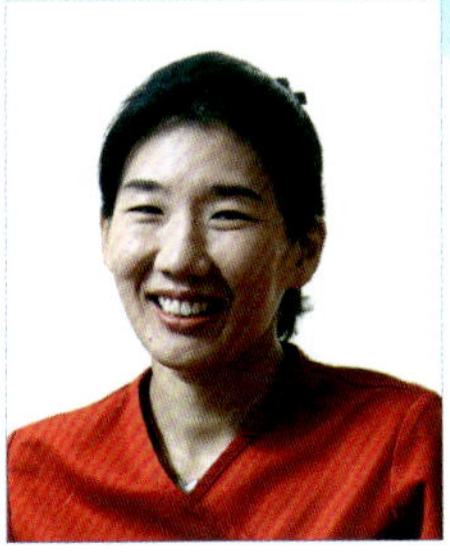

저희 대한스포츠치의학회는 2003년 설립되어 현재 대한치과의사협회 공식 분과학회로써 꾸준한 활동을 전개해 오고있으며 2018년 평창동계올림픽의 국내 개최를 계기로 경기 현장에서 활약할 스포츠 팀 닥터와 스포츠 치의학 팀 닥터를 배출하고 있는 등 스포츠 치의학 발전에 많은 노력을 기울이고 있습니다.

현재 국내 분위기 또한 과거와는 달리 프로 운동선수들 뿐만 아니라 어린아이들부터 노년층에 이르기까지 일반 국민들의 스포츠에 대한 관심도 매우 높아져 있고 단순한 관람의 수준에 머무르는 것이 아닌 다양한 종목의 운동들을 직접 취미로 즐기고 있는 인구가 기하급수적으로 증가하고 있는 상황입니다.

이에 저희 대한스포츠치의학회는 치과의사를 비롯한 치과기공사, 치과위생사등 치과 관련 의료인들과 학생들이 스포츠 치의학에 대해 누구나 쉽게 접근할 수 있고 스포츠 치의학에 대한 기본 배경 지식 및 외상에 대한 처치 그리고 마우스가드 제작 등에 대한 지식을 함양하는데 도움을 드리기 위하여 이번에 교과서 집필을 진행하게 되었습니다.

국내에서는 최초로 발행되는 스포츠 치의학에 관한 교과서이므로 이번 발행은 국내 치의학 역사상으로도 매우 의미 있는 일이 되리라 생각됩니다. 향후에 더욱 발전된 내용으로 보강되겠지만 현재까지의 스포츠 치의학에 관한 국내외 최신 지견을 알기 쉽고 명료하게 저술하여 임상에서 응용할 수 있도록 치과분야 뿐만 아니라 여러 분야 전문가의 식견이 담겨있다고 자부합니다.

다시 한번 여러 어려운 환경 속에서 자발적으로 참여해주시고 귀중한 지식을 나누게 해주신 모든 저자 분들께 감사드리며 대한스포츠치의학회의 무궁한 발전을 빕니다.

대한스포츠치의학회 교재 편찬위원회 위원장 안수진

Contents

제1장

스포츠 치의학 입문
(Introduction to sports dentistry)

1. 스포츠 치의학 소개 : 역사, 현재, 미래 _ 권긍록
2. 스포츠 외상과 마우스가드 _ 권긍록
3. 스포츠 치의학에서 치과의사의 역할 _ 전명섭
   1) General dentist
   2) Team doctor
4. 스포츠 치의학에서 치과기공사의 역할 _ 심정석
5. 스포츠 치의학에서 치과위생사의 역할 _ 신보희

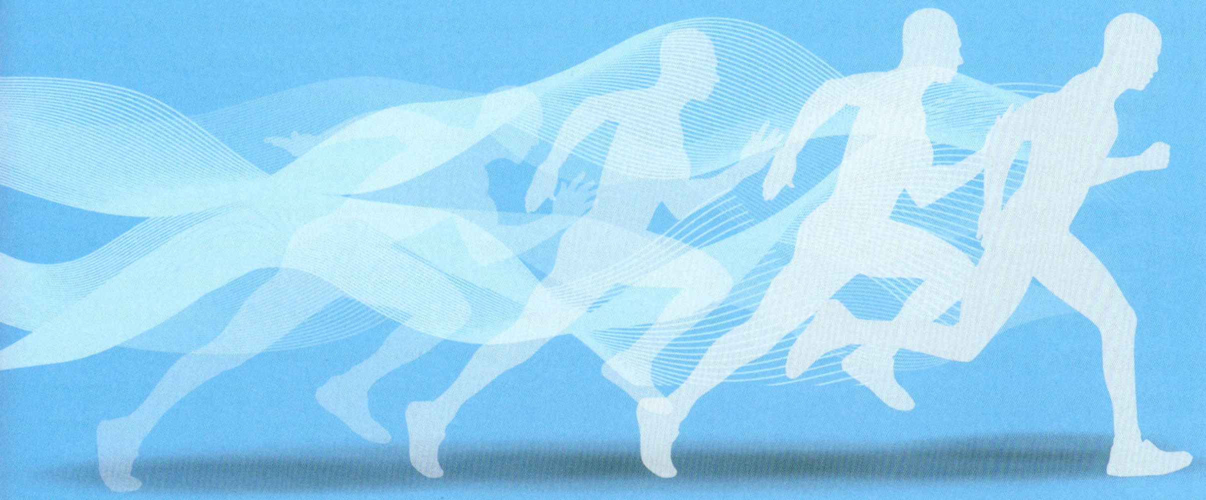

제1장 스포츠 치의학 입문 (Introduction to sports dentistry)

1. 스포츠 치의학 소개 : 역사, 현재, 미래

오늘날 스포츠는 일부 전문적인 운동선수들뿐만 아니라 일반인들도 많은 관심을 가지고 참여하고 있으며 이미 생활 속의 일부가 되고 있다. 국내에서는 아직까지 '스포츠 치의학' 이라는 분야가 많이 알려져 있지 않은 실정이고 이에 대한 치과의사들의 관심과 참여 또한 부족한 것이 사실이다. 하지만 미국에서는 이미 1950년대부터 미국치과의사협회(American Dental Association : ADA) 회원들이 운동선수들의 구강 건강 증진에 능동적으로 참여하기 시작하였고 이후 운동 중에 일어나는 악안면 영역의 손상 방지를 위한 'mouth protector', 'face guard' 등이 널리 사용되면서 스포츠 치의학이 활기를 띄기 시작했다.

스포츠 치의학이란 스포츠 활동 시에 발생할 수 있는 구강악안면 영역의 외상과 관련 있는 질병의 치료와 그 장애에 관한 정보를 수집하여 이들의 예방을 위한 연구를 지원하는 학문이다. 미국 보철학회의 치과보철학 용어집에 의하면 스포츠 치의학을 "활동적인 스포츠나 레크리에이션에 직접적 간접적인 관계를 갖고 있는 손상의 예방법, 치료법을 포함한 종합적인 치과학" 이라고 정의하고 있다. 또한 국제치과연맹(FDI)에서는 1990년에 스포츠 치의학을 "모든 스포츠 경기에 적절한 스포츠 활동을 위한 조언, 진료와 조사, 관리, 감독과 필요에 의한 치료를 행하며 나아가서는 전문적인 정보를 제공하는 것을 목적으로 하는 특별한 치과의학의 분야"라고 하고 있다.

미국에서는 1920년대에 권투선수의 치아파절이나 입술 열상을 방지하기 위하여 마우스피스를 사용하기 시작하였고 1951년 Cathcart가 고등학교 football선수들의 운동 중 일어나는 악안면 영역의 외상에 관한 연구를 하였고, 1954-1955 Handbook of the National Federation of State High school Association에서 football 선수의 안면과 치아외상에 대한 연구에서 facemask와 마우스가드가 안면과 치아의 외상을 효과적으로 보호한다는 결론을 얻었다. 1960년 고등학교 football경기에서 faceguard의 사용이 의무화 되었고 1962년에 마우스가드의 사용이 의무화 되었으며 1974년에는 NCAA(전미대학운동협회)에서 의무화 되었다. 1976년에는 아이스하키에서 의무화되어 운동선수들과 학생들의 스포츠 외상의 예방에 많은 발전이 있었다. 1980년에는 Godwin이 하악의 위치가 근육 활동에 영향을 준다는 새로운 형태의 구강보호 장치인 mandibular orthopedic repositioning appliance(MORA)의 효율성에 관해 연구하였다. 1983년에 Academy for Sports Dentistry가 만들어져 치과의사, 트레이너, 의사, 코치, 선수들에게 개방되어 운동 중 구강악안면 영역의 손상 예방을 목적으로 많은 활동을 하고 있다. 이러한 활동의 결과 치과의사들이 스포츠 팀 치과의사(sports team dentist)로 활동하고, 운동선수 뿐 아니라 일반인에서도 마우스가드 등의 보호 장구가 널리 사용되고 있다.

일본에서도 1990년에 스포츠 치의학 연구회가 학회설립을 목적으로 발족하였고 1993년에 스포츠 의학회에 치의학분야가 설치되었다. 우리나라에서 2003년에 스포츠 치의학회(The Korean Academy of Sports dentistry)가 설립되어 스포츠 치의학이라는 용어가 치과의사에게는 알려지고 있지만 일반인에게는 매우 생소한 실정이다. 스포츠 치의학의 저변 확대를 위해 치과의사를 대상으로 여러 가지 교육을 진행하고 있는데 스포츠 닥터(Sports Doctor) 프로그램과, 스포츠 치의학 팀닥터(Team Doctor in Sports Dentistry) 프로그램이 있다. 스포츠 닥터 프로그램은 스포츠 외상의 심각성에 대한 범국민 차원의 인식 홍보 및 역학조사, 스포츠 외상에 대한 응급조치 및 후송의뢰, 스포츠 금지약물 조사(도핑 테스트)와 교육 및 조치, 그리고 경기력 유지 및 향상에의 기여를 임무로 해서 역할을 수행할 수 있도록 구성되었다. 스포츠 치의학 팀닥터 프로그램은 스포츠 외상의 심각성에 대한 범국민 차원의 인식 홍보 및 역학조사, 구강악안면 영역의 스포츠 외상 예방, 구강악안면 영역의 스포츠 외상에 대한 치료 및 치료법 개발, 구강악안면 영역의 생리적 기능과 전신건강 그리고 운동능력과의 관계 규명, 그리고 경기력 향상에의 기여 임무를 수행하는 것을 목표로 구성되어 있다 (그림 1-1).

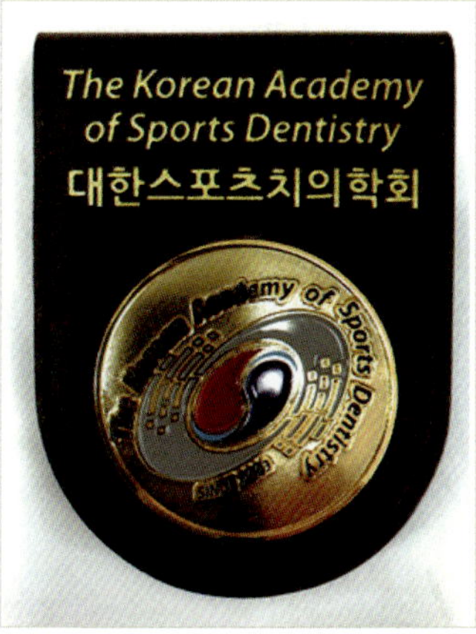

그림 1-1. 대한스포츠치의학회 스포츠 치의학 팀닥터 휼장

현재 선진국의 스포츠 치의학은 두가지 방향으로 진행되고 있는데 하나는 스포츠 외상의 예방에 관한 연구로 접촉이 많은 스포츠에서 흔히 발생하는 악안면, 두경부 영역의 외상에 대한 mouth guard, face guard의 유효성에 관한 것이고 또 하나는 최근 주목을 받고 있는 구강 기능과 전신의 운동 능력과의 상관성에 관한 연구로 하악의 위치변화, 이악물림의 변화와 같이 구강상태의 변화가 운동 수행능력에 미치는 영향에 대한 것이다. 우리나라에서도 스포츠 치의학은 구강 기능과 전신의 운동능력과의 상관관계에 대한 연구로서 하악의 위치 변화, 교합 접촉의 변화가 운동 수행능력의 변화에 미치는 영향에 관한 연구와 스포츠 외상의 예방에 관한 연구로서 마우스가드의 유효성에 대한 연구가 이루어지고 있다.

2. 스포츠 외상과 마우스가드

사회의 발전과 함께 삶의 질의 향상 여가 시간의 증대로 현대인들의 레저 및 스포츠에 관한 관심 및 참여활동이 현저히 증가하고 있으며, 이에 비례하여 악안면 영역의 스포츠 외상 또한 증가하고 있는 추세이고, 이로 인한 물리적 정신적인 손상은 스포츠의 참여에 지장을 줄 뿐 아니라, 일상생활의 장애와 경제적 손실로 이어지기도 한다.

이러한 스포츠 외상은 특히 전문운동선수인 경우에 경기력 저하로 이어지기도 하며, 더 나아가서는 운동을 포기해야 하는 경우까지도 발생할 수 있다. 따라서 스포츠를 함에 있어서 스포츠 외상의 예방은 개개인의 건강 뿐 아니라 경기력 향상을 위하여 무엇보다도 중요하다고 하겠다.

스포츠 외상은 외상 원인에 따라 내적외상과 외적외상으로 구분하고, 외적외상은 운동종목, 운동방법 및 보호 장비와 관련이 있다고 한다. 스포츠로 인하여 발생하는 악안면 골절은 일상생활에서의 사고보다 6배정도 많은 비율로 발생하고, 빠른 스피드와 높은 충격인 경우 악안면 골절로, 스피드가 낮거나 적은 충격의 스포츠인 경우 치아의 손상이 발생한다고 하였고, 손상의 1/3은 스포츠와 관련이 있다고 하였다.

구강악안면 영역의 외상은 구강 내와 구강 주위의 열상 및 치아의 파절, 심하게는 뇌진탕 등 생명을 위태롭게 할 수 있어, 선수 개인 뿐 아니라 주위 관련 있는 사람에게도 많은 정신적, 경제적, 손실을 유발한다. 이와 같은 악안면영역의 외상을 방지하는 장치로 face protector(안면 보호장치), nose protector(코 보호장치), mouth guard(구강 보호장치) 등이 사용되고 있다.

스포츠두부외상은 90~95%가 심하지 않은 뇌진탕이나 반복적인 누적외상이 발생됨으로서 시간이 지난 후에도 심한 정신적 충격이 초래될 수 있다. 하악 충격으로부터 뇌진탕을 보호하는 장치로 마우스가드의 가치가 있으므로 모든 접촉성스포츠에서 사용하도록 해야 한다. 마우스가드 장착으로 두부외상을 방지하는 것은 적은 비용으로 의학적 경제적 문제와 정신적 사회적 후유증을 나타내는 뇌 외상을 감소시키는 많은 장점이 있어, 이 장치의 보급이 상당히 효과적이다 (그림 1-2).

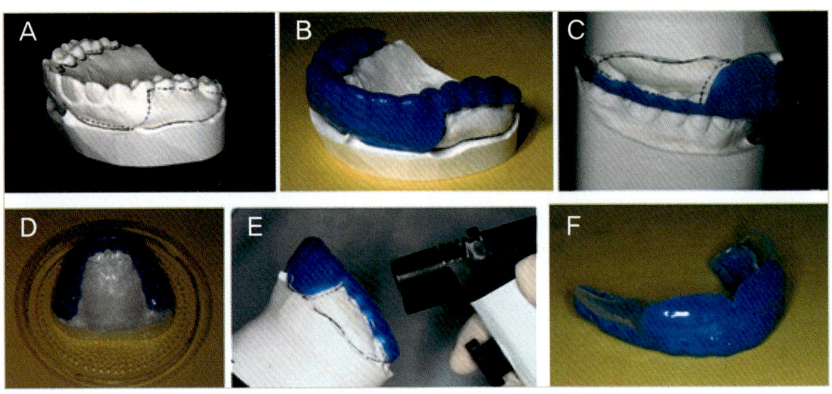

그림 1-2. 마우스가드 제작과정 : A. 마우스가드 외형선기입, B. 1차 layer 완성, C. 교합면 인기, D. 2차 layer 제작, E. 교합면 최종 완성(약 3mm두께), F. 맞춤형 마우스가드 완성

마우스가드가 구강악안면영역의 외상을 방지하는데 효과적이라는 것은, 이미 선진국의 사례와 많은 연구에서 입증되었으며, 운동선수들의 악안면영역의 외상을 방지하는 효과적인 장비라 하겠다. 마우스가드와 두부에 관한 연구로 Labella 등은 스포츠로 인한 뇌진탕이 0.55%로 적은 비율을 나타났으나 마우스가드의 장착에 따라 0.35%로 감소를 보인다고 보고하였고, Stegner 등은 마우스가드로 인해 하악과두가 과두와에서 전 하방으로 견인되어 하악 충격 시 두부와 경부에 충격 전달이 약화되어 적은 외상을 나타낸다 하였다. 이상과 같이 마우스가드는 운동선수들의 악안면 외상을 줄이는데 효과적 장비라 하겠다.

이와 같은 악안면영역의 외상을 방지하고자, 현재 선진 국가에서는 스포츠 외상의 방지, 스포츠에 의한 건강 증진 및 경기력 향상을 위하여 스포츠 치의학의 체계화가 일찍부터 대두되어 활동하고 있으며, 이에 따라 현재 우리나라에서도 2003년 스포츠 치의학회가 발족되었고, 구강건강과 악안면부의 외상을 줄이고자 많은 활동과 체계적인 연구가 진행되고 있다.

국내에서도 스포츠외상으로부터의 보호를 위하여 제반규칙과 시설의 새로운 규정 및 보호 장구착용의 의무화 등이 제기되고 있으며, 악안면부의 마우스가드 착용의 의무화 등이 제기되고 있다. 우리나라에서도 권투와 같은 투기종목의 스포츠에서는 일찌감치 구강악안면부의 외상을 방지하기 위하여 마우스가드의 착용을 의무화하였으나, 그 외의 종목의 스포츠경기에서는 아직도 마우스가드의 착용을 의무화 종목은 미진한 상태이다. 그나마 태권도 경기에서 2004년 이후부터 마우스가드에 대한 장착을 권장사항에서 의무화하도록 하였으며, 구강악안면 영역의 외상을 줄이려는 노력은 고무적인 현상이라 하겠다.

Reference

1. Godwin WC. The role of the sports team dentist. Dent Clin North Am 1991;35:701–705.
2. The Glossary of Prosthodontics Terms 7th ed. GPT–7. J Prosthet Dent 1999;81:39–110.
3. Cathcart J. Mouth protection for contact sports. Dental Digest 1951;57:346–348.
4. Report of the Joint Committee on Mouth protectors of the American Association for Health, Physical Education and Recreation and American Dental Association. American Dental Association, Chicago; 1961.
5. Feriencik K. Trends in ice hockey injuries: 1965–1977. Physician and Sports medicine 1979;7:81–84.
6. Greenberg MS, Cohen SG, Springer P, Katwick JE, Vego JJ. Mandibular position and upper body strength: A controlled clinical trial. J Am Dent Assoc 1981;103:576–579.
7. Padilla R, Balikov S. Sports dentistry: Coming of age in the '90s. Calif. Dent. Associ., 1993;21:27–34.
8. Chapman PJ. Mouthguards and the role of sports team dentist. Aust dent J 1989;34:36–43.
9. Ahn SJ, Lee SB, Lee SW. The effect on appendage muscle strength due to increase in occlusal vertical dimension. Korea J Stomato Func Occl 2001;17:232–244
10. Jang JM, Lee SB. A qualitative and quantitative study on occlusal conditions in health volunteers and athletes with normal occlusion. J Korean Acad Prosthodont 1998;36:302–322.
11. Lee Y, Choi DG, Lee SB. Effect of occlusal balance on center of gravity in body. Korea J Stomato Func Occl 2003;19:57–67.
12. Kang NH. Finite element analysis of the effects of mouthguard material properties on the head and brain under mandibular impact. PhD.thesis. Kyung Hee University. 2006.
13. Kim IH. Finite element analysis of the effects of mouthguard on stress distribution of facial bone and skull under mandibular impact. PhD.thesis. Kyung Hee University. 2006.
14. Ferrari CH, De Medeiros JMF. Dental trauma and level of information: mouthguard use in different contact sports. Dent Traumatology 2002;18:144–147.
15. Axe MJ, Newcomb WA, Warner D. Sports injuries and adolescent athletes. Del Med J. 1991;63:359–63.
16. Powell JW, Barber–Foss KD. Injury Patterns in Selected High School Sports: A Review of the 1995–1997 Seasons. J Athl Train. 1999;34:277–284.
17. Ha KI, Hahn SH, Jung MY, Yang HS. Analysis of sports injuries in athletes. Korea J Sports Med. 1985;3:15–19.
18. Lysens R, Steverlynck A, Auweele Y, Lefevre J. The predictability of Sports Injuries. Sports Med 1984;1:6–10.
19. Jang HS, Jang MJ. A clinical study on the facial bone fracture. J Korea Maxillofacia plastic Reconst Surg 1996;118:454.
20. Tuli T, Hächl O, Hohlrieder M, Grubwieser G. Dentofacial trauma in sport accidents. Gen Dent 2002;50:274–9.

21. Lephart SM, Fu FH. Emergency treatment of athletic injuries. Dent Clin North Am 1991;35:707–17.

22. Clarke KS. Epidemiology of athletic head injury. Clin Sports Med. 1998;17:1–12.

23. Voo L, Kumaresan S, Pintar FA, Yoganandan N. A finite element models of the human head. Med Biol Comput 1996;34:375–381.

24. Ranalli DN. Prevention of sports–related traumatic dental injuries. Dent Clin North Am 2000;44:35–51.

25. Johnston T, Messeer LB. An in vitro study of efficacy of mouthguard protection for dentoalveolar injuries in deciduous and mixed dentitions. Endo Dent Traumatol 1996;12:227–285.

26. Xiong YY, Zheng YL. The role of the mouthguard in preventing sports–related oral–facial and dental traumas. Shanghai J Stomato 2004;13:430–432.

27. McCrory P. Do mouthguards prevent concussion? Br J Sports Med 2001;35:81–82.

28. Lim D, Robinovitch S, Goodman D. Effect of mouthguards on the transmission of force across the human jaw. Clin J Sport Med 2005;15:313–319.

29. Lieger O, Von Arx T. Orofacial/cerebral injuries and the use of mouthguards by professional athletes in Switzerland. Dent Traumatol. 2006;22:1–6.

30. Çetinbaş T, Sönmez H. Mouthguard utilization rates during sport activities in Ankara, Turkey. Dent Traumatol. 2006;22:127–132.

31. Labella CR, Smith BW, Sigurdsson A. A. Effect of mouth guards on dental injuries and concussions in college basketball. Med Sci Sports Exerc 2002;1:41–44.

32. Stenger JM, Lawson EA, Wright JM. Mouth guards: protection against shock to head, and teeth. J Am Dent Assoc 1964;69:273–281.

33. Berg R, BERKEY DB, TANG JMW. Knowledge and attitudes of Arizona high–school coaches regarding oral–facial injuries and mouthguard use among athletes. J Am Dent Assoc 1998;129:1425–1432.

34. Scheper WA, Eijkman MA. The use of mouthguards. Ned Tijdschr Tandheelkd 2005;112:173 – 6.

35. Gardiner DM, Ranalli DN. Attitudinal factors influencing mouthguard utilization. Dent Clin North Am. 2000;44:53–65.

36. Park DS, Kang DS, Kim JS, Kim YJ, Jang KE, Hur JG. Injuries in young adult athletes participating in Taekwondo competition. Korea J Sports Med 2001;19:311–317.

3. 스포츠 치의학에서 치과의사의 역할

1) General dentist

치아, 치주조직, 구강조직, 악골, 악관절, 안면 부위 및 이와 연관된 주변 조직의 질병, 장애, 손상, 기형 및 불균형에 대해 의료행의[평가, 진단, 예방, 치료(비수술적, 수술적, 연관된 시술)]를 수행한다.

구강내과, 구강병리과, 구강악안면방사선과, 구강악안면외과, 소아치과, 예방치과, 치과교정과, 치과마취과. 치과보존과, 치과보철과, 치주과로 전문화하고 있다.

2) Team doctor

운동선수가 부상을 당했거나 건강에 이상이 생겼을 경우, 선수 각각의 특성에 맞게 적절한 치료법을 처방하고, 지속적인 관리(재활치료 등)를 통해 선수를 관리해주는 주치의.

면허증을 가진 의사, 치과의사, 한의사 만이 팀 닥터로 불리울 수 있으며 스포츠에 관심이 있는 의사라면 전공에 관계없이 누구나 될 수 있으나 최근에는 대한스포츠의학회에서 일정기간 연수와 시험을 거친 스포츠 의학 인정의로서 엄격하게 그 자격을 통제하고 있다.

Ⅰ. 서론

인류의 역사와 함께 스포츠의 종류 및 방법이 발전해왔으며 스포츠를 통한 국제적 교류 또한 활발한 추세이다. 스포츠 활동 중에는 사고의 가능성을 배제할 수 없고, 이러한 사고는 장애로 까지 이행되는 경우도 있다. 스포츠에서 외상이라는 것은 스포츠와 의과 사이의 주요 연결 고리이다.

스포츠 활동에 의해 구강악안면 영역의 외상 비중이 높아지면서 이것을 전문적으로 치료하는 의사, 치과의사들의 역할이 커지고 있다. 스포츠 외상은 신체의 한 부위에 국한되어 발생하기 보다 다른 부위의 외상과 동반되는 경우가 높다 . 따라서 구강악안면 영역의 스포츠 외상에서부터 전반적인 스포츠 외상의 예방 및 치료를 전문으로 하는 전문의사와 치과의사의 배치가 요구되고 있다. 1982년 창립된 대한스포츠의학회의 지속적인 발전과 더불어 2003년에 대한스포츠치의학회도 출범하였다.

올해 15주년을 맞이한 대한스포츠치의학회는 창립총회 이래로 스포츠 현장에서 직접 의무팀에 가담하여 선수들을 부상으로부터 보호하고 아울러 선수들의 경기력을 향상시키는 마우스가드 제작 지원과 태릉올림픽선수촌에 '선수촌 치의학실 및 치과진료실' 을 운영하였다. 지속적이며 편안한 의료서비스를 많은 선수들에게 돌아갈 수 있도록 하기 위해 진천으로 이전한 국가대표선수촌에도 '선수촌 치의학실 및 치과 병원' 을 마련하였으며 진료 장비 보강과 진료 인력 구성도 완료하였다.

II. 본론

■ 스포츠 치의학에서 치과의사의 역할

스포츠 치의학에서 치과의사의 역할은 매우 중요하다.

치과의사가 특정 종목에 스포츠 닥터로 지명될 수 있는데, 그 때 선수가 격렬한 스포츠로 인해 전신 및 구강악안면 영역의 외상이 발생 했을 시 치과의사는 해당 선수의 의학적 병력과 치과 병력을 숙지하고 있어야 하며, 선수에게 알맞은 치료계획을 수립하고 경기에 영향이 미치지 않게 하기 위해 치료에 최선을 다해야 한다. 중요한 것은 스포츠 선수의 치료 계획은 일반 환자들과는 차이가 있다는 점이다.

선수의 신체적, 정신적 차이, 경기일정 등 을 고려해야 하며 금지약물로부터 안전하게 보호하며 치료를 진행해야 한다. 이러한 이유로 스포츠 치의학의 중요성이 인지되기 시작했다.

가. 스포츠 치의학의 역할

스포츠 치의학은 다음과 같은 구체적인 역할을 수행하여야 한다.

1) 구강악안면 영역에서 스포츠 외상의 심각성에 대한 범국민차원의 인식홍보 및 역학 조사
2) 구강악안면 영역에 대한 스포츠 외상으로부터의 예방
3) 구강악안면 영역의 스포츠 외상에 대한 치료 및 치료법 개발
4) 구강악안면 영역의 생리적 기능과 전신 건강 그리고 운동능력과 관계를 규명
5) 구강악안면 영역을 벗어난 전신 외상에 관하여 의사들의 지식에 준하는 수준의 스포츠관련 외상을 충분히 공부하고 환자 발생 시 이를 평가하고 후송을 지시하는 등의 능력 소지
6) 운동 선수들의 경기력 향상에 대하여 연구 발전

스포츠 선수를 대상으로 하는 진료는 치료보다는 예방적인 측면과 경기력 향상에 더 관심을 가지고 연구 발전시킬 수 있어야 한다.

이러한 점은 전문스포츠닥터와 동일하다고 할 수 있다. Sports dentistry가 전문 스포츠닥터로서의 역할을 수행하기 위해선 다음과 같은 절차를 밟아야 한다.

대한스포츠치의학회에서 주관하는 '스포츠 닥터 & 스포츠 치의학 팀닥터 교육 프로그램' 에 참석, 최소 6시간의 이론 교육과 5시간의 실습 교육을 이수한다면 전문스포츠 닥터로서의 역할이 가능하다.

스포츠 닥터 교육 프로그램은 치과의사가 시행하는 스포츠 외상의 평가 및 진단, 외상의 진단과 초기 처치에 관한 실습, 도핑관련 약물과 도핑테스트, 악안면통증의 종류 및 진단, 약물치료와 물리치료를 다루며 스포츠 치의학 팀닥터 교육 프로그램은 마우스가드의 역할과 제작방법, 제작실습, 턱관절 장애의 치료를 위한 진단 및 치료계획의 수립, 교합안정장치의 제작 및 교합조정 실습을 진행한다.

나. 전문스포츠 닥터의 역할

전문스포츠 닥터는 아래와 같은 역할을 수행한다.

1) 선수들을 부상으로부터 보호하고 예방한다.
2) 선수가 경기 중 부상이 있을 때 그 정도를 파악하여

   a. 경기의 계속 진행 여부를 판단한다.
   b. 부상의 정도를 파악한 후 그 정도가 심한 경우 즉각적인 후송을 명한다.
   c. 경기종목에 따라 부상의 원인을 파악하고 승패 및 징계에 대한 자료를 준비한다.
   d. 경기 중 간단한 비출혈과 경한 외상에서는 이에 치료를 도와준다.
      (단 경기에 영향을 미칠 정도의 진료를 해서는 안된다.)
   e. 위급한 상황이라 인식되는 경우만 직접 진료를 할 수 있다.
      (예 : 호흡곤란으로 인하여 선수가 쓰러졌을 때 산소공급 및 응급심폐소생술 등을 할 수 있다. 단, 응급 구조사와 앰뷸런스가 준비되어 있을 때는 이를 이용하여야 한다.)
   f. 위에 해당하는 선수에 관한 보고서와 자료를 준비하여 본부와 해당 선수, 팀 매니저 의 서명을 받아 보관하고 보고서에 별첨한다.

3) 선수들의 의무적(즉시 조치받을 수 있는 권한) 인권을 보호한다.
4) 부상선수의 부상 정보가 상대 선수와 코치진에 알려지지 않도록 보호하고, 외부와 언론에 추측성 보도가 나가지 않도록 절제된 언어와 행동으로 선수를 완벽히 보호한다.
5) 선수들을 금지약물로부터 안전하게 보호 받을 수 있도록 보호한다.
6) 도핑을 교육 한다.

스포츠 현장에서 스포츠 닥터는 현장의 중요한 임원이다.

각종 경기 대회가 안전하게 운영될 수 있도록 하는 중요한 임무를 수행하는 것이며 한사람의 의무행정가로써 각종 의무에 관한 규정을 만들어 이를 제안하고 보완하는 역할도 수행하게 된다.

다. 팀닥터의 역할

전문 스포츠 닥터가 된다면 특정 경기 종목의 팀에 고용되어 활동하게 되는 팀닥터로서의 역할도 가능해진다.

1) 팀닥터는 특정 팀에 소속이 되어 활동을 하기 때문에 기본적으로 해당 스포츠에 대한 이해도가 높아야 한다. 이것을 바탕으로 선수관리 시스템, 시합 참여 기준, 응급 진료 체계 등을 구축 시 코칭

스텝들과 유능하게 조정을 할 줄 알아야 한다.

2) 맡은 팀의 선수들에 대한 부상 방지와 부상 선수에 대한 치료계획 등을 수립한다. 현장에서의 적절한 치료, 해당 자문의에게 자문 요청 및 의뢰를 위한 연락처 및 사전 협의, 구급 장비, 앰블런스, 전화 또는 무전기 준비 등 부상 선수에게 신속하고 정확하게 적절한 치료를 진행 함에 있어 막힘이 없어야 한다.
3) 도핑방지를 위한 사전 교육을 담당한다. 도핑으로 인한 선수자격 박탈이라는 큰 손실을 범하지 않기 위해 주기적으로 교육을 진행한다.
4) Medical Test 등 각종 검사를 통해 선수들의 체력을 측정하고 이를 코칭 스텝들에게 알려 경기에 반영될 수 있도록 한다. 평가를 통하여 시합 참가 여부를 결정하며 컨디션 조절에 대한 조언, 보호장비 선택에 있어서 도움을 줄 수 있어야 한다.
5) 부상 정도 파악에 따라 선수들의 연봉 결정 시 합리적 단서를 제공한다. 부모, 코칭스텝, 선수, 구단 간의 의사소통을 원활하게 하며 갈등을 봉합할 수 있다.

팀 닥터는 일차 진료영역을 숙지하고 현장에서 적절한 치료를 할 줄 알아야 더 나아가 해당 전문의에게 자문 요청 및 의뢰를 하여 선수에게 완벽한 치료를 진행할 수 있어야 한다. 이 과정에서 선수를 아끼는 소명의식과 책임감, 스포츠에 대한 애정이 뒷받침되어야 할 것이다.

Ⅲ. 결론

치과의사는 치과학을 스포츠에 적용하여 우리나라 스포츠의 과학화를 이루어 내는데 앞장서야 한다. 현재 IOC의 Medical commissioner는 우리와 같은 치과의사 Dr.Paul Piccininni(Canada)가 맡고 있으며 현재 2018 평창올림픽의 Medical commission 을 수행중이다. 이처럼 우리나라 치과의사들 속에서도 IOC위원과 국제 스포츠 무대에서 전문행정가로 활동하는 인물도 있어야 후배들에게 다양한 꿈과 희망을 줄 수 있을 뿐만 아니라 치과의사지만 다원화된 세계에서 치과의사로 존경받고 성취감을 얻는 직업군이 될 것이다.

스포츠는 정정당당히 싸워 승부를 내지만 패배를 부끄러워하지 않는다. 우리 치과의사들도 스포츠 정신을 가지고 발돋움 해 나간다면 해외 스포츠 강국들 못지않게 선진화되어 있는 대한민국 스포츠 치의학의 면모를 보여줄 수 있으며, 스포츠계 뿐만 아니라 세계 어느 곳에서도 정정당당함을 갖추며 나아가 결국엔 우리가 사는 이 사회와 세계를 건강하게 만드는 활력소가 될 것이다.

Reference

1. 대한체육회 창립취지 및 활동
http://www.sports.kr/home/010702/0000/main.do

2. 대한스포츠치의학회
http://www.sportsdent.com/

3. 대한스포츠의학회
http://www.sportsmed.or.kr/

4. Journal of International Society of Preventive & Community Dentistry
http://www.jispcd.org/

5. Andresean JO, Andresean FM. Textbook of Color Atlas of Traumatic Injuries to the Teeth. 3rd ed. Copenhagen; Munksgaard; 1994.

6. American Academy of Pediatric Dentistry clinical Affairs Committee. Policy on prevention of sports-related oro-facial injuries. Pediatr Dent 2002-2003;24:32.

7. Academy for Sports Dentistry
https://asd.memberclicks.net/

4. 스포츠 치의학에서 치과기공사의 역할

치과기공사와 치과위생사는 치과영역에서 협조와 지원 및 교육부분에 해당하는 업무를 담당하고 있다. 직종별 담당하는 업무는 명확하게 구분되어 있다. 치과기공물의 제작 등을 담당하는 치과기공사와 진료지원과 예방 및 교육 등을 담당하는 치과위생사는 스포츠 치의학에서 역시 동일한 업무를 담당한다. 뿐만 아니라 치과계의 일원으로서 주도적인 스포츠 치의학의 교육과 홍보를 통해 안전사고 예방에 대해 적극적으로 대처해야 한다.

대표적으로 스포츠 활동 시 두경부 손상 예방을 위해 사용하는 마우스가드는 광범위하게 사용 가능하다. 어린 아이부터 노인, 남성과 여성의 구분이 없으며 스포츠와 관련된 모든 행위에서 도움이 된다. 특히 생활수준의 향상으로 스포츠에 대한 관심이 높아 마우스가드 등에 대한 인식이 선수뿐만 아니라 일반인에게도 널리 알려지고 있다. 유사한 기능을 갖춘 대표적인 것으로 보호구를 예로 들 수 있는데, 현재 자전거를 탈 때 헬멧과 팔꿈치 및 무릎 보호대를 착용하는 사례를 일상 생활에서 빈번하게 볼 수 있다.

1) 치과기공사의 역할

가장 큰 역할은 치과영역에서 사용되는 마우스가드를 포함한 안전 장치의 제작이다. 일률적으로 제작되는 기성 제품과 비교해 환자 맞춤형 안전 장치는 스포츠 활동 시 보호 효과가 뛰어났다. 마우스가드를 제작하려면 sheet를 이용하여 vacuum type, press type으로 제작하는 방법과 wax형성법 등으로 구분할 수 있으며 현재 wax형성법은 거의 사용하지 않는다.

치과기공사는 착용자의 안전과 생명, 건강에 기여한다는 인식을 할 필요가 있으며, 그와 직결되는 안전장치의 제작에 정확성을 높여야 한다. 또한 선수뿐만 아니라 일반 사용자가 적극적으로 사용할 수 있도록 심미성 등의 소비자 요구를 반영하여 제작하여야 한다. 스포츠 치의학 분야의 다양한 신소재와 제작방법을 개발하고 지속적으로 임상에 적용하도록 노력해야 한다.

최근에 치과 수복물 제작 기술의 발달로 기존의 lost wax casting technique과 더불어 자동화 시스템을 이용하여 제작하는 기술이 소개되었다. 그 중에서 가장 대표적인 기술은 computer-aided design / computer-aided manufacturing(CAD/CAM) system을 이용한 방법이다. 이러한 자동화 시스템의 도입은 다양한 제작 방법의 개발을 촉진하였다. Block을 milling하여 수복물을 제작하는 기술에서부터 3차원 CAD software로 디자인한 데이터를 토대로 미세한 재료를 쌓아 올림으로써 수복물을 제작하는 기술까지 발전하였다. 전자는 주재료로부터 원하는 형태로 깎아서 제작하는 재료 절삭법(subtractive method)이고, 후자는 Rapid Prototyping(RP) system 중 하나로서 laser를 이용하여 metal powder를 선택적으로 melting 시킨 후, 한 층씩 적층하여 수복물을 제작하는 재료 적층법(additive method)이다 (그림 1-3).

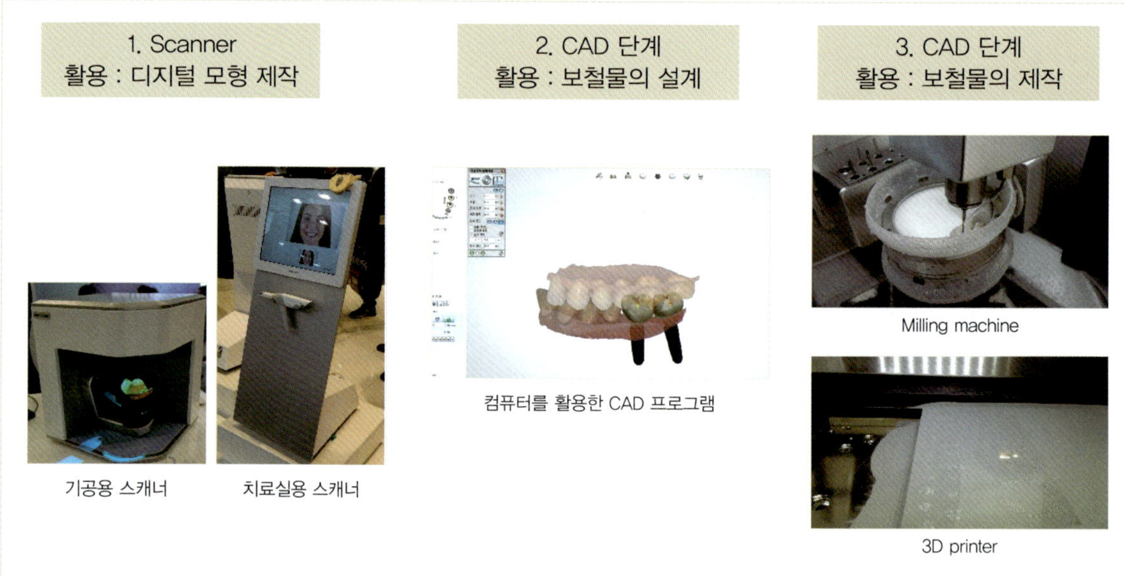
1. Scanner
활용 : 디지털 모형 제작
2. CAD 단계
활용 : 보철물의 설계
3. CAD 단계
활용 : 보철물의 제작
기공용 스캐너
치료실용 스캐너
컴퓨터를 활용한 CAD 프로그램
Milling machine
3D printer

그림 1-3. DIGITAL WORKFLOW

첨가법은 학문적인 용어로서 최근에는 이보다 대중적인 용어로서 3차원 프린팅(3-dimensional [3D] printing)이라는 용어가 사용되고 있다. 이 방식은 해당 재료가 블록형태로 공급되던 삭제법과는 달리 가루 또는 액상으로 공급이 되며, 필요한 부분만 부분적으로 용융시켜 적층하는 방식에 의해 결과물을 완성한다. 이 방식에 의하면 미리 디자인된 정보를 토대로 필요한 부위에 선택적으로 레이저를 조사하게 되면 약 20㎛ 정도의 얇은 층이 생성된다. 이와 같은 공정을 반복하여 적층시킴으로써 보철물 제작이 완성된다. 3차원 프린팅 기술의 경우 삭제법보다 재료의 낭비가 적으며, 미세 부위 재현 능력이 우수하다. 예를 들어 내부 공간이 비어있는 공 같은 구 형태의 결과물을 재현하고자 할 때 삭제법에 의해서는 제작이 불가능하지만, 3차원 프린팅 기술을 이용하면 제작이 가능하다. 이런 장점들 때문에 현재 제조산업 분야 전반적으로 3차원 프린팅 기술에 의한 제조 기술이 도입되고 있으며, 최근에는 치의학 분야에도 도입되어 고정성, 가철성 보철물의 제작이 가능하다 (그림 1-4).

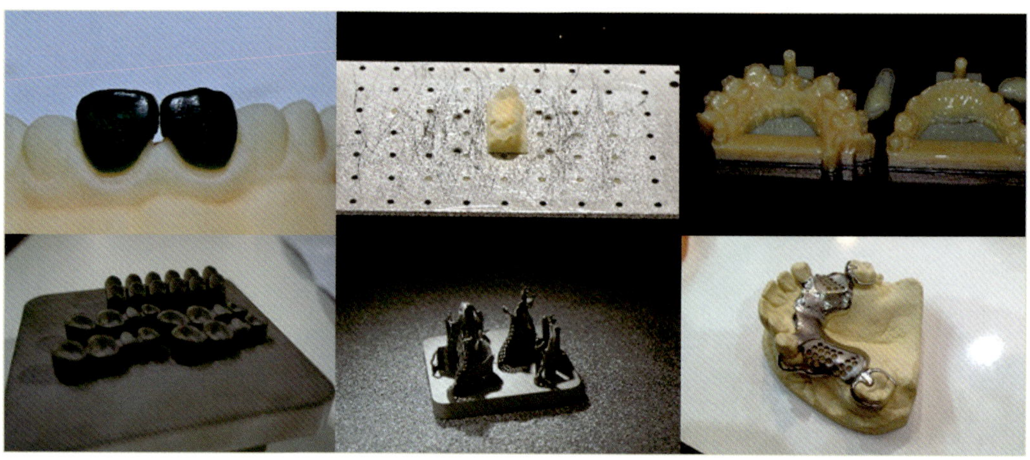

그림 1-4. 다양한 재료로 3D-PRINTING된 결과물 레진, 크롬코발트, 티타늄 등

마우스가드는 스포츠 분야에서는 1800년대 후반부터 수년 동안 사용되었다. 스포츠 분야에서 3 가지 유형의 마우스가드가 있는데, 1) Stock Mouthguard, 2) Boil and Bite Mouthguard, 3) Custom-Made Mouthguard 가 있다.

첫 번째, 'Stock Mouthguard' 는 가장 선호하지 않는 유형이다. 스포츠 용품이나 백화점 등에서 찾아볼 수 있으며 가격이 가장 저렴하며, 보호의 효과가 비효율적이고, 제한된 수의 크기와 사용자의 구강 상태에 적합하도록 조절이 용이하지 않다.

두 번째, 'Boil and Bite Mouthguard' 는 사용자들이 선호하는 종류 중 하나이다. 사용자가 뜨거운 물로 마우스가드를 열화시킨 후에 자신의 치아에 맞도록 조절할 수 있다.

세 번째, 'Custom-Made Mouthguard' 는 치과의사가 디자인하여 편안함과 정확한 두께 및 후방 치아을 포함하여 모든 치아에 최대의 보호력을 제공한다. 또한 다른 2종류의 마우스 가드와 비교할 때 뛰어난 착용감과 내구성, 우수한 보호 기능을 지닌다.

최근에는 3D printer를 이용하여 제작하며(그림 1-5), 구강 스캐닝을 위해 치과를 방문하지 않고 직접 임프레션 키트를 이용하여 자신의 치아 임프레션을 업체로 보내면 마우스가드를 받을 수 있는 시스템도 있다.

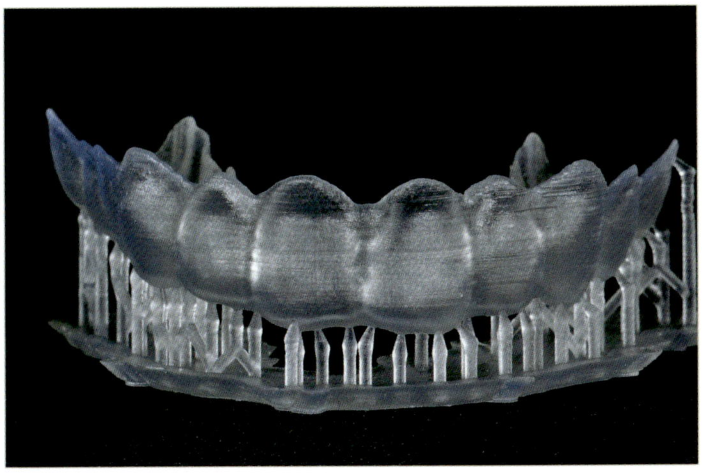

그림 1-5. 3D-PRINTING MOUTH GUARD
치과기공소에서 제작한 MOUTH GUARD

Reference

1. Van Noort R. The future of dental devices is digital. Dent Mater 2014;28:3-12.
2. Miyazaki T, Hotta Y, Kunii J, Kuriyama S, Tamaki Y: A review of dental CAD/CAM: current status and future perspectives from 20 years of experience. Dent Mater 2009;28:44-56..
3. Petrezelka JE, Frank MC. Advanced process planning for subtractive rapid prototyping. Rapid Prototyping J 2010;16:216-224.
4. Croll TP, Castaldi CR. 2004. Custom Sports Mouthguard Modified for Orthodontic Patients and Children in the Transitional Dentition. Pediatr Dent 2004;26:417-420.
5. Krakowka E. Mouthguards: an effective piece of equipment. http://www.northeastrehab.com/Sports/mouthguards.htm
6. Patrick D, Van Noort R. Scale of protection and the various types of sports mouthguard. Br J Sports Med. 2005;39: 278-281.
7. Westerman B, Stringfellow PM. EVA mouthguards: how thick should they be? Dent Traumatol 2002;18:24-27.

5. 스포츠 치의학에서 치과위생사의 역할

1) 치과위생사의 구강건강관리

치과질환은 올바른 칫솔질 방법과 좋은 습관으로 충분히 예방할 수 있다.
스포츠선수들에게 올바른 칫솔질 방법 과 그에 적합한 구강위생용품을 사용할 수 있도록 하여 예방적 구강건강관리를 하고자 한다.

(1) 칫솔질의 중요성

칫솔질을 소홀히 하면 구강위생에 문제가 발생하는 것은 물론 입 속의 세균은 체내에 침투해 감염과 염증을 일으킬 수도 있기 때문에 치면 세균막을 제거할 수 있는 칫솔질은 매우 중요하다.

(2) 칫솔질 방법

① 적합한 칫솔의 선택

- 손잡이가 안정적으로 잘 잡히는 칫솔이 좋다.
- 칫솔의 머리 부위는 마지막 어금니 맨 안쪽까지 닦을 수 있으면서 치아 2개 반 정도가 덮을 수 있는 크기가 적당하다.
- 칫솔모의 경우 끝이 날카롭지 않고 적당한 강도를 가진 것이어야 한다.
- 칫솔은 모가 닳거나 형태가 변형될 때까지 사용하는 것은 좋지 않다.
- 일반적으로 2,3개월마다 칫솔을 교체해야 한다.

② 칫솔질 횟수

- 하루 3번 이상, 식후 3분 이내, 3분 이상 닦는다.
- 취침 전에 한번 더 닦아주고, 간식을 먹은 뒤에도 닦는 것이 바람직하다.

③ 칫솔질 방법

- 칫솔질은 치아의 모든 표면을 꼼꼼하고 깨끗하게 닦을 수 있도록 순서를 정해서 체계적으로 한다.
- 치약은 칫솔모 사이에 밀려 들어가도록 짠다.
- 치약에 포함된 연마제 성분은 치면을 마모시킬 수 있다. 따라서 치아뿌리가 노출 되었거나 홈이 파인 경우 치아의 씹는 면 쪽을 먼저 닦아 거품을 만든 뒤 치아의 바깥쪽과 안쪽을 닦는다.
- 칫솔모는 치아와 잇몸의 경계 부위, 치아와 치아 사이에 살짝 들어가도록 45도 각도로 눕혀서 닦는다.
- 칫솔질은 잇몸에서 치아 쪽으로 빗질하듯 쓸어내리며 닦는다.
- 윗니는 위에서 아래로, 아랫니는 아래에서 위쪽 방향으로 닦는다.
- 치아 안쪽의 앞니는 칫솔을 세워서 닦고 인접 치아들은 바깥쪽과 동일하게 칫솔을 눕혀 닦는다.

– 칫솔질을 옆으로 닦게 되면 치아나 잇몸이 마모되거나 퇴축하게 되므로 주의해야 한다.

(3) 적합한 구강위생용품의 사용

① 치실

– 치아사이에 넣어서 치아의 씹는 면부터 잇몸 방향으로 지그재그 운동하면서 밀어 넣는다. 양치 전, 후에 사용하면 더욱 효과적이다.

② 치간 칫솔

– 치아사이의 공간이 넓을 경우, 보철물 장착치아, 교정중인 환자 등 불규칙한 치아 공간에 사용한다.

– 치아사이에 치간 칫솔을 넣은 후 잇몸이 살짝 눌리는 느낌이 나도록 치아벽면을 닦는다.

– 치아 공간에 맞는 사이즈를 선택해서 사용한다.

– 치아 바깥쪽과 안쪽 모두 적용한다.

③ 혀클리너

– 혀 안의 세균들을 제거하고 구치를 줄여주는 용품이다.

– 혀의 가장 안쪽 부분부터 시작하여 짧게 5~10회 정도 살짝 긁어준다.

– 백태나 황태가 혀의 뿌리 안쪽 가운데에 끼어 있으면서 혀가 건조하게 되면 입냄새가 나게 되므로 혀 클리너를 혀의 안쪽 대고 뒤에서 앞으로 살살 긁어 백태를 닦아내고 혀에 수분을 공급해주면 입냄새는 감소한다.

④ 워터픽(물 사출기)

– 고압의 물을 분사시켜 주로 치간 사이의 찌꺼기나 치면 세균막을 제거한다.

– 청결한 구강유지관리, 잇몸 마사지에 효과가 있다.

– 복잡한 교정장치나 보철물을 장착하고 있는 환자의 구강위생에 도움이 된다.

⑤ 부분칫솔

– 일반 칫솔의 모를 뒤편 반 정도 제거하고 첨단부분만 남겨놓은 것 같은 모양의 칫솔로 어금니 맨 뒤쪽이나 사랑니에 많은 부패물이 끼어서 주위 염증을 유발하거나 보철물의 인공치아 양 옆 치아를 닦을 때 사용한다.

⑥ 구강 양치액

– 상용 양치액

매번 사용해도 용의한 양치액으로 구강을 깨끗하고 상쾌하게 하는 효과가 있다.

– 약용 양치액

수술 후, 발치, 구강내 염증이 생겼을 때 사용하게 되는데 장기간 사용할 경우 세균을 감소시키거나 치아에 착색될 우려가 있으므로 치과의사의 지시에 따라 사용한다.

제2장

스포츠 치의학에서 임상 관리 (clinical practice)

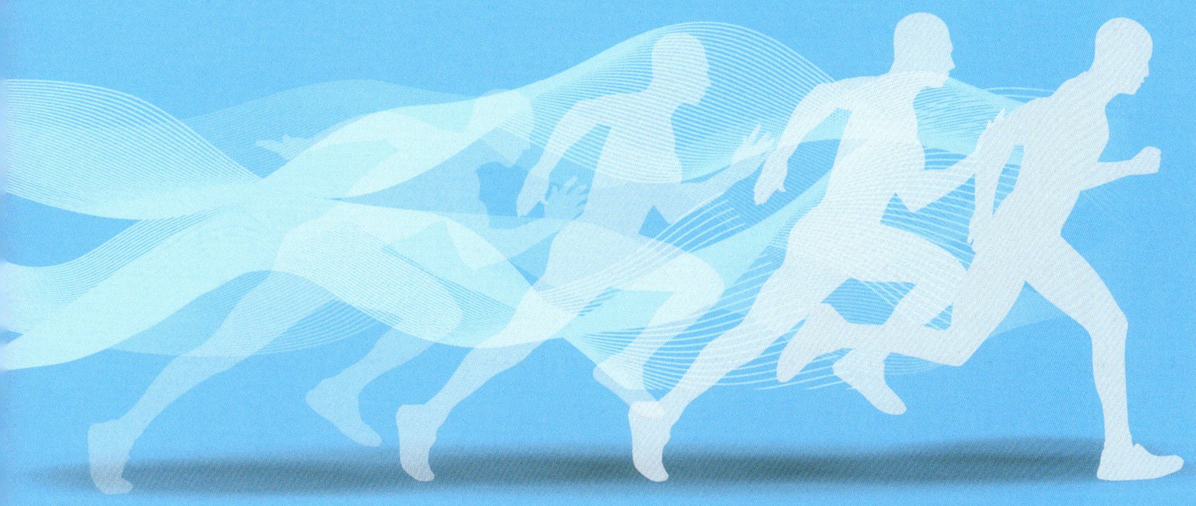

제2장 스포츠 치의학에서 임상 관리 (clinical practice)

1. 스포츠 선수의 구강건강관리

통증은 치과를 방문하게 되는 가장 흔한 이유이다. 주관적인 성격으로, 지속기간과 정도에 따라 급성 또는 만성으로 구분될 수 있다. 심한 불편감을 야기하는 치관주위염 또는 치수염과 같은 급성 징후들이 구강 내에서 나타나는데, 염증, 감염 그리고 치아 외상이 공통된 원인이다. 치통은 감염된 조직에 따라 다양하게 나타난다.

점막 기원의 통증은 주로 찌르거나 타는 듯한 감각으로 인지되는 반면, 치성 기원의 통증은 특징적으로 짧고 날카로우며 욱씬거리거나, 지속적으로 둔한 느낌이다. 운동 선수들의 경우에, 치통은 다양한 수준으로 그들의 운동 능력에 악영향을 줄 수 있다.

만성적으로 오래 존재하는 약한 불편감의 경우에는 운동에 영향을 주는 정도가 덜하지만, 격렬한 통증으로 인해 훈련이나 경기가 갑작스럽게 중단되기도 한다. 식단 대체, 수면 방해, 자가 치료, 자신감 부족과 훈련 강도를 높이지 못하는 등 미세한 간섭들이 나타난다. 이렇게 치통은 심리적으로, 신체적으로 선수들의 삶의 질에 악영향을 끼친다.

세계통증연구학회(International Association for the Study of Pain, IASP)의 정의에 따르면 통증은 실제적 · 잠재적인 조직 손상 또는 피해, 악영향 등으로 묘사될 수 있는 불쾌한 감각적 · 감정적 경험을 의미한다. 통증은 독립된 하나의 현상이 아니고, 염증의 임상적인 징후 중 하나이다. 또한 급성 또는 만성으로 구분될 수 있다. 급성과 만성 통증의 차이는 지속기간과 강도이다.

급성 통증은 주로 몇 시간에서 며칠 정도 지속되며 만성 통증은 몇 달에서 몇 년간 지속되고 우울함 · 불안함과도 연계되어있다. 환자가 느끼는 통증에 대한 의사의 평가는 치료 계획을 수립하는데 중요한 결정 요인이다. 통증의 주관적인 성격으로 인해 이를 평가하는데 어려움이 있다.

통증에 대한 개인의 지각은 개개인의 역치와 인내, 과거의 경험과 당시의 감정적인 상태에 의존한다.(Averbuch and Katzper 2000) Visual Analogue Scales(VASs) (그림 2-1)나 Verbal Rating Scales(VRSs)의 사용은 환자 스스로 치통의 심각도를 정확히 기술하는데에 도움을 준다. 치과의사들이 병소에 대한 통증을 과소 혹은 과대평가하기 쉽다.

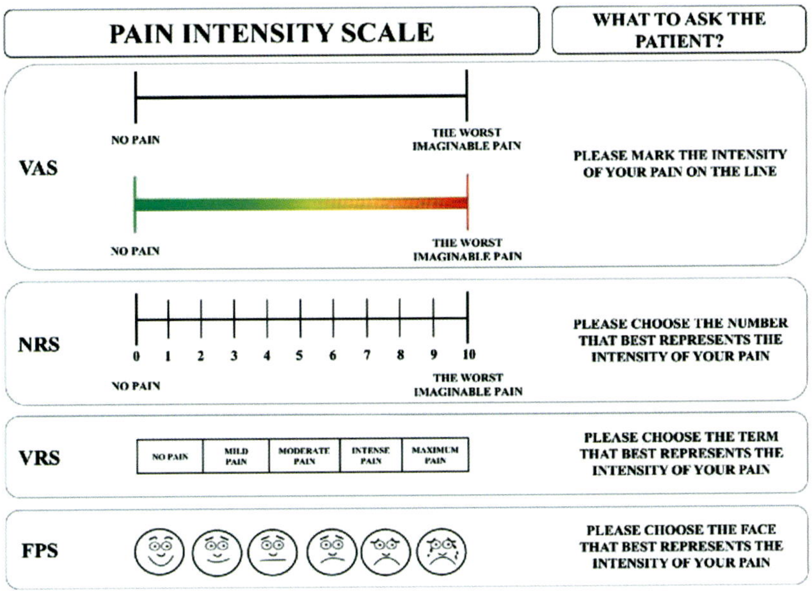

그림 2-1. Visual Analogue Scales[1]

1) 치통의 원인

치통의 원인은 감염성, 염증성, 또는 외상성 요인이다. 환자에 따라 느끼는 고통이 참을만한 수준에서 고문으로 느낄 정도로 응급이라 여겨지는 수준까지 다양하다. 심각도에 따라서 훈련과 운동 능력에 다양한 수준으로 영향을 끼치게 된다.(Edens et al. 2016) 급성 치수염, 농양, 치관주위염, 치성 기원의 안면의 봉와직염이 극심한 수준으로 나타나는 흔한 원인들이다. 원칙적으로, 통증의 인지는 만성도가 증가할수록 감소한다.

2) 치통과 운동 선수

치통이 정기적인 검진과 조치로 인해 예방될 수 있는 점을 고려하면, 최고의 신체 상태에 있는 운동선수들이 치과 치료에는 중요성을 낮게 두는 것은 굉장한 수치이다. Azodo와 Osazuwa (2013)의 나이지리아 선수들의 연구에서 보면, 거의 절반 가까이의 선수들이 치통을 경험했다고 드러났다; 3분의 2가 치과적인 문제가 인해 경기 도중 그들의 능력에 영향을 끼친적이 있다고 하였으며, 오직 그 중 40%만이 치과의사를 찾아갔다고 하였다. Sharma et el. (2012)에 따르면, 인도에서 개최된 Commonwealth Games에서는 342명의 선수만이 치과에 찾아간 것으로 나타난다. 경기 중의 통증과 감염을 막기 위한 처방이 대부분이었다. 실제로, 선수들의 치통은 많은 연구들의 주제였다. 2001년 미국의 41곳의 지역에서 치뤄진 Special Olympics 동안 13.5%의 선수들이 나쁜 구강 상태로 인해 치통을 토로했다.

3) 치통과 운동 능력

치통은 정확히 얼마나 운동능력을 저해하는가? 급성 통증의 경우 선수를 훈련이나 경기가 불가능할 정도가 되며, 불가피하게 도움을 찾게 된다. 그러나 만성적인 감도에 대해는 부정적으로 영향을 끼치기는 하지만 훈련이나 경기를 멈출 정도는 아니다. 다행히도, 치통이 즉각적으로 처치되면, 운동 능력의 악영향이 최소화된다. 선수들은 종종 며칠 지나면 사라질 것이라고 낙천적으로 생각한다. 하지만 심한 증상이 불가피하게 나타나고 나서야 장기적으로 훈련과 능력에 영향을 준다.

4) 스포츠 선수의 구강 관리

운동선수에게 성공적인 관리와 치료를 제공하기 위해 가장 중요한 것은 의료 전문가들의 다분야적 접근이다. 이러한 전문가들의 협력은 운동선수의 건강을 보장할 수 있다. 치과 진료에서 술자는 첫 상담에서부터 주의를 기울여야 한다. 환자와 신뢰관계를 쌓아야 하며, 그 과정에서 잘 듣고, 이해하고, 그들의 요구에 공감해야 한다. 스포츠에서의 치과 임상은 운동선수에서 흔히 발생하는 감염과 외상, 치아교합 문제 등이다. 구강건조증이나 치아조직에의 산성 손상 등에 대한 치료 또한 포함된다. 치과의사의 역할은 선수의 구강 내 모든 요소를 파악하고 처치하여 예방에 주의를 기울이고 운동선수의 경기 일정, 목표를 반영할 수 있어야 한다.

5) 다분야적 접근

다분야적 접근은 운동선수에게 최고의 관리를 제공하기 위해 필수적이다. 치과의사는 의료인과 준의료인을 포함하는 팀의 일원이 되어야 한다. 이는 스포츠 닥터, 치과위생사, 물리치료사, 정형외과의, 발전문의, 영양사, 심리학자 및 스포츠 코치를 포함한다 (그림 2-2). 운동선수는 육체적 단련에 힘쓰지만 역설적으로 그들의 구강건강 수준은 놀랍게도 낮은 경우를 보인다. 종종 운동선수들에게는 교육, 지식, 우선순의 등의 부재로 인해 치과의사의 역할이 무시되어 주의를 기울이지 않는 경우가 많다. 따라서, 다른 전문가들과의 협력을 강화시켜 운동선수들에게 최적의 치료를 제공할 수 있도록 힘써야 한다.

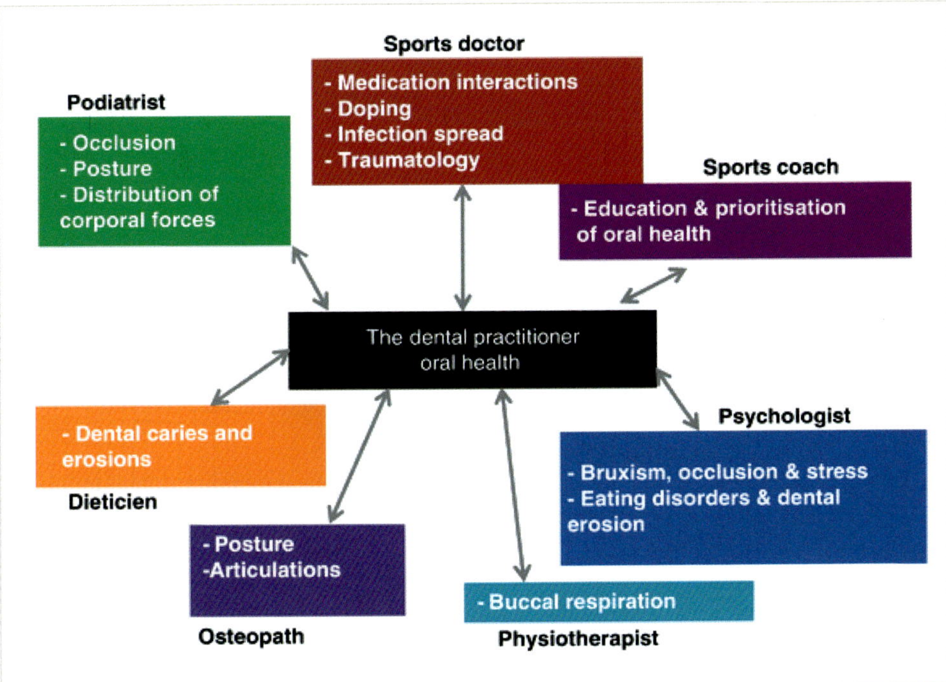

그림 2-2. 스포츠 치의학의 다분야적 접근

치과 상담의 목적은 :

(1) 의사와 환자간의 상호 신뢰관계를 형성하고, 환자의 말을 잘 듣고, 상담의 이유를 이해해야 한다.

(2) 환자의 안전하고 성공적인 관리전략의 수립과 최적의 보살핌 제공을 위해 의료, 치과, 스포츠 관련 최대한 많은 정보를 얻어야 한다.

(3) 스포츠 행위에서 그들의 역할에 의해 야기되는 치과적 문제에의 개개인의 취약성과 질병소인을 성공적으로 평가해야 한다.

(4) 선수의 구강건강에 해가 될 수 있는 모든 행보에 대한 정보를 제공하고 그들의 책임감을 확립시켜야 한다.

적극적인 역할을 해야 하는 것은 단지 치과의사 뿐이 아니다. 예를 들면 프랑스에서 "French National Code of Sport"에서는 높은 수준의 운동선수는 모든 의학적 상담과 처방 과정에서 그들의 모든 건강 문제를 알릴 의무가 있다고 이야기한다. 따라서 그들은 치과의사에게도 그들의 의학적 상태에 대한 모든 정보를 제공해야 한다. 술자는 충분한 지식을 갖추어야 하며, 특정 스포츠 의학정보를 치과분야와 연관시키는 능력을 갖는 것 또한 중요하다. 그 좋은 예가 아킬레스건염인데 만성적인 구강 감염은 휴식중인 운동선수의 치유를 방해하고, 이는 의사와 물리치료사가 쉽게 간과할 수 있는 부분이다.

6) 스포츠 선수의 구강 검사

임상치료의 목적은 치아경조직과 연조직 및 악안면조직을 관찰하고 촉지하는 것이다. 이로 인해 치과의사는 구강건강이상을 감지하고 진단하여 위험요인을 제거하고 기존의 병변을 치료하는 효과적인 치료계획을 수립할 수 있다.

(1) 구외검사

① 경부 림프절의 촉진 : 림프절 병증 및 전신적 감염
② 저작근과 측두하악관절의 촉진 : 근육수축과 관절이상
③ 입술 검사 : 구강건조 및 수직고경의 소실
④ 상처 : 기존의 외상에 대한 증거

(2) 구내 검사

① 위생 : 치석존재여부
② 치주구조 : 염증 및 세균침입의 증거
③ 치아구조 : 기존 치아의 소실, 수복여부, 변색, 충치, 부식, 이상, 부정교합, 위치이상
④ 침분비 저하 : 감염의 가능성, 치경부 충치, 건조한 자극성 점막조직

방사선 검사는 필수적이다. 악안면부의 방사선 검사는 임상 검사에서 보이지 않는 병변을 보여준다. 이는 감염성 병변에 의한 염증의 존재, 해부학적 구조의 위치 및 이전에 수행된 치과치료의 질을 평가할 수 있도록 한다. 애매한 병소가 있는 경우 CT 스캔을 사용하여 보다 정확히 평가할 수 있다. 일반인과 비교하여 운동강도, 스포츠관련 위험요인, 운동선수에게 흔히 나타나는 일반적인 치과적 병변에 대한 조사에 주의를 기울여야 한다.

7) 치료계획 수립

운동선수를 위해 잘 적용된 종합적인 치료계획의 수립은 다른 환자의 경우와 마찬가지이다. 환자의 개인적 요구에 부합하는 일련의 치료법은 치과적 문제에 대한 성공적인 추적과 지속적 체크를 가능케 한다. 초기 치료는 응급처치, 감염의 제거와 예방에 초점을 맞춘다. 따라서 안정되고 건강한 구강 상태에서만 운동선수의 특정 문제를 해결할 수 있다.

8) 스포츠 선수의 치과 치료

모든 치과 환자들에게 예방은 현대 치의학에서 지속가능한 구강 건강에 대한 해법이다. 효과적인 예방조치는 감염, 통증, 염증, 그리고 구강 비기능에 대한 위험을 감소시킨다. 그러한 조치에는 환자 교육 및 동기 부여, 다른 보건 전문가와의 연락 및 최소 침습 예방 조치가 포함된다.

운동선수들은 특히 침식, 충치, 특정한 치주질환, 교합 문제, 외상에 취약하다. 그러므로 치과 임상가들은 첫 번째 상담 때부터 이를 환자에게 알리고 그들 개개인의 약점을 평가하고 예방 조치를 시작해야한다. 양치질 방법이나 치아 사이 청결법과 같은 간단한 구강 위생 양상을 간과함으로서 오류가 발생한다. 또한 운동선수 환자들은 치태와 개인 구강 위생의 중요성에 대해 교육받아야 한다. 스포츠 치의학에서 예방에 관련된 특정 예시는 악안면부 외상에 대한 것이다. 위치가 잘못된 사랑니의 예방적 발치는 충격으로 인한 하악골의 골절을 막아준다.

그리고 주로 마우스가드로 알려져있는 구내 보호구(그림 2-3)는 구강의 충격을 흡수하고 방어해준다. 만약, 운동선수가 가지고 있는 구강내 병소에 대해 증상적 치료가 필요하다면, 예방적인 방법을 함께 병행하는 것이 좋다. 어느 정도로 개입할지는 병소의 심도, 위치, 활성도에 따라서 결정된다. 치료는 가능한 최소한으로 행해져야 한다.

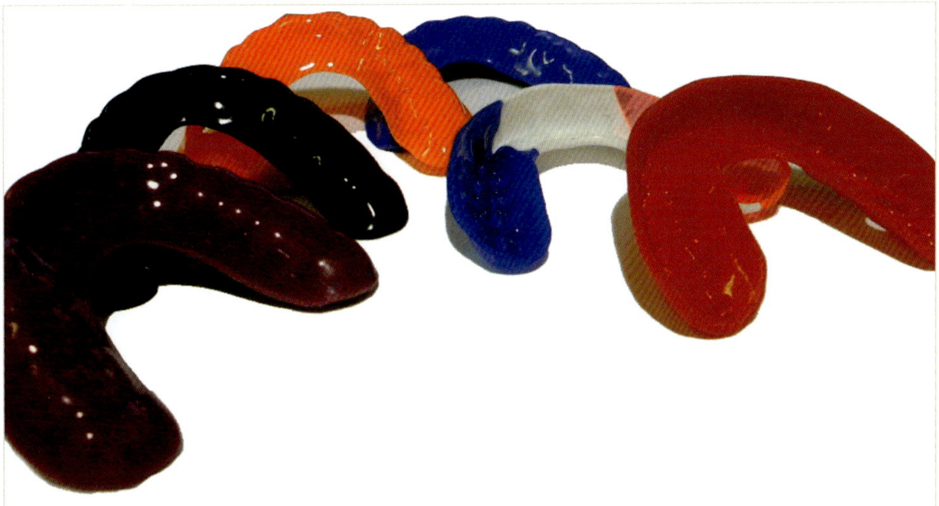

그림 2-3. 구내 보호구 : 마우스가드

환자는 치과 치료팀이 안내하는 방식에 따라 자신의 구강건강에 대한 책임감을 가져야 한다. 치아위생과 치아주위염의 예방법, 충치와 침식, 치주질환에 대한 정보가 제공된다. 스포츠 관련 구강건강 위험요인에 관련하여, 제거보다는 수정이 때로는 현실적인 목표가 될 수 있다.

예를 들면, 더 높은 칼슘, 인산염, 불소 함량을 가진 에너지 음료를 마시는 것으로의 전환이 운동선수의 치아침식에 대한 보다 실질적인 예방조치가 될 수 있는 것이다. 모든 치과 질환에는 예방이 가장 중요하다.

예방법의 두 가지 주요한 예는 치배절제술과 구내보호장치이다. 예방적 치배절제술(그림 2-4)은 특히 하악 제 3대구치를 의미하는데, 전형적으로 고학년의 청소년을 대상으로 수행된다. 14세 정도되었을 때 적응증이 된다. 파노라마 이미지상에서 치아의 부적절한 위치와 공간 때문에 잠재적인 맹출 후 합병증을 나타낸다. 충분한 정보가 주어진 환자에게 맹출된 치아의 제거보다 치배절제술이 보다 간단한 개입이므로 이를 선택할 수 있다. 매복되어있는 치아와 관련된 하악 골절의 명백한 위험을 감소시킬 수 있으며, 맹출과 함께 발생할 수 있는 또한 인접한 치아의 고통스러운 염증과 감염성 치관주위염 또한 피할 수 있다. 때문에 치과의사는 사랑니의 석회화 진행을 지속적으로 체크하기 위해 정기적인 파노라마 방사선 촬영을 시행하여야 한다. 운동 선수는 매복치가 가진 위험을 인지하고 예방적인 치료법에 주의를 기울여야 한다.

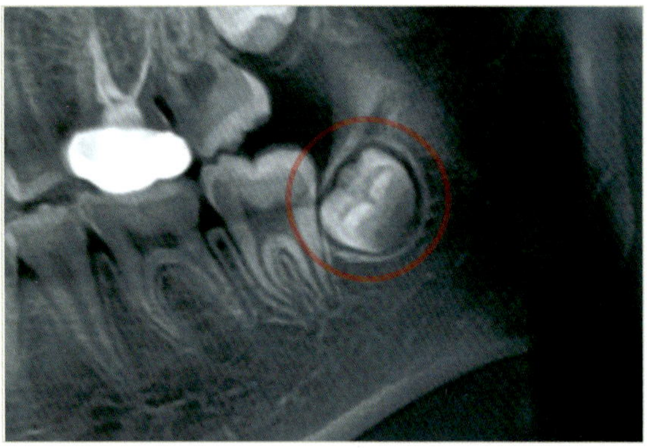

그림 2-4. 예방적 치배절제술

미국소아치과학회는 고-저위험 스포츠에 종사하는 젊은 운동선수들의 마우스가드 사용의 중요성을 주장한다. 이러한 관련 지침은 치과의사 뿐 아니라 모든 스포츠 종사자들을 위한 것이다. 이는 어린사람에게만 국한되지 않고 모든 연령대의 운동종사자(남녀노소불문)에게 적용될 수 있다. 외상과 마우스가드에 관련한 자세한 설명은 다음 장에서 이어질 것이다.

치성 경조직 병변을 훌륭하게 조절하는 것은 병의 심각성, 수, 원인에 따라 달라진다. 최적화된 치료계획에는 예방, 보호, 차단, 임시처치 및 복원이 포함된다. 증상치료는 증상을 완화시키기는 하지만 병인학적 진단은 구강문제의 전파와 발달을 제한하는 데에 원초적이다. 치아 손상의 회복 관리는 병변의 진행을 막거나 감소시켜 상아질 과민증과 같은 증상을 완화시키고, 심미와 기능을 복원하는 것이다. 목표는 가능한 한 최소 침습적인 기술을 사용하고, 산성 환경으로부터 치아 표면을 격리하는 것이다. 직접 수복과 간접 수복이 포함된다. 심각도가 높을수록 개입 수준 또한 높아진다. 증상의 치료는 항상 예방 조치와 함께 사용되어야 한다.

Reference

1. Neuropathic pain : diagnosis and treatment. Francesca Magrinelli, Giampietro Zanette, Stefano Tamburin. Practical neurology 2013.
2. Edens MH, Khaled Y, Napenas JJ (2016) Intraoral pain disorders. Oral Maxillofac Surg Clin North Am 28 : 275–288.
3. Azodo CC. Osazuwa O (2013) Dental conditions among competitive university athletes in Nigeria. Odontostomatol Trop Trop Dent J 36: 34–42.
4. Sharma R, Verma M, Mehrotra G (2012) Dental treatment at the Commonwealth Games, 23 September to 16 October 2010, Delhi, India. Int Dent J 62 : 144–147.
5. Siobhan C. Budd, Jean–Christophe Egea. Sport and Oral Health. A Concise Guide, Springer : 120.

2. 도핑과 치과용 약물

1) 도핑테스트

(1) 도핑테스트의 역사

도핑테스트의 Dope란 용어는 처음에는 경마대회에서 경주마의 능력향상을 위한 아편과 마약의 혼합물을 일컬었으며 어원은 아프리카 전사들이 전쟁이나 사냥을 나가기 전에 용맹성을 높이기 위해 마신 술의 이름인 'Dop'에서 유래한다고 알려져 있다.

금지약물들이 처음에는 주로 경마대회에서 사용되어 도핑테스트는 경주마를 대상으로 처음 시행되었고 이후 운동선수들이 사용하기 시작하였으며 각종 사이클대회에서 선수들이 암페타민 과다복용으로 사망하자 1968년 프랑스 그레노블 동계올림픽에서 선수들을 상대로 한 첫 도핑테스트가 시행되었다. 하지만 계속되는 새로운 약물의 개발과 검사해야 될 선수들의 범위가 점점 많아지자 1999년 도핑테스트만을 전담할 기구로 세계도핑방지위원회(WADA)가 출범되어 본격적인 단속에 나서게 되었다. 한국도핑방지위원회(KADA)는 2006년 설립되어 2017년 현재 WADA 아시아지역 이사국으로 활동 중이다. 이러한 국제적인 조직들을 통하여 약물복용을 엄격하게 금지하는 이유는 스포츠의 공정성뿐만 아니라 선수 본인의 건강과 생명을 지키기 위해서이다.

(2) 도핑테스트와 선수소재지정보

도핑테스트는 사전에 예고 없이 선수의 집이나 훈련장 등을 방문해 이뤄지는 경기기간 외 검사와 일반적으로 경기시작 12시간 이전부터 경기직후까지 실시되는 경기기간 중 검사로 나누어지며 금지약물은 두 가지 검사 모두에서 적발하는 상시 금지되는 약물과 경기기간 중에만 금지되는 약물로 나누어 규정되어 있다. 단, 올림픽에서는 경기기간 중 검사를 올림픽 선수촌 개장시점부터 폐장시점까지 가능하도록 공표하고 있다.

경기기간 외 검사를 위해 검사대상자등록명부에 포함된 선수(국제적인 선수는 국제경기연맹에서 그 외 국내선수는 KADA에서 관할한다)는 선수소재지정보 제출의 의무가 있다. 선수소재지 정보란 선수들이 3개월 단위로 본인 소재지에 대한 최신 정보를 제공하는 것으로서 대상 선수가 12개월의 기간 동안 총 3회의 제출 위반을 하면 도핑방지 규정 위반으로 1년 내지 2년의 자격정지를 받을 수 있다

2) 금지약물 및 방법

WADA가 정한 2017년도 국제표준 금지목록은 아래와 같다. 이 목록은 매년 9월에 발표하고 이듬해 1월 1일부터 효력을 발휘합니다. 평창 동계 올림픽 때는 개정된 2018년도 금지목록이 적용될 것이다.

(1) 상시 금지되는 약물 및 방법 (경기기간 중 및 경기기간 외)

■ S0 비승인약물

금지목록의 어떠한 분류에도 포함되지 않으며, 각국 정부 산하의 보건기구에서 사람의 치료를 위하여 사용하도록 현재 승인하지 않은 모든 약리적 물질(예 : 임상 전 또는 임상 개발 중 또는 생산이 중단된 약물, 합성 마약 및 동물용으로만 승인된 약물)은 항상 금지된다.

■ S1 동화작용제

동화작용 남성호르몬 스테로이드(AAS)는 남성호르몬 또는 그냥 스테로이드라고 불리며 Testosterone, Stanozolol 외 약 70여종의 약물이 포함된다. 그리고 기타 동화작용제로 Clenbuterol이 있다. AAS의 사용은 1950년대 역도선수들이 처음 사용한 후 다른 종목의 아마추어 및 프로선수와 보디빌더들에게 퍼져나갔다. 1980년대엔 더욱 심해져 일반인들도 사용하기 시작해 지금은 약 2백만명의 미국인들이 이 약물을 사용하고 있는 것으로 추정된다.

AAS는 장기적으로 단백질 합성을 촉진하여 근육량을 빠르게 증가시키고 근력을 강화시켜주며 단기적으로 집중력이 향상되고 피로회복도 빠르게 해준다. 또한 에너지 대사속도를 높여서 단시간에 폭발적인 힘을 발휘하게 하며 적혈구 숫자를 늘려서 산소 이용도를 높인다. 그래서 전세계 운동선수들이 가장 선호하는 금지약물이 바로 AAS이다. 반면 부작용은 정확히 규명된 것은 없지만 비사용자에 비해 사망율과 질병이환율이 현저히 증가하고 심장마비 가능성이 높으며 혈전증, 고환위축증 및 인대와 관절의 손상을 유발한다고 알려져 있다.

A. 동화작용남성호르몬 스테로이드(AAS)

a. 외인성 동화작용남성호르몬 스테로이드

1–Androstenediol ;	1–Androstenedione ;
1–Testosterone ;	4–Hydroxytestosterone ;
Bolandiol ;	Bolasterone ;
Calusterone ;	Clostebol ;
Danazol ;	Dehydrochlormethyltestosterone ;
Desoxymethyltestosterone ;	Drostanolone ;
Ethylestrenol ;	Fluoxymesterone ;
Formebolone ;	Furazabol ;
Gestrinone ;	Mestanolone ;
Mesterolone ;	Metandienone ;
Metenolone ;	Methandriol ;
Methasterone ;	Methyldienolone ;
Methyl–1–testosterone ;	Methylnortestosterone ;

Methyltestosterone ; Metribolone ;
Mibolerone ; Nandrolone ;
Norclostebol ; Norethandrolone ;
Oxabolone ; Oxandrolone ;
Oxymesterone ; Oxymetholone ;
Prostanozol ; Quinbolone ;
Stanozolol ; Stenbolone ;
Tetrahydrogestrinone ; Trenbolone.

b. 외인성으로 투여된 내인성 동화작용남성호르몬 스테로이드

19–Norandrostenediol ; 19–Norandrostenedione ;
Androstenediol ; Androstenedione ;
Boldenone ; Boldione ;
Dihydrotestosterone ; Nandrolone ;
Prasterone ; Testosterone ;
3β–Hydroxy–5α–androstan–17–one ; 5α–Androst–2–ene–17–one ;
5α–Androstane–3α,17α–dio l ; 5α–Androstane–3α,17β–diol ;
5α–Androstane–3β,17α–diol ; 5α–Androstane–3β,17β–diol ;
5β–Androstane–3α,17β–diol ; 7α–Hydroxy–DHEA ;
7β–Hydroxy–DHEA ; 4–Androstenediol ;
5–Androstenedione ; 7–Keto–DHEA ;
19–Norandrosterone ; 19–Noretiocholanolone ;
Androst–4–ene–3α,17α–diol ; Androst–4–ene–3α,17β–diol ;
Androst–4–ene–3β,17α–diol ; Androst–5–ene–3α,17α–diol ;
Androst–5–ene–3α,17β–diol ; Androst–5–ene–3β,17α–diol ;
Androsterone ; Epi–dihydrotestosterone ;
Epitestosterone ; Etiocholanolone.

B. 기타 동화작용제

- Clenbuterol,
- 선택적 안드로겐 수용체 변조제 (andarine과 ostarine)
- Tibolone
- Zeranol
- Zilpaterol.

■ S2 펩타이드호르몬, 성장인자 및 관련약물

Erythropoietin(EPO)은 혈액내 산소 분압이 떨어지면 신장에서 생산되는 당단백질 호르몬으로서 적혈구의 생성을 촉진한다. 적혈구 수가 늘어나면 산소 공급이 원활해지며 심폐지구력이 좋아지므로 마라톤, 사이클 및 철인 3종 경기 선수들이 선호한다. 반면 EPO에 의해서 적혈구 용적이 늘어나면(4~5배 증가/1~2주) 혈액이 무거워져 심장에 무리가 가고 혈액 점도 증가로 심혈관이 막히기 쉽다. 그래서 EPO의 가장 치명적인 부작용은 심장마비이다.

제논가스는 흡입시 생체내 EPO의 생성을 촉진시킨다. 심폐지구력을 향상시키는 고지대훈련이나 저산소텐트보다 탁월한 효과가 있는 걸로 판명되어 2014년 5월 금지 목록에 등재되었다.

성장호르몬은 뇌하수체에서 생성, 분비되며 뼈를 강하게 하고 근육을 키워주며 지방분해를 촉진시킨다. 왜소증 치료에 사용되는 성장호르몬의 인위적 투여는 정상인에게는 팔목터널증후군, 관절염, 혈압상승, 말단비대증 및 혈당 상승 등의 부작용이 나타날 수 있다. 성장호르몬은 1980년대부터 운동선수들이 사용해 왔을 것으로 추측되나 소변검사로는 검출이 안되고 2004년 아테네올림픽부터 혈액검사로 검출할 수 있게 되었다. 하지만 투여한 성장호르몬은 체내에서 24~36시간만 지나도 모두 분해되며 또한 이미 정상적으로 분비되어 있는 성장호르몬 잔존량이 있으므로 도핑 사실을 파악하는데 세심한 주의가 필요하다.

A. 에리스로포이에틴 수용체 작용제 :

a. 적혈구 생성 자극제(ESAs)

다베포이에틴(dEPO) ; 에리스로포이에틴(erythropoietin, EPO) ;
EPO-Fc ; EPO-유사 펩티드(EMP) ;
GATA 억제제류 ;
Methoxy polyethylene glycol-epoetin beta(CERA) ;
Transforming Growth Factor-β(TGF-β) 억제제.

b. 비 조혈성 EPO 수용기 작용제

ARA-290 ; asialo EPO ;
carbamylated EPO.

B. 저산소증 유도인자(HIF) 안정제(cobalt, molidustat, roxadustat); HIF 활성제(argon, xenon).

C. 융모성 고나도트로핀(CG)과 황체(黃體)형성호르몬(LH) 그리고 관련 방출인자(buserelin, gonadorelin 및 leuprorelin, 남성만 금지).

D. 부신피질 자극 호르몬(Corticotrophins)과 관련 방출인자(corticorelin).

E. 성장호르몬(Growth Hormone: GH)과 관련 방출인자

- 성장호르몬방출호르몬(GHRH)와 그 유사제(CJC-1295, sermorelin 및 tesamorelin);
- 성장호르몬분비촉진제(GHS)(ghrelin, anamorelin, ipamorelin);
- 성장호르몬분비펩티드(GHRPs)(alexamorelin, GHRP-6, hexarelin과 pralmorelin (GHRP-2).

또한 다음의 성장인자들은 금지된다.
섬유아세포성장인자 (FGFs) ; 간세포성장인자 (HGF) ;
유사인슐린성장인자-1 (IGF-1) ; 메카노성장인자(MGFs) ;
혈소판유도성장인자(PDGF) ; 혈관내피계 성장인자(VEGF) ;
그리고 근육,건(腱) 또는 인대 단백질 합성/분해,혈관신생, 에너지 효율, 재생력 또는 섬유질 형태 전환에 영향을 미치는 기타 모든 성장인자.

■ S3 베타-2 작용제

주로 천식에 사용되는 약물로 흥분 또는 각성효과 때문에 금지되며 흡입제의 경우 24시간당 허용된 처방 용량 만큼만 흡입시 면책된다.

Fenoterol ; Formoterol ;
Higenamine ; Indacaterol ;
Olodaterol ; Procaterol ;
Reproterol ; Salbutamol ;
Salmeterol ; Vilanterol.

예외 :

- 흡입에 의한 salbutamol : 12시간 당 800마이크로그램을 초과하지 않는 24시간동안 최대 1600마이크로그램
- 흡입에 의한 formoterol : 24시간 동안 최대 54마이크로그램의 전달량
- 흡입에 의한 salmeterol : 24시간 동안 최대 200마이크로그램

소변 시료 1ml당 1,000ng을 초과하는 salbutamol 또는 1ml 당 40ng을 초과하는 formoterol 검출 시 치료목적 의도가 아닌 것으로 간주되며, 만약에 선수가 통제 된 약물동태학적 조사를 통하여 비정상적인 결과가 위 명시된 치료목적흡입량을 최대로 사용한 바에 기인한 것임을 입증하지 못하는 경우 비정상분석결과(AAF)로 간주된다.

■ S4 호르몬 및 대사변조제

호르몬 및 대사조절인자 중에는 대표적으로 여성의 폐경기후 골다공증 치료 및 예방에 사용되는 Raloxifene류와 당뇨병 치료에 사용되는 Insulin류가 있다. 이들도 치료목적사용면책이 없이는 사용이 금지된다.

A. 아로마테이즈 억제류(Aromatase inhibitors)

4-Androstene-3,6,17 trione ; Aminoglutethimide ;
Anastrozole ; Androstatrienedione ;
Arimistane ; Exemestane ;

Formestane ; Letrozole ;

Testolactone.

B. 선택적 에스트로겐 수용체 변조물질류

Raloxifene ; Tamoxifen ;

Toremifene.

C. 기타 항에스트로겐류(Other anti-estrogenic substances)

Clomiphene ; Cyclofenil ;

Fulvestrant.

D. myostatin 기능 변조제류

myostatin 억제제류

E. 대사변조제

a. AMP-활성화 단백질 키나아제 활성제(AMPK) ;

Peroxisome 증식 활성화 수용체 δ 작용제 ;

b. 인슐린과 인슐린 유사제 ;

c. Meldonium ;

d. Trimetazidine.

■ S5 이뇨제 및 기타 은폐제

체중 조절을 위한 이뇨제나 허용용량이 정해진 약물의 농도를 줄이기 위한 은폐제가 소량이라도 검출되면 도핑테스트를 회피하기 위한 행위로 간주되어 처벌 받게 된다. 치과 임상에서 주로 정맥 투여되는 알부민 등은 면책신청이 승인되었을 때만 사용이 가능하다.

- 데스모프레신(Desmopressin) ; 프로베네시드(probenecid), 혈장확장제 (plasma-expanders, 글리세롤(glycerol), 정맥투여 형태의 알부민(albumin), 덱스트란(dextran), 히드록시에틸 전분(hydroxyethyl starch) 및 마니톨(mannitol)
- Acetazolamide; amiloride ; bumetanide; canrenone; chlortalidone; etacrynic acid; furosemide; indapamide; metolazone ; spironolactone; thiazides; triamterene와 vaptans.

– 예외 :

- Drospirenone; pamabrom; 그리고 탄산탈수효소억제제 (예dorzolamide, brinzolamide)의 안과적 사용.
- 치과마취를 위한 felypressin의 국소투여.

Formoterol, salbutamol, cathine, ephedrine, methylephedrine 및 pseudo-ephedrine과 같이 한계치가 정해진 약물이 이뇨제 또는 은폐제와 함께 상시 또는 경기기간 중의 선수 시료에서 소량이라도 검출될 경우, 이뇨제 또는 은폐제에 대한 치료목적사용면책(TUE)과 더불어 해당 약물에 대한 승인된 치료목적사용면책 (TUE)을 보유하고 있지 않는 한 비정상분석결과(AAF)로 간주된다.

■ **M1 혈액 및 혈액성분의 조작**

운동 선수들이 심폐지구력 향상을 위하여 선호하는 자가혈청수혈은 엄격히 금지되나 흡입을 통한 산소 보충은 예외이다.

A. 자가혈액, 동종혈액 또는 이종혈액 및 모든 출처의 적혈구 제제를 순환계에 투여 또는 재주입

B. 산소의 섭취, 운반 또는 전달의 인위적 향상

불소치환화합물 : efaproxiral (RSR13) 그리고 변형 헤모글로빈 제품류, (예 : 헤모글로빈을 재료로 한 혈액 대체제, 마이크로캡슐로 된 헤모글로빈 제품). 흡입을 통한 산소보충은 제외

C. 물리적 또는 화학적 수단을 이용한 혈액 또는 혈액 성분에 대한 모든 형태의 혈관 내 조작

■ **M2 화학적, 물리적 조작**

A. 도핑검사 과정에서 채취된 시료의 성분과 유효성을 변조하거나 변조를 시도하는 행위

소변 바꿔치기 및/또는 불순물 (예 : 단백질분해효소) 섞기

B. 6시간 동안 50ml보다 많은 양의 정맥투여 및/또는 정맥주사는 금지된다. 단, 입원, 수술 절차 또는 임상조사 과정에서 의료기관에 의해 합법적으로 처치된 경우는 제외된다.

■ **M3 유전자 도핑**

1. 핵산 고분자 또는 핵산 유사물의 이동
2. 정상 또는 유전적으로 조작된 세포의 사용

(2) 경기기간 중에만 금지되는 약물 및 방법

여기에는 주로 중추 신경 자극제, 신경 흥분제 및 마약 등 단기적인 효과를 노린 약물들이 포함된다.

■ **S6 흥분제**

Cocaine, Amphetamine 같은 비특정 흥분제와 Ephedrine, Pseudoephedrine, Epinephrine 같은 특정 흥분제가 있다. 처방없이 약국에서 살 수 있는 종합감기약을 복용하고 도핑테스트를 받았을 때 문제가 되는 것도 이 슈도에페드린 때문이다. 에피네프린도 기본적으로는 금지약물이나 국소마취제에 혼합되어 국소 투여되는 경우에는 예외이다.

A. 비특정 흥분제

Adrafinil ;	Amfepramone ;
Amfetamine ;	Amfetaminil ;
Amiphenazole ;	Benfluorex ;
Benzylpiperazine ;	Bromantan ;

Clobenzorex ; Cocaine ;
Cropropamide ; Crotetamide ;
Fencamine ; Fenetylline ;
Fenfluramine ; Fenproporex ;
Fonturacetam ; Furfenorex ;
Lisdexamfetamine ; Mefenorex ;
Mephentermine ; Mesocarb ;
Metamfetamine(d–) ; p–Methylamphetamine ;
Modafinil ; Norfenfluramine ;
Phendimetrazine ; Phentermine ;
Prenylamine ; Prolintane.

B. 특정 흥분제

Methylhexaneamine ; Benzfetamine ;
Cathine** ; Dimethylamphetamine ;
Ephedrine*** ; Epinephrine**** (adrenaline) ;
Etamivan ; Etilamfetamine ;
Etilefrine ; Famprofazone ;
Fenbutrazate ; Fencamfamin ;
Heptaminol ; Hydroxyamfetamine ;
Isometheptene ; Levmetamfetamine ;
Meclofenoxate ; Methylenedioxymethamphetamine ;
Methylephedrine*** ; Methylphenidate ;
Nikethamide ; Norfenefrine ;
Octopamine ; Oxilofrine (methylsynephrine) ;
Pemoline ; Pentetrazol ;
Phenethylamine ; Phenmetrazine ;
Phenpromethamine ; Propylhexedrine ;
Pseudoephedrine***** ; Selegiline ;
Sibutramine ; Strychnine ;
Tenamfetamine ; Tuaminoheptane ;

– 예외 :

- Clonidine
- 2017 모니터링 프로그램*에 포함된 흥분제들과 국소적 또는 안과적 치료에 사용되는 Imidazole 유도물

* Bupropion, caffeine, nicotine, phenylephrine, phenylpropanolamine, pipradrol 과 synephrine : 이 약물들은 2017 모니터링 프로그램에 포함되며 금지약물에 해당되지 않는다.

** Cathine: 그 농도가 소변에 ml 당 5마이크로그램 보다 높을 경우 금지된다.

*** Ephedrine과 methylephedrine : 그 농도가 소변에 ml 당 10마이크로그램 보다 높을 경우 금지된다.

**** Epinephrine (adrenaline) : 국소투약은 금지되지 않는다. (예 : 코, 눈 또는 국소마취제의 복합투여)

***** Pseudoephedrine : 그 농도가 소변에 ml 당 150마이크로그램보다 높을 경우 금지된다.

■ **S7 마약**

Buprenorphine ;
Dextromoramide ;
Diamorphine (heroin) ;
Fentanyl ;
Hydromorphone ;
Methadone ;
Morphine ;
Licomorphine ;
Oxycodone ;
Oxymorphone ;
Pentazocine ;
Pethidine

■ **S8 카나비노이드**

- 천연(대마초, 해시시, 마리화나) 또는 합성 델타 9-tetrahydrocannabinol ;
- 유사 대마초("Spice", JWH-018, JWH-073, HU-210)

■ **S9 글구코코르티코이드**

부신피질호르몬은 구강외과에서 심각한 부종의 해소를 위하여 또는 구강내과에서 턱관절염의 완화를 위해 경구적 또는 주사로 투여한다. 금지약물 목록에 의하면 경기기간내 운동선수에게 경구복용, 정맥주사, 근육주사 및 좌약형태로 투여하는 모든 글루코코르티코이드는 금지된다. 이러한 경로를 통한 투여가 불가피한 경우에는 면책을 신청해야 한다. 반면, 오라메디와 같이 부신피질호르몬이 함유된 모든 국소도포용 연고류는 허용된다. 또한 근육이나 정맥주사는 경기기간중 금지되지만 턱관절염의 완화를 위하여 시행하는 관절내 주사는 면책없이 가능하다.

(3) 특정종목에서 금지되는 약물

■ **P1 알코올**

알코올(ethanol)은 다음 종목에서 경기기간 중에만 금지된다. 검사는 호흡 및/또는 혈액분석을 통하여 시행된다. 도핑위반 한계치는 혈중 알코올 농도 0.10 g/L에 해당된다.

- 항공스포츠 (국제항공스포츠연맹 : FAI)
- 양궁 (국제양궁연맹 : WA)
- 자동차경주 (국제자동차연맹 : FIA)

- 모터보트 (국제모터보트연맹 : UIM)

■ P2 베타차단제(BETA-BLOCKERS)

베타차단제는 심장 박동수와 심장의 운동량을 줄여주어 혈압을 떨어뜨리며 스트레스 상황에서 불안감을 억제해 주고 근육에 직접 작용해 피곤하여 나타나는 떨림을 감소시킨다 고로 양궁, 사격, 골프 등 등의 경기에서 금지되고 특히 양궁과 사격에서는 상시 금지되는 약물이다.

베타차단제류는 다음 종목에서 경기기간 중에만 금지되며, 표시되어 있는 경우 경기기간 외에도 금지된다.

- 양궁 (국제양궁연맹 : WA)*
- 자동차경주 (국제자동차연맹 : FIA)
- 당구 (모든 세부종목) (국제당구연맹 : WCBS)
- 다트 (국제다트연맹 : WDF)
- 골프 (국제골프연맹 : IGF)
- 사격 (국제사격연맹 : ISSF, 국제장애인올림픽위원회 : IPC)*
- 스키/스노우보드 (국제스키연맹 : FIS)
  스키점프, 프리스타일 에어리얼/하프파이프, 스노우보드 하프파이프/빅에어
- 수중 (세계수중연맹 : CMAS)
  핀 착용 또는 미착용 콘스탄트웨이트 애프니아, 핀 착용 또는 미착용 다이나믹 애프니아, 프리이머전 애프니아, 점프블루 애프니아, 스피어피싱, 스태틱 애프니아, 목표물 사격과 베리어블웨이트 애프니아

*경기기간 외에도 금지

다음 약물을 포함하지만 이에 국한되지 않음 :

Acebutolol ;	Labetalol ;
Alprenolol ;	Levobunolol ;
Atenolol ;	Metipranolol ;
Betaxolol ;	Metoprolol ;
Bisoprolol ;	Nadolol ;
Bunolol ;	Oxprenolol ;
Carteolol ;	Pindolol
Carvedilol ;	Propranolol ;
Celiprolol ;	Sotalol ;
Esmolol ;	Timolol.

3) 치료목적 사용면책 (Therapeutic Use Exemption, TUE)

치료목적 사용면책이란 선수가 금지약물 또는 금지방법 목록에 포함된 약물이나 방법을 치료목적으로 사용할 수 있도록 허가(승인)받기 위해 사전에 신청하는 절차를 말한다.

선수가 의료적 처치를 받고자 할 때는 반드시 의료진에게 본인은 상시적으로 도핑검사대상자가 될 수 있는 선수 신분임을 밝히고 금지약물 및 방법에 대한 처치가 이루어지지 않아야 함을 고지하여야 한다. 모든 의료진이 금지약물 및 방법에 대한 이해와 숙지를 하고 있는 것이 아니므로, 선수는 의료진에게 관련정보를 최대한 제공하여 본인에게 금지약물 또는 금지방법의 처치가 이루어지지 않도록 노력하여야 한다. 선수 또는 의료진은 한국도핑방지위원회가 제공하는 금지약물 검색 서비스를 통하여 국내 시판되는 약품의 금지약물 및 방법의 포함여부를 확인할 수 있다.

금지약물 및 방법의 사용에 따른 최종 책임은 선수에게 있으므로 의료적 처치 전 선수는 금지약물 검색 서비스를 활용하여 반드시 의약품 및 처치방법의 금지여부를 스스로 확인하여야 한다.

의사의 판단에 따라 선수가 금지약물 또는 금지방법의 사용이 불가피할 경우에는 치료목적사용면책 승인을 받은 후 치료를 받아야 한다. 치료목적사용면책은 경기 참가 30일 이전, 그리고 상시 금지약물은 사용이 필요하다고 의료적인 판단이 내려진 즉시 신청서가 접수되어야 한다. 승인 여부를 기다려 승인 결과가 나오면 금지약물의 사용이 가능하다(승인결과는 심사 종결 후 즉시 선수에게 통보되며 합리적 상황에서 가능한 조속하게 심사가 진행된다).

치료목적사용면책의 접수기한을 지키지 않을 경우 선수에게 불이익이 갈 수 있으니 접수기한을 반드시 지켜야 한다. 다만 급성 질환 또는 응급조치가 불가피할 경우에는 소급으로 인정받아 '선 치료, 후 신청'이 가능하다.

치료목적사용면책의 신청 절차는 대상 선수에 따라 상이하니 한국도핑방지위원회 홈페이지(http://www.kada-ad.or.kr/)를 참조하기 바란다.

Reference

1. John W. Adamson, Dan L. Longo. Anemia and Polycythemia. Harrison's Principles of Internal Medicine 18th edition:448–457.
2. Shalender B, J.Larry J. Disorders of the Testes and Male Reproductive System. Harrison's Principles of Internal Medicine 18th edition:3010–3027.
3. 한국도핑방지위원회. 2017년도 금지목록 국제표준(번역본). http://www.kada-ad.or.kr/board/view/500a00/5493. Accessed 1 Nov 2017
4. 한국도핑방지위원회. 치료목적사용면책. http://www.kada-ad.or.kr/page/100d00. Accessed 19 Nov 2017
5. 한국도핑방지위원회. 선수소재지 정보 및 ADAMS. http://www.kada-ad.or.kr/page/100e00. Accessed 19 Nov 2017

3. 구강악안면 외상 관리 및 응급처치

1) 소개

구강악안면 부위는 호흡, 발음, 시야, 연하, 외모에 연관되어 있으므로, 스포츠 활동에 따른 외상 발생 시 빠르고 정확한 진단과 관리, 응급 처치가 필요하다. 특히 안면골의 골절은 안모 변형, 저작 기능 저하, 감각 저하, 시각 문제를 일으킬 가능성을 내재하고 있으므로 많은 주의를 요한다. 만약 유양 돌기 부근 피부에 반상 출혈, 피하출혈이 관찰되거나(battle's sign, 그림 2-5), 양쪽 눈주변에 멍이 든 것 같은 반상 출혈(Raccoon eyes, 그림 2-6)이 있으면 두개저 골절과 그에 수반하는 뇌손상을 의심해보아야 한다. 뇌척수액의 비루가 귀나 코에서 관찰되는 경우도 두개저의 손상을 의심할 수 있으므로 응급으로 다루어져야 한다.

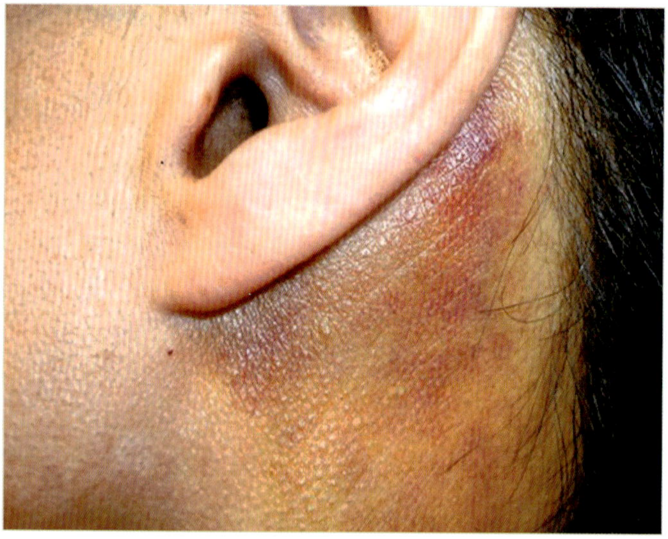

그림 2-5. Battle's sign[7)]

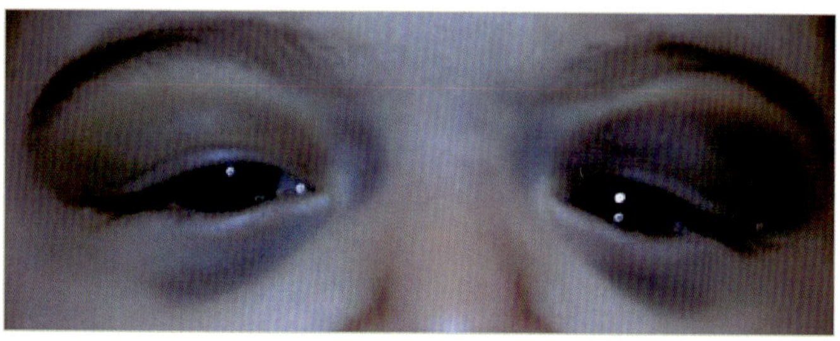

그림 2-6. Raccoon eye[8)]

2) 평가

(1) 기도 평가

환자가 발생 시 상기도 폐쇄 여부를 제일 첫번째로 평가해야 한다. 후두 연골의 골절, 조직 부종, 출혈은 상기도 폐쇄를 일으킬 수 있으며, 하악의 분쇄 골절 시 혀가 후방으로 밀려 기도 폐쇄가 발생할 수 있다. 필드에서 기도 폐쇄가 일어난다면 응급으로 윤상갑상연골절개술이 필요할 수 있다. 응급상황에서 상기 절개술이 빠르고 효과적이지만, 불가능하거나 실패한다면 기관 절개술이 시행될 수 있으며, 가능한 빠르게 의료기관으로 이송한다. 사고시에 기도 폐쇄는 없지만, 향후 발생 우려가 있다면 기관 삽관을 시행해야 하며, 경추 손상 가능성이 존재하거나 개구 장애 시 굴곡 후두경을 이용한 기관 삽관이 필요하다. 치아 파절이 관찰 된다면 흉부 엑스레이를 이용하여 혹시 파절편이 흡인 되었는지 확인이 필요하다.

(2) 출혈 평가

외상 발생시 출혈이 관찰된다면 거즈, 봉합, 스태플링을 이용하여 우선적으로 지혈을 시도하여야 한다. 만약 극심한 출혈이 발생했다면, 동맥 결찰이나 폐색술 시행을 고려하며, 의료기관으로의 빠른 이송이 필요하다. 출혈이 미미하지만 지속적 된다면 환자가 혈액을 다량 삼키게 될 수 있고, 소화기 점막 자극, 구토, 폐로의 흡인이 발생할 수 있으므로 주의하도록 한다.

중안면부의 골절은 때로 조절하기 어려울 수 있다. 코피가 발생했다면 상기 부위의 골절을 의심할 수 있으며, 폴리 카테터 또는 거즈를 이용하여 비강 후방부의 압박을 시도해 볼 수 있다. 심한 상악골 골절에서 한쪽 비강에만 상기와 같은 처치를 시행한다면 비중격의 만곡 또는 골절이 발생할 수 있으므로 양쪽 모두에 시행하는 것을 고려해야 한다. 그러나 거즈 패킹에 의한 자극으로 상악골 출혈이 증가할 수 있음을 염두에 두어야 한다.

(3) 기본 검진

환자가 발생하였다면 육안으로 먼저 안모의 비대칭, 열상 여부를 관찰하고, 경추에 가벼운 촉진을 통해 통증이나 경결감을 파악한다. 두개골과 안와의 연속성 또한 촉진을 통하여 평가하고, 비골이 움직이는지 확인한다. 양손으로 상악골이 움직이는지 확인하고, 관골부와 하악골 후연과 하연 또한 촉진을 통해 연속성을 확인하고 계단화 여부를 파악한다. 귀 앞을 촉진한 채로 개구와 폐구를 반복시켜 과두와 측두하악관절에 이상여부를 확인한다.

다음으로 상안와부, 하안와부, 하순과 협부를 문질러 감각 신경 손상 여부를 알아보고, 눈을 깜박일 수 있는지, 눈썹을 움직일 수 있는지, 이마에 주름을 지을 수 있는지, 하순을 움직일 수 있는지 확인하도록 한다. 또한 동공 기능을 불빛을 좌우로 흔들어 보는 방법(swinging light test)으로 시험해 본다. 시각과 시야가 정상인지도 확인하고, 복시 여부를 파악한다.

(4) 안과적 손상

중안면부 골절은 안과적 손상과 그에 연관된 신경적 손상이 동반 될 수 있다. 안구 후방부 출혈, 망막 손상, 안구 손상은 시력에 큰 영향을 미치므로 주의 깊게 평가되어야 한다. 동공 산대가 관찰된다면, 동공 수축근 손상, 동안 신경 손상 또는 압박을 의심할 수 있다. 중안면 골절에 의해 특히 사골 동맥이 파열된 경우 안구 후방부 출혈에 의하여 안와 내 압력이 상승하여, 시신경 압박이 일어나고, 그에 따라 시력 상실이 일어날 수 있으므로 빛 인지의 감소, 통증, 고정된 동공 산대, 동공 반사, 안구 돌출, 안구 마비가 관찰된다면 빠른 처치가 요구된다.

(5) 말초 신경 손상

악안면부 손상 후 얼굴 부위에 감각 이상이 발생한다면 골절을 의심해 볼 필요가 있다. 중안면부 골절은 안와하신경 손상에 따라 볼 부위에 감각 마비를 일으키며, 하악골 골절은 입술과 턱 끝 부위에 감각 마비를 일으킬 수 있다. 안면 피부에 관통상이나 열상이 관찰되고, 안면 마비가 나타났다면 안면 신경 손상 가능성이 존재한다.

3) 안면 연조직 손상

안면 연조직 손상은 스포츠 외상 발생시 흔하게 마주할 수 있는 종류이다 (그림 2-5). 크게 열상, 좌상, 자상, 그리고 찰과상으로 나누어 볼 수 있다. 연조직 손상의 빠른 처치는 심미적인 문제를 줄일 수 있으며, 처치의 지연 시, 연조직 부종이 증가하고, 해부학적 요소들의 구분을 어렵게 함으로써 일차적인 봉합이 어려워 질 수 있고, 감염의 기회 또한 증가한다. 이상적으로는 손상 후 8시간이내의 빠른 봉합이 추천된다. 만약 동반되는 다른 손상이 존재하거나 적절한 지혈과 상처 관찰이 어렵다면 수술실에서의 추가 외과적 처치를 동반하도록 한다. 또한 너무 과도한 장력이 봉합 시 관찰된다면 일차적 봉합이 추천되지는 않는다.

일반적으로 국소마취하에 봉합이 이루어질 수 있으며, 작은 열상은 침윤 마취하에, 큰 열상은 신경 블록 마취 하에 시도한다. 소아 환자의 경우에 협조도가 불량하다면 의식하 진정 요법 하에 시행한다. 창상의 오염이 의심된다면, 소독 용액과 외과용 브러쉬를 이용하여 창상 세척을 먼저 시행하여야 한다. 아스팔트나 유색의 도로, 벽에 부딪혀 발생한 사고의 경우 창상의 착색이 술 후 발생할 수 있으니, 깨끗한 세척이 필수적이다. 이러한 오염된 창상이나 6시간 이상 경과된 창상은 소독 용액 또는 생리 식염수를 이용한 세척 또한 시행한다. 그러나 깨끗하고 비오염된 창상은 세척을 반드시 필요로 하진 않는다. 깨물려 발생한 교상의 경우나 환자의 면역이 저하된 상태 그리고 당뇨, 흡연, 알코올 중독과 같은 창상 치유를 지연시킬 수 있는 요인을 가지고 있다면 항생제 처방 또한 필요하다.

세척 후에는 봉합 전에 불규칙한 변연, 생활력을 잃거나 괴사된 변연 조직 부는 창상 절제가 필요하다. 조직이 떨어져 나가서 손상 부위가 접합되지 않는다면 느슨하게 창상부를 접근시키는 정도가 적합하다. 사강을 줄이기 위하여 흡수성 봉합사를 이용하여 근육부, 피부하 층을 봉합하고, 피부는 비흡수성 모노필라멘트 봉합사를 이용하여 봉합한다. 소아 환자에서 단순하고 깨끗한 열상의 경우 조직 접착제나 Steri-Strips (3M)을 이용할 수도 있다. 조직 결손이 심각한 경우나 괴사 조직이 큰 경우 국소 피판술이나 혈관화 유리 피판술이 고려될 수 있다.

4) 상악골 골절

대부분의 상악골 골절은 상악동의 전벽과 측벽에서 일어나며, 이 부위는 단독으로 발생시 빠른 처치는 필요하지 않다. 상악골 전체의 골절 (Le Fort I, II,III, 그림 2-7)이 일어났다면 양수 촉진을 통하여 발견할 수 있고, 안와하신경의 지배 부위의 감각 이상과 교합 이상이 발생할 수 있다. 상악골 골절의 경우 안 손상이 없는 경우 1주일 이내 내원하여 정확한 평가가 필요하다.

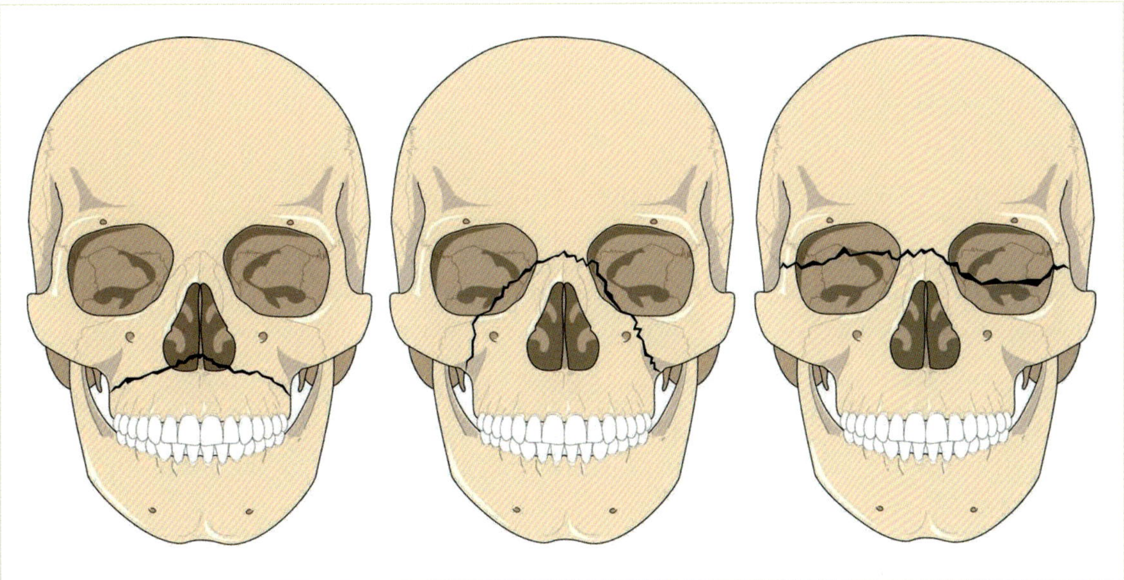

그림 2-7. Le Fort 골절 I , II, III[9)]

5) 하악골 골절

하악골 골절은 주로 정중부, 우각부, 과두 경부에서 흔히 발생하며 (그림 2-8), 교합 장애, 개구장애, 이부 및 하순 감각 마비로 의심해 볼 수 있다. 치조골 골절 및 치아 파절이 동반되는 경우가 많으므로, 흡인되지 않도록 자세히 관찰 한다. 드물게 기도 폐쇄를 야기할 수 있으며, 안면 붕대를 이용하여 과도한 움직임을 줄이고, 내원하여 외과적 처치 필요성을 확인한다.

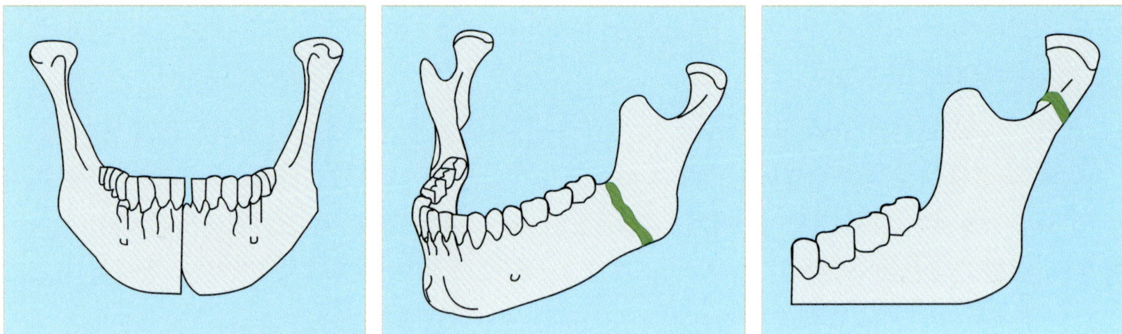

그림 2-8. 하악골 골절 (정중부, 우각부, 과두 경부)[10)]

6) 관골 골절

관골궁이나 관골상악복합체의 골절 형태로 나타난다 (그림 2-9). 관골궁의 골절 시 관골 부분이 푹 꺼져서 좌우 비대칭 적인 모습이 나타날 수 있고 관상 돌기가 골절 부위에 걸려서 개구 장애가 나타나기도 한다. 관골상악복합체 골절의 경우 협부의 감각 이상이 동반될 수 있고, 안와 측벽과 하벽이 골절부에 포함되므로, 안구 손상, 시각 및 시야 장애, 복시가 나타날 수 있다. 안과적 문제가 동반되지 않는다면 1주일 이내에 내원하여 정확한 평가를 하도록 한다.

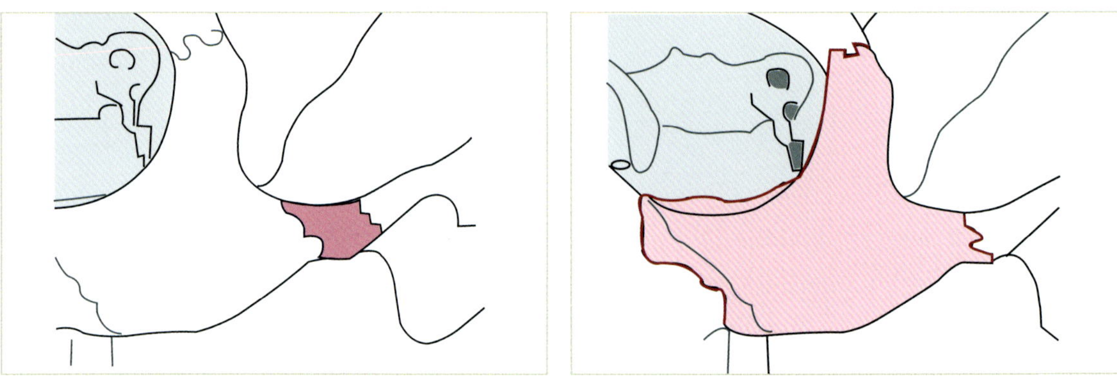

그림 2-9. 관골 골절[10)]

7) 안와 골절

안와저의 블로우 아웃 골절은 안면에 가해진 충격으로 인하여 안구가 압박 받아 안와 내압력이 증가되고, 상악동에 인접한 얇은 내측 및 하벽이 골절되는 것을 이른다 (그림 2-10). 안구 주위의 지방이나 안구외근의 탈출이 발생할 수 있다. 환자 평가 시 복시, 안구의 상방 이동 제한, 양측 동공 레벨의 차이, 안구 함몰증이 나타났는지 확인하고, 상기 증상이 존재시 안와 골절을 의심할 수 있다. 중요한 평가 항목으로는 또한 안구 후방부 출혈 여부, 시력 및 시야, 안구의 손상을 들 수 있다. 복시는 두가지로 나누어 평가해야 하는데, 양측 눈의 레벨차이로 인한 것인지, 한쪽눈만으로 바라볼 때도 복시가 나타나는지 구분해야 한다. 단안 복시(monocular diplopia) 는 망막 박리, 렌즈 변위, 이물질의 함입으로 나타날 수 있다. 소아 환자의 블로우 아웃 골절은 간혹 어떤 연조직 손상도 동반하지 않아 White-eyed blowout fracture라고 불리우며, 오심이나 구토를 동반하기도 한다. 하직근이 골절편에 끼게 되면, 혈류를 방해하여 근괴사를 일으키기도 하여 빠른 처치가 요구된다. 시력을 위협할 만 손상이 발견되면 빠르게 이송하도록 하며, 단순 블로우 아웃 골절의 경우 안구주위조직으로의 기종 발생이 가능하므로, 코풀기나 재채기를 주의하도록 하며, 내원하여 정확한 평가를 받도록 지도한다.

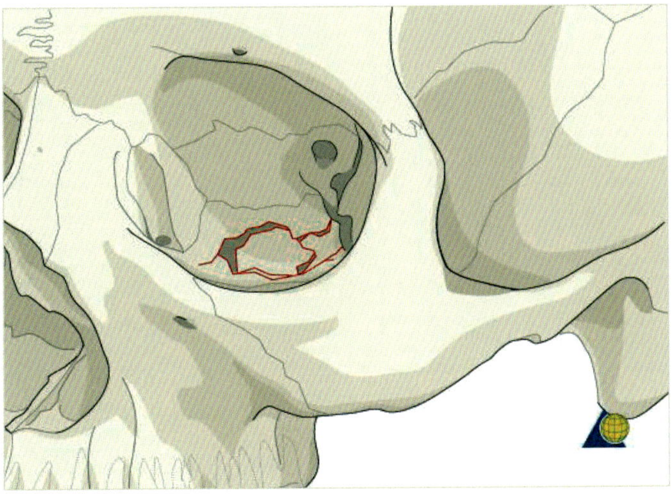

그림 2-10. 안와저 골절[10)]

8) 비안와사골 및 전두동 골절

비안와사골(naso-orbital-ethmoid) 골절은 안와내측벽, 비골, 누골의 분쇄골절을 의미한다 (그림 2-11). 누골에는 내안각인대(medial canthal tendon)가 부착되어 있어 골절 시 양안 격리증이 발생하기도 한다. 누골의 골절 정도에 따라 3단계로 분류하기도 한다. 근처 피부를 당겨 보아 움직임이 발생하는지 확인한다. 안와 손상 시 누관의 파열이 발생가능한데 이런 경우 협착 방지를 위해 빠른 수술적 치료가 필요하다. 전두동과 비골 골절의 경우는 촉진으로 움푹 꺼진 곳이 있는지, 계단 변형이 만져지는지, 비골편의 가동성이 느껴지는 지로 평가할 수 있다.

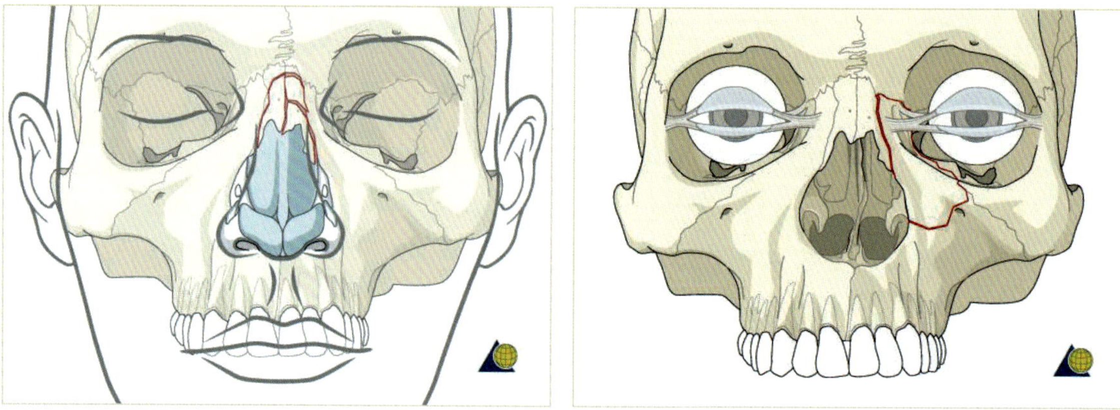

그림 2-11. 비골, 비안와사골 골절[10)]

Reference

1. Raymond Fonseca H. Dexter Barber Michael Powers David E. Frost. Oral and Maxillofacial Trauma, 4th Edition, Saunders.
2. Michael Miloro, Peter Larsen, GE Ghali, Peter Waite, Peterson's Principles of Oral and Maxillofacial Surgery, 3rd Edition, People's Medical Publishing House-USA
3. Gentile MA, Tellington AJ, Burke WJ, Jaskolka MS. Management of midface maxillofacial trauma. Atlas Oral Maxillofac Surg Clin North Am. 2013 Mar;21(1):69-95.
4. Patel PB, Stanton DC, Granquist EJ. Common dental and orofacial trauma: evaluation and management. Med Clin North Am. 2014 Nov;98(6):1261-79.
5. Goodday RH. Management of fractures of the mandibular body and symphysis. Oral Maxillofac Surg Clin North Am. 2013 Nov;25(4):601-16.
6. DeAngelis AF, Barrowman RA, Harrod R, Nastri AL. Review article: Maxillofacial emergencies: Maxillofacial trauma. Emerg Med Australas. 2014 Dec;26(6):530-7.
7. Watanabe K, Kida W. Images in clinical medicine. Battle's sign. N Engl J Med. 2012 Sep 20;367(12):1135.
8. McPheeters RA, White S, Winter A. Raccoon eyes. West J Emerg Med. 2010 Feb; 11(1): 97.
9. René Le Fort 1869-1951.Clin Anat. 2011 Apr;24(3):278-81.
10. The CMF section of AO Surgery Reference, AO foundation, Davos, Switzerland

4. 외상 치아의 처치

치아 외상을 치료할 때 수상 발생시부터 전문가의 치료가 행해질 때까지의 시간과 그 과정은 자연 치아를 살리는 데 있어 매우 중요하다. 따라서 모든 치과 의사들은 어떻게 외상 받은 치아를 진단해야 하는지 또 적절한 치료는 어떤 것인지 잘 알고 있어야 한다. 특히 응급 상황에서는 환자를 평가할 때 당황하는 경우가 많기 때문에 치과 의사의 역할은 매우 중요하다.

외상 환자를 처치할 때 일반 치과의사(general dentist), 소아 치과 의사나 구강외과 의사가 제일 먼저 환자를 접하는 경우가 많으며 치수(pulp)와 관련된 경우에는 차후에 근관 치료 전문의(endodontist)가 합류하여 치료에 참여하게 된다. 이렇게 각 분야의 전문의들이 팀을 이루어 환자의 치료에 참여하는 것이 가장 효과적인 치료가 될 수 있다.

외상 치아의 진단과 치료에 대해서는 International Association of Dental Traumatology 에서 권장하는 '외상 치아 치료에 대한 가이드(Guidelines for the Treatment of Traumatic Dental Injuries)'가 정기적으로 업데이트 되고 있어 인터넷 등을 통해 확인할 수 있다. 또 이와는 별개로 미국 근관 치료 학회(American Association of Endodontics)에서 공인한 가이드라인도 무료로 다운로드 받을 수 있다. (www.aae.org/clinical-resources/trauma-resources, aspx.)

1) 국내 외상 환자들의 특성

국가나 문화에 따라 외상환자의 분포와 빈도는 큰 차이가 나며 같은 국가에서도 지역에 따라 외상의 특성은 달라진다. 여기서는 2009년도 분당서울대학교 병원 응급실에 내원한 치과 환자의 특성을 살펴보고자 한다.

- 1년 간 1425명의 환자가 치아 외상으로 응급실에 내원
- 전체 응급실 내원 환자의 1.47%가 치아 외상 환자
- 0~9세 환자가 27.5%로 가장 많음
- 남자대 여자 비율은 1.68:1
- 신체 활동이 많은 5월에서 8월에 내원 비율 가장 높음
- 일요일 : 가장 많이 발생하는 요일 (22.4%)
- 21시~24시 : 가장 많이 방문하는 시간 (20.8%)
- 전체 환자 중 치아 외상 (66%), 구강내 감염 (19.4%), 구강내 출혈 (6.3%), 악관절 장애 (3.6%) 등

경기도 남부 지역의 예시이긴 하나 전체적으로 10세 미만 아동의 치아 외상 빈도가 가장 높으며 이 시기는 혼합 치열기로서 영구치와 유치에 대한 적절한 감별 진단 및 선택적 진료가 필수적이다. 또한

행동 조절이 잘 안되는 경우가 많으므로 치료전 완벽한 마취는 필수적이다.

2) 외상 치아의 진단

치아를 다친 환자나 환자 보호자의 경우 매우 당황한 상태에서 병원에 내원하게 되며 일반적으로 즉시 전문가에 의해 어떤 치료 행위가 이루어지기를 바라는 경우가 매우 많다. 그러나 담당의는 결코 당황해서는 안되며 어떤 치료를 하기 전에 주의 깊은 임상 검사와 방사선 검사를 시행해야 한다. 아래와 같은 가이드라인을 따라 진단하는 것은 진단에 필요한 정보를 얻는데 도움이 된다.

① 환자의 이름, 나이, 성별 등 개인 정보 확인하기
② 치아 외에 머리나 다른 중추 신경계의 이상 여부 확인
③ 환자의 전신적 건강 상태 확인
④ 언제, 어디서 그리고 어떻게 외상이 발생했는지 확인
⑤ 외상에 대한 치료를 받고 내원했는지 여부 확인
⑥ 이번 외상 이전의 치아 외상여부에 대한 기왕력 확인
⑦ 저작시, 온도자극 또는 손으로 눌렀을 때 등에 불편감이 있는지 여부 확인
⑧ 치아의 위치 변화가 있는지 확인 (아동의 경우 보호자의 확인 필요)

이런 기본적인 정보를 확인한 후에 담당의는 각 치아에 대한 진단을 내릴 수 있다. 이 때 주의할 것은 중추신경계의 문제가 없는지 꼭 확인해야 한다는 것이다. 간혹 치아에 집중하느라 뇌진탕이나 뇌출혈 등 환자의 생명과 관련된 문제는 간과하는 경우가 있다. 한 연구 결과에서는 보통의 머리 외상에서 8% 비율로 뇌출혈이 발생했다고 하였으며 증상의 발현은 몇시간까지 늦어지는 경우가 있다고 하였다. 뇌 손상으로 인한 흔한 증상으로는 의식의 흐려짐, 기억력 손상, 오심/구토, 시야 흐려짐, 공간 지각 이상, 동공의 불안정, 발음의 어눌함 등이 있다.

외상 치아의 진단을 위해서 표준 치근단 방사선 사진을 촬영하는 경우에는 측면 각도를 달리하여 두 장을 촬영하는 것이 치아 파절을 확인하는데 유용하다. 치조골 파절 및 연조직에 박힌 치아 조각을 찾기 위해 교합면 방사선 사진(Occlusal view)을 촬영할 수 있다. 가능하다면 CBCT를 촬영하는 것도 좋다. 치수 진단을 위해서 cold test 전기 치수 검사(electric pulp test)를 시행할 수 있으며 어린 환자의 경우에는 cold test 가 더 유용하다. 그러나 외상 치아의 경우 실제로는 정상이지만 외상 후 몇 주동안 이런 치수 검사에 반응하지 않는 경우가 있으므로 정기 검진시마다 검사를 반복하는 것이 좋다.

3) 외상 치아의 분류

치아에 대한 외상은 다음과 같이 구분할 수 있다.

① 치아와 치수에 대한 손상 : 치수 노출 동반 여부에 따른 경조직 파절 (표 2-1)

② 치주 조직에 대한 손상 : 치주 인대의 손상이 동반 (표 2-2)

WHO 국제 분류 기준이 좀 더 체계적이고 이해하기가 쉽다. 반면 환자가 진단서 발급을 원하는 경우 국내 보험 심사 평가원에서 정한 분류를 따라 코드 작성 및 진단서를 작성해야 하므로 첨부한 표를 참조하는 것이 좋다 (표 2-3).

【표 2-1】 WHO International Classification에 따른 치아 외상의 코드 및 임상적 분류중 치아와 치수에 대한 손상

N 502.50	Enamel infraction	치아 경조직의 손상이 없는 손상(crack 등)
N 502.50	Enamel fracture (uncomplicated crown fracture)	법랑질에 국한된 치아 파절
N 502.51	Enamel-dentin fracture (uncomplicated crown fracture)	상아질까지 진행된 치아 파절(치수 노출 없음)
N 502.52	Complicated crown fracture	상아질까지 진행된 치아 파절 (치수 노출 있음)
N 502.54	Uncomplicated crown-root fracture	상아질과 백악질까지 진행된 치아 파절 (치수 노출 없음)
N 502.54	Complicated crown-root fracture	상아질과 백악질까지 진행된 치아 파절 (치수 노출 있음)
N 502.53	Root fracture	치근 파절 (치수 노출 있음)

【표 2-2】 WHO International Classification에 따른 치아 외상의 코드 및 임상적 분류중 치주 조직에 대한 손상

N 503.20	Concussion (진탕)	치아의 위치 변화, 동요도는 없으나 타진에 민감한 상태
N 503.20	Subluxation (아탈구)	치아의 위치 변화는 없으나 동요도 증가한 상태
N 503.20	Extrusive luxation (정출성 탈구)	교합면 방향으로 치아의 위치 변화가 있는 상태
N 503.20	Lateral luxation (측방성 탈구)	측방으로 치아의 위치 변화가 있는 상태
N 503.21	Intrusive luxation (함입성 탈구)	치조골 방향으로 치아의 위치 변화가 있는 상태
N 503.22	Avulsion (완전 탈구)	치아가 완전히 치조와에서 빠진 상태

【표 2-3】 국내 보험 심사 평가원 기준 치아 및 치주 조직 외상의 분류

S02.520	법랑질만의 파절, 폐쇄성	Fracture of enamel of tooth only, closed
S02.521	법랑질만의 파절, 개방성	Fracture of enamel of tooth only, open
S02.530	치수 침범이 없는 치관 파절, 폐쇄성	Fracture of crown of tooth without pulpal involvement, closed
S02.531	치수 침범이 없는 치관 파절, 개방성	Fracture of crown of tooth without pulpal involvement, open
S02.540	치수 침범이 있는 치관 파절, 폐쇄성	Fracture of crown of tooth with pulpal involvement, closed
S02.541	치수 침범이 있는 치관 파절, 개방성	Fracture of crown of tooth with pulpal involvement, open
S02.550	치근 파절, 폐쇄성	Fracture of root of tooth, closed
S02.551	치근 파절, 개방성	Fracture of root of tooth, open
S02.560	치관-치근 파절, 폐쇄성	Fracture of crown with foot of tooth, closed
S02.561	치관-치근 파절, 개방성	Fracture of crown with foot of tooth, open
S02.570	치아의 다발성 파절, 폐쇄성	Multiple fractures of teeth, closed
S02.571	치아의 다발성 파절, 개방성	Multiple fractures of teeth, open
S02.590	상세불명의 치아의 파절, 폐쇄성	Fracture of tooth, unspecified, closed
S02.591	상세불명의 치아의 파절, 개방성	Fracture of tooth, unspecified, open
S02.820	치조골의 골절, 폐쇄성	Fracture of alveolus, closed
S02.821	치조골의 골절, 개방성	Fracture of alveolus, open

4) 영구치(Permanent teeth) 외상의 치료

외상 치아 치료의 궁극적인 목표는 외상 받은 치아의 유지와 치수 생활력의 확보이다. 물론 경우데 따라 치아를 유지하기 위해 치수를 제거해야 하지만(근관 치료) 가능하다면 치수의 생활력을 유지하는 것이 바람직하다. 특히 미완성 치근의 경우 최대한 치수 생활력을 유지하여 성장과 함께 치근이 완성될 수 있도록 하는 것이 좋다.

(1) Infraction[1]

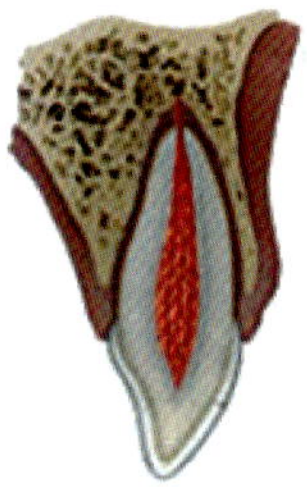

- 임상 소견 : crack 등이 보이나 치아 외형의 변화는 없음
- 방사선 소견 : 이상 소견 없음 (타진에 반응 있다면 진탕으로)
- 치료 : 대부분 치료가 필요하지 않음. Crack이 심한 경우 변색을 방지하기 위한 레진 치료.
- 경과 관찰 : 대부분 필요 없음

(2) 법랑질 파절(Enalmel fracture, 타진에 반응 있다면 진탕으로)[1]

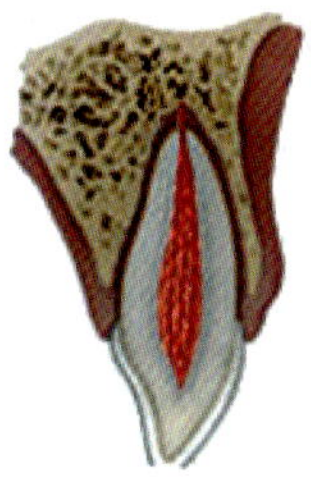

- 임상 소견 : 파절되어 완전히 탈락된 법랑질 관찰됨. 상아질은 보이지 않음. 손으로 눌렀을 때 증상 없음. 치수 반응 정상.
- 방사선 소견 : 파절 부위 보임. 교합면 방사선 사진으로 입술등에 있을 수 있는 파절편 확인할 것.
- 치료 : 파절편 있다면 재부착 치료 아니면 레진 수복 치료
- 경과 관찰 : 6~8주, 1년

(3) 법랑질 – 상아질 파절, 치수 노출 없음 (Enamel–dentin fracture, 타진에 반응 있다면 진탕으로)[1]

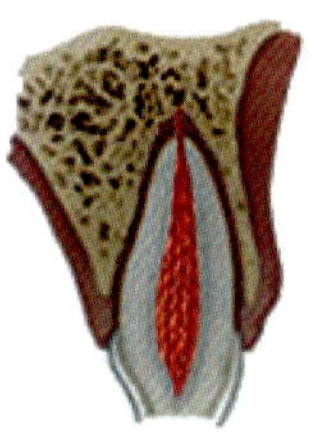

- 임상 소견 : 법랑질과 상아질 노출을 동반한 파절선 보임. 치수 노출 관찰되지 않음. 타진에 민감하지 않음. 동요도 정상. 치수 검사 정상.
- 방사선 소견 : 파절 부위 보임. 교합면 방사선 사진으로 입술등에 있을 수 있는 파절편 확인할 것.
- 치료 : 파절편 있다면 재부착 치료 아니면 레진 수복 치료
- 경과 관찰 : 6~8주, 1년

(4) 법랑질 – 상아질 파절, 치수 노출 있음 (Enamel-dentin-pulp fracture, 타진에 반응 있다면 진탕으로)[1]

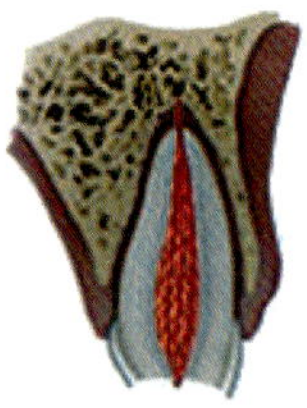

- 임상 소견 : 치수 노출이 관찰되는 법랑질과 상아질 파절. 동요도 정상.
- 방사선 소견 : 파절 부위 보임. 교합면 방사선 사진으로 입술등에 있을 수 있는 파절편 확인할 것.
- 치료 : 노출된 치수가 0.5mm 이하인 경우 pulp capping 시행. 노출이 0.5mm 가 넘는 미완성 치근, 어린 환자의 완성된 치근의 경우 pulp capping 또는 partial pulpotomy 로 치근 형성 유도.

  노출이 0.5mm가 넘는 완성된 치근을 가진 성인 환자의 경우 근관 치료 시행. 경우에 따라 pulpotomy 시행 가능.

  파절편 있다면 재부착 치료 아니면 레진 수복 치료
- 경과 관찰 : 6~8주, 1년

(5) 치관 치근 파절, 치수 노출 없음 (Crown-root fracture without pulp exposure)[1]

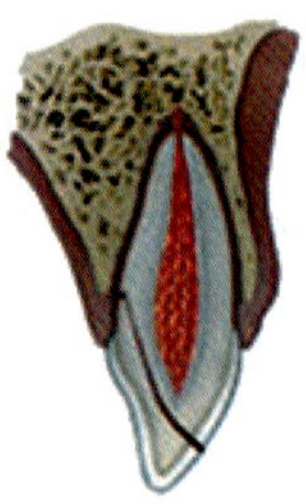

- 임상 소견 : 타진에 반응 있음. 치은 연하 파절, 흔들리는 파절편, 치수 검사는 정상
- 방사선 소견 : 치은 연하 파절선은 잘 보이지 않음.
- 치료 : 파절편의 제거 후 치은(치조골) 절제술 및 수복 치료, 파절편이 큰 경우 포스트를 위해 의도적으로 근관 치료 필요할 수 있음. 교정적 정출, 외과적 정출술 고려할 수 있음. 발치 후 임프란트 치료 가능.
- 경과 관찰 : 6~8주, 1년

(6) 치관 치근 파절, 치수 노출 있음 (Crown-root fracture with pulp exposure)[1]

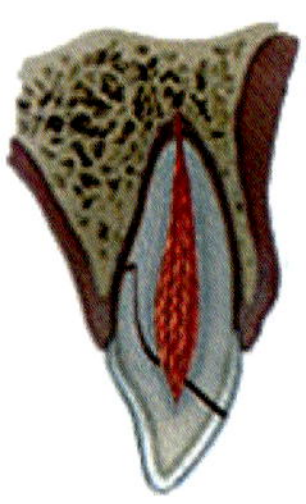

- 임상 소견 : 타진에 반응 있음. 치은 연하 파절, 흔들리는 파절편
- 방사선 소견 : 치은 연하 파절선은 잘 보이지 않음.
- 치료 : 미완성 치근, 어린 환자의 완성된 치근의 경우 partial pulpotomy 로 치근 형성 유도. 완성 치근을 가진 성인의 경우 근관 치료. 파절편의 제거 후 치은(치조골) 절제술 및 수복 치료, 교정적 정출, 외과적 정출술 고려할 수 있음. 발치 후 임프란트 치료 가능.
- 경과 관찰 : 6–8주, 1년

(7) 치근 파절 (Root fracture)[1]

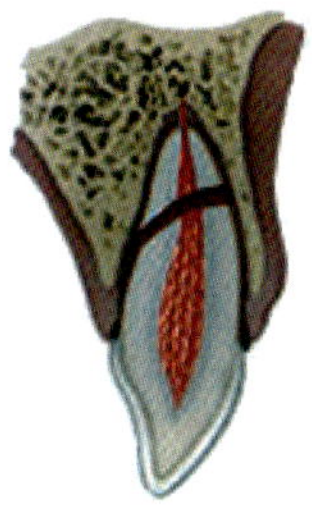

- 임상 소견 : 치관부 파절편 움직임. 타진에 민감. 출혈 관찰됨. 치관부 변색.
- 방사선 소견 : 수평 또는 사선의 파절선 관찰됨(각도를 달리하여 두번의 촬영 필요)
- 치료 : 파절편을 재위치 시킨 후 4주간 resin-wire splint 고정(최장 4개월 간), 1년간 치수 생활력 검사. 치수 괴사 확인되면 파절편까지만 근관치료 시행(치근단부는 치료 안함)
- 경과 관찰 : 4주 splint 제거, 6~8주, 4달, 6달, 1년, 5년.

(8) 치조골 파절 (Alveolar fracture)[1]

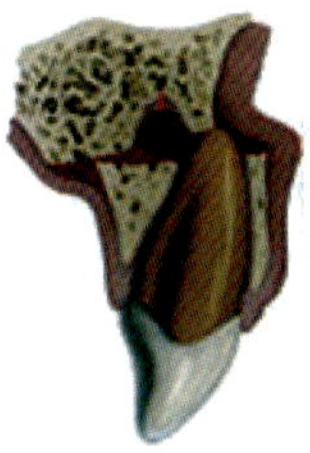

- 임상 소견 : 치조골의 파절이 관찰되며 경우에 따라 인접치까지 연장됨. 여러 치아가 동시에 흔들리는 경우 많음.
- 방사선 소견 : 치아와 치조골을 따라 이어지는 파절선 관찰됨. 파절선 확인 위해 각도를 달리하여 촬영 필요.
- 치료 : 재위치 시킨후 4주 간 resin-wire splint 고정(최장 4개월 간), 치수 생활력 검사는 최장 3개월 간 시행후 결과에 따라 근관 치료.
- 경과 관찰 : 4주 splint 제거, 6~8주, 4달, 6달, 1년, 5년.

(9) 진탕 (concussion)[1]

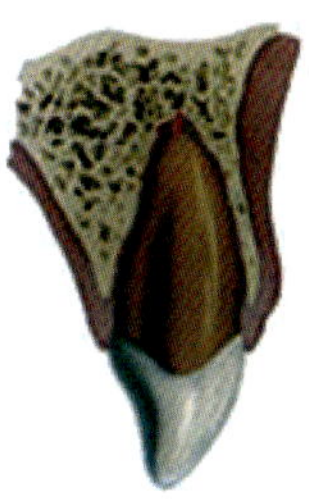

- 임상 소견 : 타진에 민감, 위치 이동이나 동요도 증가는 없음
- 방사선 소견 : 이상 소견 없음
- 치료 : 치료 필요 없음.
- 경과 관찰 : 4주, 6~8주, 1년.

(10) 아탈구 (Subluxation)[1]

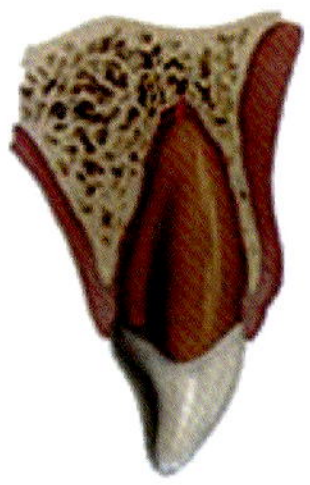

- 임상 소견 : 타진에 민감. 위치 변화, 동요도 증가. 치경부 출혈 있을 수 있음
- 방사선 소견 : 대부분 이상 소견 없음
- 치료 : 2주간 resin-wire splint. 경과 관찰 시 치수 괴사 발생할 경우 근관 치료
- 경과 관찰 : 2주, 4주, 6~8주, 6달, 1년.

(11) 정출성 탈구 (Extrusive luxation)[1]

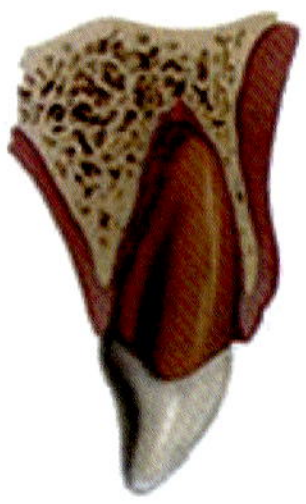

- 임상 소견 : 치아가 길어진 것 처럼 보이며 동요도 증가.
- 방사선 소견 : 치주인대강(PDL space)의 확장 관찰됨.
- 치료 : 치아를 재위치 시킨 후 2주간 resin-wire splint 고정. 경과 관찰 시 치수 괴사 소견 있으면 근관치료 시행.
- 경과 관찰 : 2주, 4주, 6~8주, 6달, 1년, 매년간 5년까지.

(12) 측방성 탈구 (Lateral luxation)[1]

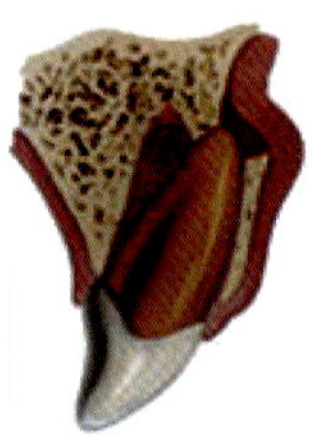

- 임상 소견 : 협설측으로의 치아 이동
- 방사선 소견 : 치주인대강(PDL space)의 확장 관찰됨.
- 치료 : 치아를 재위치 시킨 후 2-4주간 resin-wire splint 고정. 경과 관찰 시 치수 괴사 소견 있으면 근관치료 시행.
- 경과 관찰 : 2주, 4주, 6~8주, 6달, 1년, 매년간 5년까지.

(13) 합입성 탈구 (Intrusive luxation)[1]

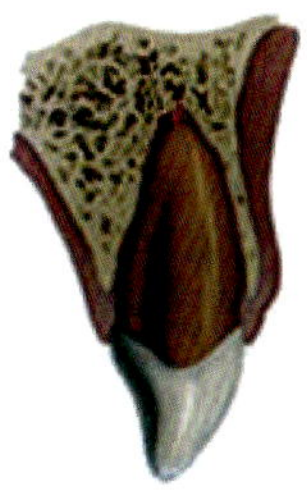

- 임상 소견 : 치조골내로 이동한 치아 관찰. 동요도 없음. 타진에 금속성 소리.
- 방사선 소견 : 치주인대강 소실.인접치에 비해 법랑질-백악질 경계가 더 치근단에 위치.
- 치료 : 미완성 치근인 경우 7mm 이상 함입되었을 때 외과적 정출술 또는 교정적 정출술. 7mm 이하인 경우 몇 주간 경과 관찰, 정출 되지 않을 때는 교정적 정출. 완성된 치근의 경우 7mm 이상 함입되었을 때 외과적 정출술. 7mm이하일 때는 외과적 정출술 또는 교정적 정출술. 3mm 이하일 때는 2-4주간 자연 정출 경과 관찰. 변화 없으면 외과적 정출술 또는 교정적 정출술. 치수 괴사 가능성 크므로 바로 근관 치료. 외과적 정출술 또는 교정적 정출술 후 resin-wire splint 4-8주간 고정.
- 경과 관찰 : 2주, 4주, 6~8주, 6달, 1년, 매년 간 5년까지.

(14) 완전 탈구 (Avulsion of teeth)[2]

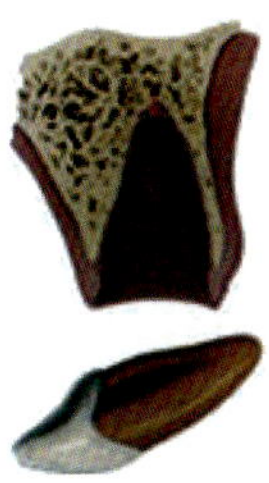

[완전 탈구시 해야 할 일들]

완전 탈구는 치과 영역에서 몇 안되는 '정말 급한 상황' 중의 하나이다. 치과 의사들은 언론이나, 의료계 종사자들, 보호자 그리고 학교 선생님들에게 완전 탈구시 시행해야 할 조치들에 대해 교육할 의무가 있다. 전화를 이용하여 적절한 지시를 하는 것도 매우 좋은 방법이다. 가장 좋은 것은 탈구 되자마자 바로 다시 식립하는 것이지만 여의치 않은 경우 다음과 같이 행동하도록 유도해야 한다. 또 국제치아외상학회(International Association for Dental Traumatology)에서 배포하는 포스터가 있으므로 초등학교 등에서는 이를 비치하는 것이 좋다 (그림 2-12).

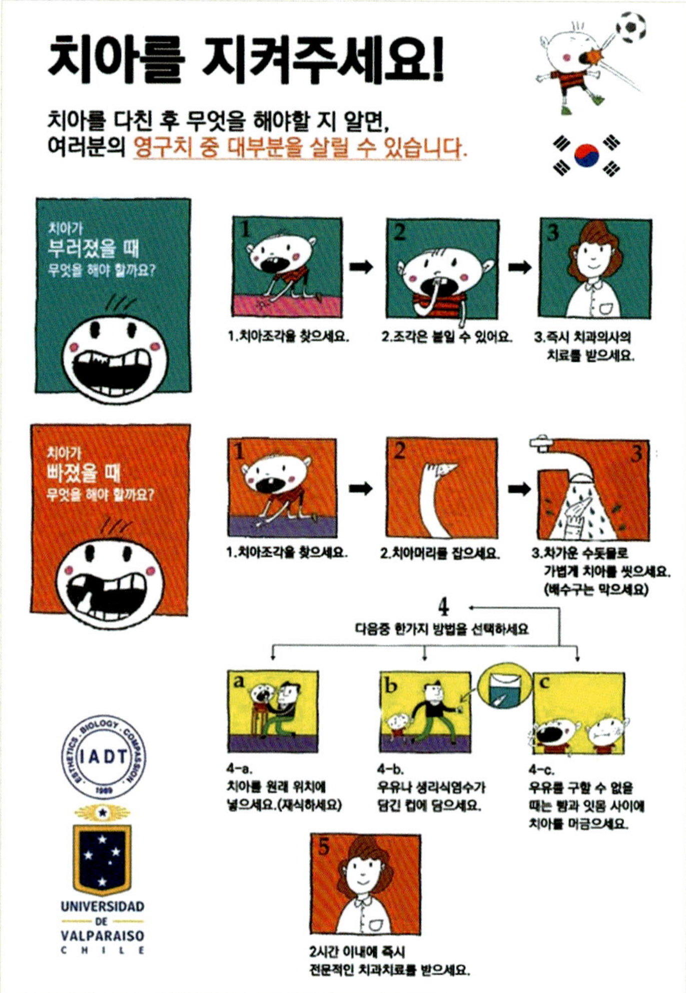

그림 2-12. 국제 치아 외상학회(IADT)에서 배포하는 치아외상시 행동 요령 포스터 한글판

- 빠진 치아가 영구치인지 유치인지 확인한다. 유치는 재식립이 필요 없다.
- 치아의 치관을 잡도록 지도한다. 가급적 치근은 잡지 않는다.
- 치아가 오염되었다면 흐르는 수도물에 약 10초간 씻은 후 재식립하도록 한다. 재식립 후 휴지등을 물도록 하여 치아를 유지시킨다.
- 어떤 이유로 재식립이 불가능한 경우 빠진 치아를 우유나 생리 식염수에 넣어서 치과로 가져오도록 한다. 물에 담가서 오는 것은 절대 금기 사항이며 입안에 넣어 오는 방법도 있으나 이때 환자가 삼킬 위험이 있는 경우는 하지 않는 것이 좋다. 구할 수 있다면 Hanks balanced stroage medium 을 이용하면 좋다.
- 가장 가까운 치과의원으로 내원하도록 한다.

[완전 탈구된 치아(Avulsion)의 치료]

가. 완성된 치근(Closed apex)인 경우

가-1. 환자가 재식립하여 내원한 경우

- 치아는 그대로 둔 채로 saline과 chlorhexidine 으로 주변을 세척한다.
- 찢어진 치은이 있다면 봉합한다.
- 방사선 사진을 촬영하여 치아가 재위치에 있는지 확인한다. 환자와 보호자에게 물어보는 것도 좋다.
- 2주간 resin wire splint 로 고정한다.
- 7~10일 안에 근관 치료를 시행한다.

가-2. 구강외 건조 시간이 60분이 되지 않는 경우, 우유나 식염수에 담가 온 경우

- 식염수로 전체 치아를 씻어낸후 식염수에 담가 놓아 죽은 치주 인대 세포가 제거되도록 한다.
- 국소 마취를 시행한다.
- 발치와를 식염수로 씻어낸다.
- 발치와를 검사하고 파절된 부분이 있다면 적절한 기구로 조각을 맞춘다.
- 치아를 재위치 시킨다. 이 때 강한 힘을 사용하지 않는다.
- 찢어진 치은이 있다면 봉합한다.
- 방사선 사진을 촬영하여 치아가 재위치에 있는지 확인한다. 환자와 보호자에게 물어보는 것도 좋다.
- 2주간 resin wire splint 로 고정한다.
- 7-10일 안에 근관 치료를 시행한다.

가-3. 구강외 건조 시간이 60분이 넘는 경우

치주 인대 세포의 상태가 좋지 않으므로 예후는 불량하다. 재식의 목적은 유착(ankylosis)이 일어나게 하여 치조골의 형태를 유지하는 것이다.

- 거즈를 이용하여 치근면의 죽은 세포들을 제거한다.
- 구강외에서 근관 치료를 시행한다. (재식후에 7-10일 후에 해도 상관은 없다.)
- 국소 마취를 시행한다.
- 발치와를 식염수로 씻어낸다.
- 발치와를 검사하고 파절된 부분이 있다면 적절한 기구로 조각을 맞춘다.
- 치아를 재위치 시킨다. 이 때 강한 힘을 사용하지 않는다.
- 찢어진 치은이 있다면 봉합한다.
- 방사선 사진을 촬영하여 치아가 재위치에 있는지 확인한다. 환자와 보호자에게 물어보는 것도 좋다.
- 4주간 resin wire splint 로 고정한다.

나. 미완성 치근(Open apex)인 경우

나-1. 환자가 재식립하여 내원한 경우

- 치아는 그대로 둔 채로 saline과 chlorhexidine 으로 주변을 세척한다.
- 찢어진 치은이 있다면 봉합한다.
- 방사선 사진을 촬영하여 치아가 재위치에 있는지 확인한다. 환자와 보호자에게 물어보는 것도 좋다.
- 2주간 resin wire splint 로 고정한다.
- 치수의 재생 가능성이 있으므로 경과 관찰한다. 만약 치수 괴사가 관찰된다면 근관 치료를 시행한다.

나-2. 구강외 건조 시간이 60분이 되지 않는 경우, 우유나 식염수에 담가 온 경우

- 식염수로 전체 치아를 씻어낸후 식염수에 담가 놓아 죽은 치주 인대 세포가 제거되도록 한다.
- 국소 마취를 시행한다.
- 발치와를 식염수로 씻어낸다.
- 발치와를 검사하고 파절된 부분이 있다면 적절한 기구로 조각을 맞춘다.
- 치아를 재위치 시킨다. 이 때 강한 힘을 사용하지 않는다.
- 찢어진 치은이 있다면 봉합한다.
- 방사선 사진을 촬영하여 치아가 재위치에 있는지 확인한다. 환자와 보호자에게 물어보는 것도 좋다.
- 2주간 resin wire splint 로 고정한다.
- 치수의 재생 가능성이 있으므로 경과 관찰한다. 만약 치수 괴사가 관찰된다면 근관 치료를 시행한다.

나-3. 구강외 건조 시간이 60분이 넘는 경우

- 거즈를 이용하여 치근면의 죽은 세포들을 제거한다.
- 구강외에서 근관 치료를 시행한다. (재식후에 해도 상관은 없다.)
- 국소 마취를 시행한다.
- 발치와를 식염수로 씻어낸다.
- 발치와를 검사하고 파절된 부분이 있다면 적절한 기구로 조각을 맞춘다.
- 치아를 재위치 시킨다. 이 때 강한 힘을 사용하지 않는다.
- 찢어진 치은이 있다면 봉합한다.
- 방사선 사진을 촬영하여 치아가 재위치에 있는지 확인한다. 환자와 보호자에게 물어보는 것도 좋다.
- 4주간 resin wire splint 로 고정한다.

5) 유치(Primary teeth)의 외상 후 치료

유치의 외상으로 내원한 환아의 경우 행동 조절이 쉽지 않고 공포로 인해 협조도가 낮아 진단과 치료에 애를 먹게 된다.

외상 받은 유치의 진단에서 가장 중요한 것은 하방의 영구치에 대한 손상 여부를 판단해야 한다는 것이며 손상이 있는 경우 치아 형태의 이상 또는 맹출 장애를 일으킬 수 있으므로 주의가 필요하다. 예를 들어 영구치에 발생된 흰색이나 노란색의 변색은 환자가 1~3세인 경우 유치의 함입이나 완전 탈구시 가장 흔하게 발생되는 합병증이다. 따라서 대부분의 경우에 완전 탈구된 유치는 재식하지 않는다. 유치의 외상 후 치료에 대해서는 학자들간의 의견이 분분하지만 치료가 필요한 경우 국제치아외상 학회의 가이드라인을 따를 것을 추천한다.

6) 외상 치료 후 고려 사항

(1) 외상 치료후 환자 교육

정해진 내원일에 내원하도록 지도하며 2주간 부드러운 음식을 섭취한다. 신체 접촉이 있는 운동을 금지한다. 부드러운 치솔로 구강위생을 철저히 하도록 격려하고 1~2주간 non-alcohol 0.1% chlorhexidine gluconate 용액으로 가글하도록 한다.

(2) 항생제의 사용과 파상풍(Tetanus)

치근 파절, 아탈구 또는 완전 탈구구의 경우 전신적인 항생제의 사용이 치유를 돕는다는 근거는 희박하다. 그러나 연조직 열상이 동반된 경우나 환자의 전신상태를 고려하여 항생제를 처방할 수도 있다.[12, 13] 완전 탈구의 경우 항생제 Amoxycillin을 환자 체중에 맞게 처방한다. 완전 탈구된 치아가 흙에 접촉하였거나 파상풍이 의심되는 경우 내과 의사에게 의뢰한다.

(3) 유착이 일어난 경우

유착에 의해 저교합이 일어난 경우–인접치아보다 1mm 이상 차이 나는 경우–에는 치관부 절단(decoronation)술로 치조골의 형태를 유지한다.

7) 외상 치아의 임상 치료 예시

(1) 치근이 완성된 치아가 탈구되어 구강외 시간이 60분이 넘은 경우 (그림 2-13)

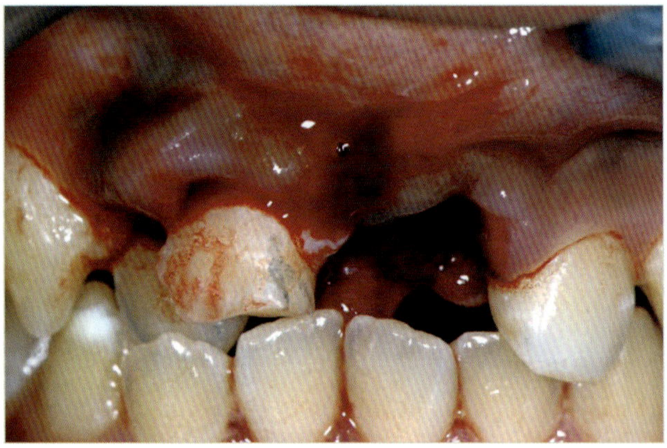

그림 2-13. 10세 초반의 부정교합이 있는 환자이다. 운동 경기 도중 #21 치아가 완전 탈구되어 내원하였다. 발치된 치아는 휴지에 싸서 내원하였다.

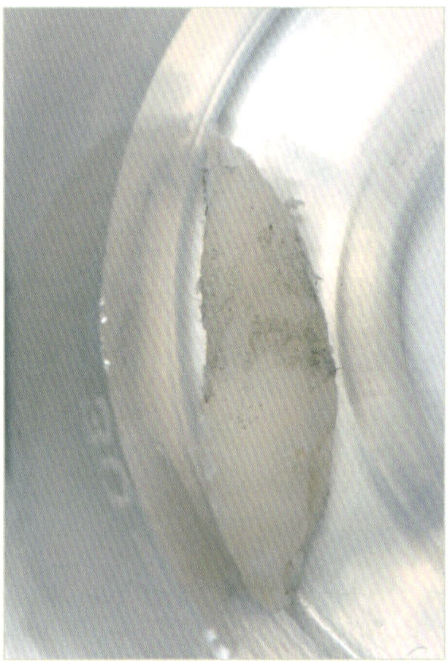

그림 2-14. 식염수에 담근 발치된 #21. 치근첨이 완성된 것이 확인된다. 구강외 시간이 오래되어 치주 인대의 생활력을 기대하기 어렵고 치근면의 오염이 심한 것이 확인된다.

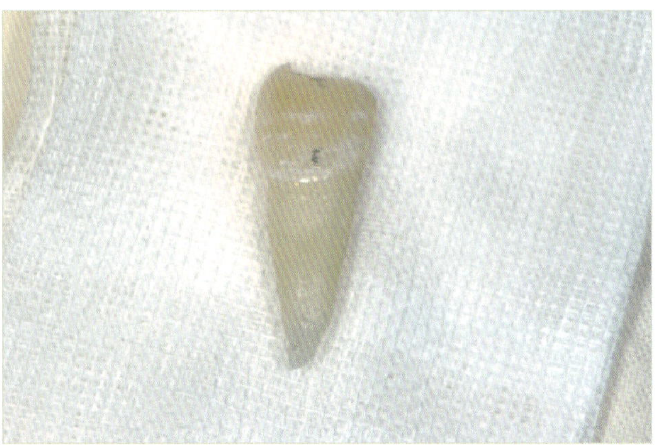

그림 2-15. 식염수에 적신 거즈로 전체 치근막을 제거한다.

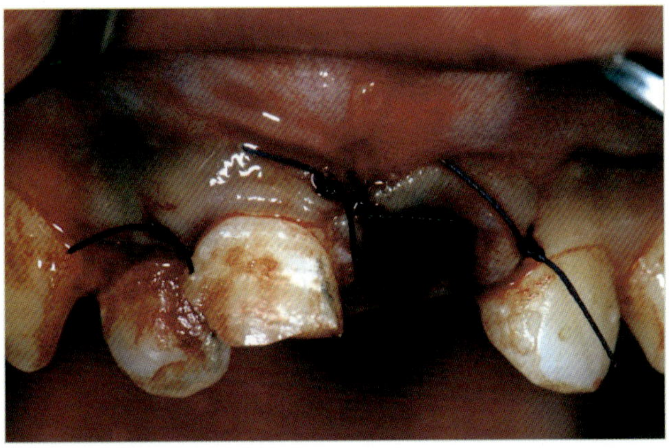

그림 2-16. 연조직을 먼저 봉합한다. 치아를 먼저 재식하고 봉합할 수도 있다.

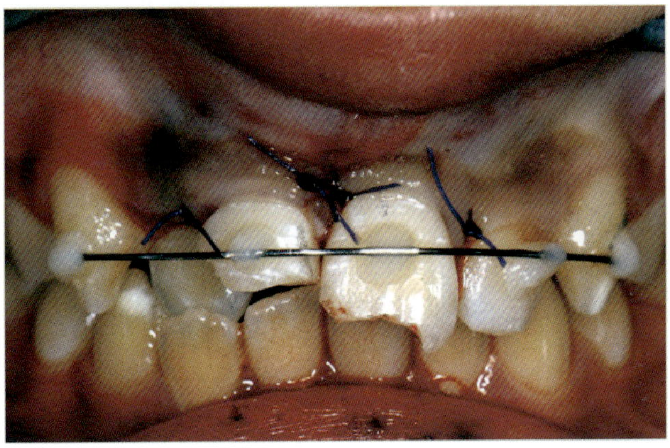

그림 2-17. 교정용 0.7mm stainless steel wire와 광중합 복합레진을 이용하여 고정하였다. 부정교합이 있는 환자의 경우 고정하기 전 환자 본인이나 보호자에게 미리 보여주고 고정하여야 한다. 또 고정 후에 교합 간섭이 있는 경우가 있으므로 반드시 고정하기 전에 교합을 확인하는 것이 좋다.

(2) 미완성 치근의 함입 예

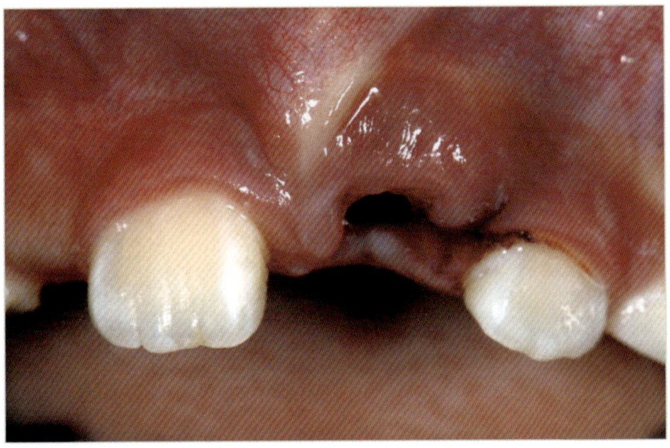

그림 2-18. 7세 환자로 치아가 빠졌음을 주소로 내원하였다. 보호자는 아무리해도 치아를 찾을 수 없었다고 하며 매우 안타까워 하였다.

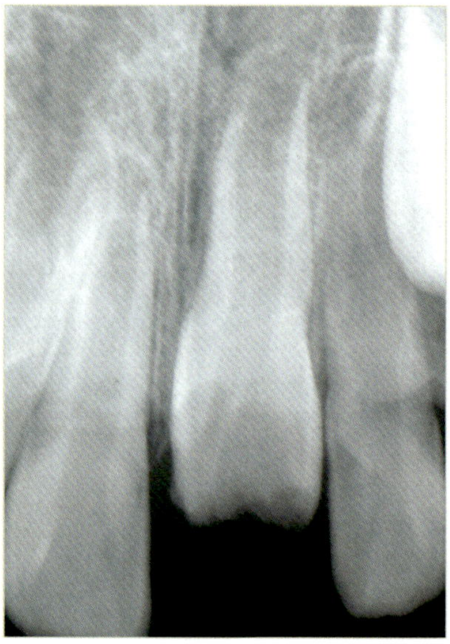

그림 2-19. 확인을 위해 촬영한 치근단 표준 방사선 사진에서 함입된 #21 이 관찰된다. 외상 후 치아가 보이지 않기 때문에 빠졌을 것으로 생각하는 것은 비전문가인 환자로서는 매우 당연한 일이다. 의료진은 절대 흥분해서는 안되며 차분하게 필요한 검사를 하여 전문가적인 대응을 하는 것이 바람직하다.

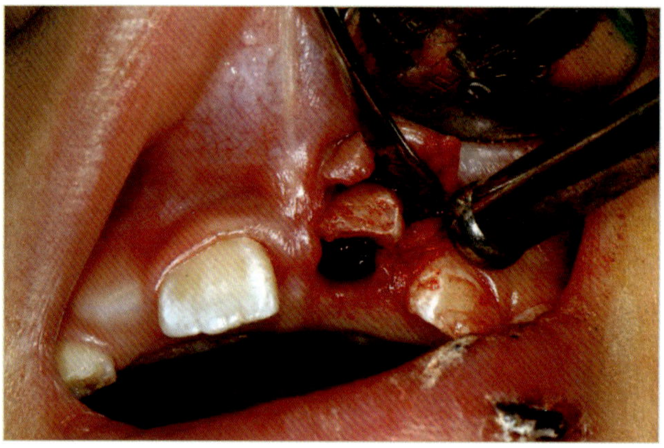

그림 2-20. 치아가 상당히 깊이 함입되어 국소마취하에 치아를 발거하는 모습

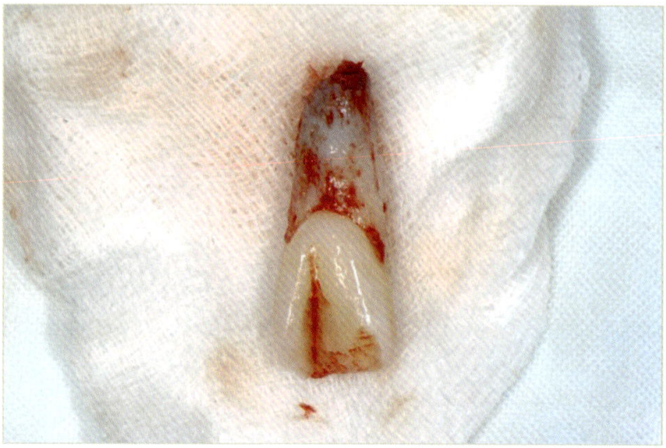

그림 2-21. 발거된 #21

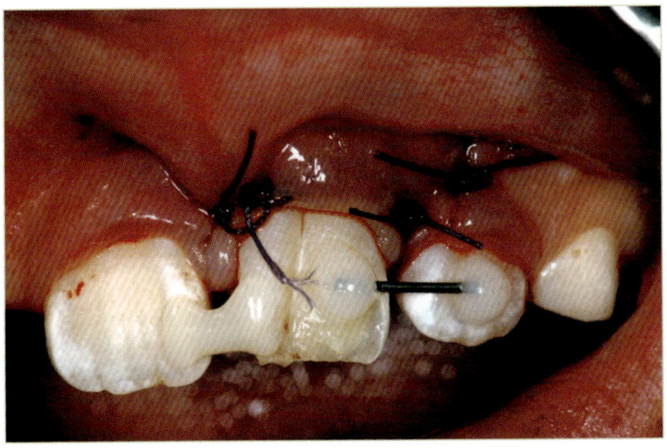

그림 2-22. 재식하더라도 치아의 동요도가 매우 크기 때문에 우선 #11 과는 흐름성이 있는 광중합 복합레진으로 임시 고정한 후에 연조직 봉합등이 완료되면 resin-wire splint 를 시행한다. (#21과 #22)

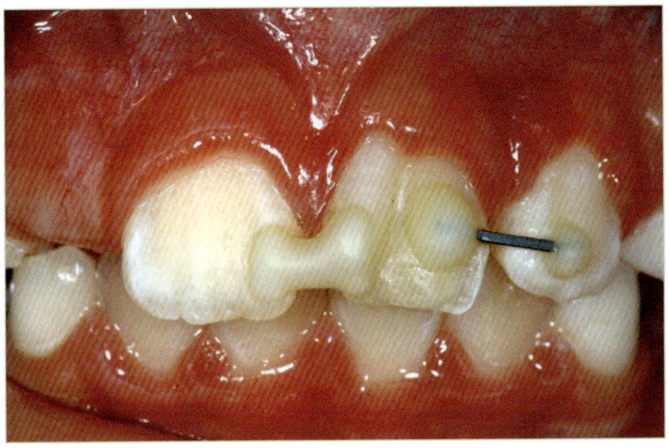

그림 2-23. 술 후 4주 후 임상 사진. 양호한 치주 조직의 치유가 관찰된다.

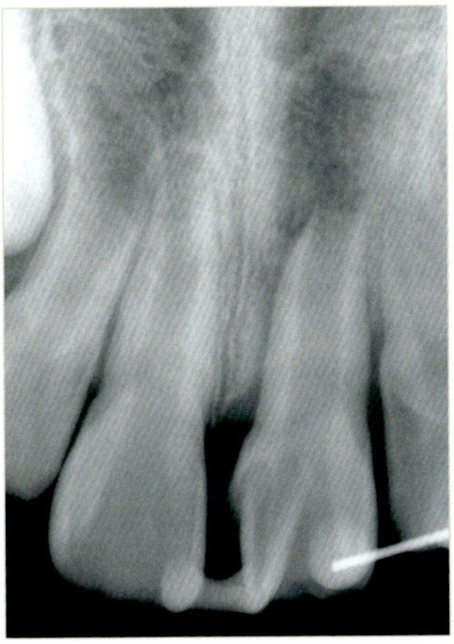

그림 2-24. 미완성 치근으로 치근의 형성을 기대하고 있으며 다행히 치수 괴사의 증상은 나타나지 않고 있다.

Reference

1. Diangelis AJ, Andreasen JO, Ebeleseder KA, Kenny DJ, Trope M, Sigurdsson A, et al. International Association of Dental Traumatology guidelines for the management of traumatic dental injuries: 1. Fractures and luxations of permanent teeth. Dent Traumatol. 2012;28(1):2–12.
2. Andersson L, Andreasen JO, Day P, Heithersay G, Trope M, Diangelis AJ, et al. International Association of Dental Traumatology guidelines for the management of traumatic dental injuries: 2. Avulsion of permanent teeth. Dent Traumatol. 2012;28(2):88–96.
3. Bae JH, Kim YK, Choi YH. Clinical characteristics of dental emergencies and prevalence of dental trauma at a university hospital emergency center in Korea. Dent Traumatol. 2011;27(5):374–8.
4. Hofman PA, Nelemans P, Kemerink GJ, Wilmink JT. Value of radiological diagnosis of skull fracture in the management of mild head injury: meta-analysis. J Neurol Neurosurg Psychiatry. 2000;68(4):416–22.
5. McCrory P, Meeuwisse WH, Aubry M, Cantu RC, Dvorak J, Echemendia RJ, et al. Consensus statement on concussion in sport: the 4th International Conference on Concussion in Sport, Zurich, November 2012. J Athl Train. 2013;48(4):554–75.
6. Fuss Z, Trowbridge H, Bender IB, Rickoff B, Sorin S. Assessment of reliability of electrical and thermal pulp testing agents. J Endod. 1986;12(7):301–5.
7. Needleman HL. The art and science of managing traumatic injuries to primary teeth. Dent Traumatol. 2011;27(4):295–9.
8. Andreasen JO, Ravn JJ. Epidemiology of traumatic dental injuries to primary and permanent teeth in a Danish population sample. Int J Oral Surg. 1972;1(5):235–9.
9. Diab M, elBadrawy HE. Intrusion injuries of primary incisors. Part III: Effects on the permanent successors. Quintessence Int. 2000;31(6):377–84.
10. Flores MT, Malmgren B, Andersson L, Andreasen JO, Bakland LK, Barnett F, et al. Guidelines for the management of traumatic dental injuries. III. Primary teeth. Dent Traumatol. 2007;23(4):196–202.
11. Malmgren B, Andreasen JO, Flores MT, Robertson A, DiAngelis AJ, Andersson L, et al. International Association of Dental Traumatology guidelines for the management of traumatic dental injuries: 3. Injuries in the primary dentition. Dent Traumatol. 2012;28(3):174–82.
12. Andreasen JO, Andreasen FM, Mejare I, Cvek M. Healing of 400 intra–alveolar root fractures. 2. Effect of treatment factors such as treatment delay, repositioning, splinting type and period and antibiotics. Dent Traumatol. 2004;20(4):203–11.
13. Hinckfuss SE, Messer LB. An evidence–based assessment of the clinical guidelines for replanted avulsed teeth. Part II: prescription of systemic antibiotics. Dent Traumatol. 2009;25(2):158–64.

5. 뇌진탕에 대한 관리 및 대응

1) 정의

스포츠 연관 뇌진탕은 '뇌에 가해진 외상성 생역학적 외력으로 인한 복잡한 병리생리학적 과정'과 '의식 소실을 동반할 수 있으며, 기억과 지남력에 영향을 미치는 뇌기능 변화를 유도하는 생역학적 힘에 의한 임상적 신드롬'으로 정의되며, 스포츠와 관련된 손상 중 가장 복잡하다고 여겨진다. 하지만 이것은 임상적인 진단으로서 현재 정확한 진단 기법이나 확정된 생체표지자가 정해진 바 없다. 주로 머리에 직접 가해진 충격이나 아니면 다른 신체부위에 가해진 충격에 의한 갑작스런 두개 및 경부 복합체의 진동으로 발생되며, 의식소실을 동반하지 않는 경우가 90% 이상으로 보고되어 있고, 23% 정도는 기억상실을 보인다. 미국에서 전체 스포츠관련 외상에서 10 - 15% 정도를 차지하며, 미식 축구나 아이스 하키와 같은 선수간 충돌이 잦은 스포츠에서 높은 발생을 보인다.

2) 발생 기전

뇌진탕 손상은 주로 7-10일 내에 자연적으로 소실되는 신경학적 장애를 동반한다. 영상진단 기구로 거의 구조적 손상을 발견할 수 없기에 가역적 기능 결핍에 의한 것으로 생각된다. 현재까지는 특별히 알려진 뇌진탕 손상에 관한 역치는 없으며, 특정 강도나 충격 부위에 대한 관련 증거 또한 없다. 충격에 따른 뇌의 진동으로 뉴런의 갑작스럽고 기계적인 신장 및 전단이 발생하고, 이로 인해 종종 잠시간의 의식 소실을 일으킨다. 뉴런의 탈분극화로 인해 흥분성으로 글루타민산염이 배출되고, 그 결과 혼란, 시야 및 균형감 소실, 발작 및 경련성 사건들이 발생되게 된다. 이러한 일련의 과정은 큰 에너지를 요구하게 되고, 감소된 뇌혈류, 그에 따른 글루코스 감소, 그리고 높은 글루코스 요구로 인하여, 재차 충격이 가해졌을 때 매우 취약하게 된다. 그 후 뉴런의 억제 현상이 일어나게 되고, 인식 장애, 기억 상실, 감정의 불안정, 피로 증상이 뒤따르게 된다.

3) 진단 기준 및 평가

뇌진탕을 일으킬 수 있는 부상이 발생한다면, 추후의 합병증과 후유증을 피하기 위해 정확한 진단 과정과 관리는 필수적이다. 뇌진탕에 의한 증상들은 명확히 눈에 띄지 않을 수 있기 때문에 임상적인 판단과 일련의 평가 과정은 꼭 필요하다고 할 수 있다. 이런 증상과 징후의 불명확성 때문에 많은 뇌진탕 손상들이 확인되지 않고 그에 따라 더 큰 손상 및 합병증의 가능성이 존재한다. 운동선수들은 간혹 경기에 뛰고 싶은 마음에 증상을 숨기는 경우가 있어, 뇌진탕이 발생하였는지 확인하고 진단함에 때때로 어려움이 있다. 흔히 알려진 징후 및 증상으로는 표 2-4와 같다.

【표 2-4】 뇌진탕의 징후 및 증상

각성도/주의력	의식	현기증/균형감각	감정	두통/편두통	시야
기억상실(역행성 또는 선행성) 집중시 어려움 기력의 상실	의식의 상실 혼란, 피로 졸림/나른함 수면 장애 이상한 듯한 느낌 방향감각상실	현기증 안개속에 있는 듯 한 느낌 균형 감각 문제	과민 초조 정서 불안 슬픔 걱정	두통 오심/구토 빛에 대한 과민 소음에 대한 과민 두부에 압박감	흐린 시야

어떠한 뇌진탕의 증상이나 징후를 보인다면 즉시 시합에서 이탈시키고, 평가되어야 한다. 두부 손상력, 정신학적 질환, 신경학적 질환, 가족력, 두통 질환, 그리고 부가적인 외상 또한 이과정에서 체크하여야 한다. 의식이 소실된거나 발작 및 경련을 보인다면, 안정화시킨 채로 응급의료기관으로의 이송을 기다려야만 하고, 의식이 바로 돌아온다면 경추의 안정과 함께 지남력 또한 체크되어야 한다. 경추 손상 가능성이 없다면 안정된 장소로 이동 후 완전한 평가가 이루어져야 한다.

Sideline Concussion Assessment Tool (SCAT), Symptom Scores, Standard Assessment of Concussion (SAC), Balance Error Scoring System (BESS)과 같은 진단 평가 시스템이 있으니 참고하여 검진하도록 한다. 좀 더 간단한 테스트로는 즉시 단어 기억 테스트, 지연 단어 기억 테스트, serial sevens -100에서 7씩 순차적으로 차감해서 대답 - 등을 이용할 수 있다.

4) 관리

뇌진탕의 관리 방법은 전통적으로는 증상이 소실될 때까지 정신적, 육체적 휴식이 추천되었으나, 현재는 증상에 따른 제한된 단계적인 활동이 최적의 회복을 위하여 더 이점이 있다고 여겨진다. 과거에는 15분 미만으로 지속되는 일시적인 경증의 증상을 보이는 선수에 당일에 다시 플레이 가능하도록 하였으나 현재는 불가능하도록 지침에 변화가 있었다. 몇 시간내로 증상이 사라지기도 하지만 몇 일간 지속되는 경우도 있으며, 신경학적 장애와 같은 증상이 뒤늦게 발현되는 경우도 많이 보고되고 있다. 때문에 모든 선수들은 부상 후 36시간 이내로 재평가되어야 한다. 뇌진탕 후에 격렬한 신체 활동은 뇌로의 글루코스 흡수를 낮추어, 회복을 더디게 할 수 있으며, 간혹 심화 시키는 경우도 있다. 또한 만약 첫번째 뇌진탕에 이어서 다시 두부에 충격이 가해진다면 재손상에 대한 낮아진 역치로 인해, 매우 드물긴 하지만 뇌부종과 죽음까지 이르게 할 수 있는 'Second impact syndrome'이 발생할 수도 있다. 그러므로 필드로의 조기 복귀는 더 심각한 뇌손상을 일으킬 수 있고 회복을 늦추므로 삼가되어야 하고, 잘 모니터되어야 한다. 증상이 대부분 사라지는 7일에서 10일 까지는 집중과 신체적인 과로를 야기하는 모든 활동은 피해야 한다. 만약 25시간 후 모든 증상들이 소실된다면, 단계적인 프로토콜 (표 2-5)에 따라 신체 활동에 복귀하여야 한다. 학령기의 선수들을 위해선 학업 일정 조정, 수업 및 숙제량 조정, 중간 휴식 등이 고려되어야 한다.

현재까지는 뇌진탕을 위한 약물적 치료법이 없다. 두통이나 수면 장애와 같은 증상을 치료하기 위하여 약물 처방이 사용될 수 있으나, 뇌진탕 자체를 위한 것은 현재로선 없다. 또한 뇌진탕 회복을 위한 명확한 재활 프로그램도 개발되지 못하였다. 심박수에 따른 운동 강도 조절이 지연된 회복속도를 보이는 환자에게 효과를 보였음을 보고하는 연구도 있지만, 현재로선 적극적 개입과 그 효과에 관한 연구는 많이 부족하다.

【표 2-5】 점진적인 경기 복귀과정[1)]

재활 단계	각 단계별 기능적 훈련	각 단계의 목표
비활동기	완전한 육체적 정신적 휴식	회복
가벼운 유산소 운동	예상되는 최대 심박동수의 70% 강도의 걷기, 수영, 고정식 자전거 운동, 비저항성 운동	심박동수 올리기
sports specific exercise	아이스하키에서의 스케이트 타기, 축구에서 달리기, 두부에 충격이 가해지는 활동 배제	운동성을 더함
비접촉 훈련	점차 복잡한 훈련으로의 이행, 축구나 아이스 하키에서의 패스 훈련	운동, 조화 및 인지력 부하
접촉 훈련	의학적 관찰을 동반한 보통의 훈련 활동 참여	자신감 회복과 코칭 스텝의 기능적 기술 평가
경기 복귀	정상적인 경기 활동	

5) 회복

대부분 10일 이내에 모든 증상이 사라지고, 경기 복귀가 가능하지만 10~20% 정도는 오래 지속되는 증상을 보이기도 한다. 어떤 것이 예후를 나타내기 위한 표지자로 사용될 수 있는지에 대해선 아직 확실치 않지만, 초기의 증상 수와 정도가 하나의 기여 요인으로 생각된다. 회복에 대한 다른 고려 사항으로는 인지 능력이나 학업능력에 대한 회복이다. 어린 나이의 환자 일수록 회복 기간이 길어짐이 관찰되었으며, 손상에 있어서 더 큰 증상을 보이는 경향이 보고 되었다. 아마도 발달기의 뇌는 손상에 더 취약하기 때문으로 생각된다. 확실한 것은 모든 증상이 사라지기 전에는 체육 활동에 복귀해서는 안된다는 것이다.

최근에는 반복되는 뇌진탕 손상 또는 그 이하의 반복되는 두부 충격의 장기적 영향이 많은 관심을 받고 있다. 논란이 아직 존재하긴 하지만, 복싱, 미식축구 선수, 아이스하키 선수와 같은 두부에 반복적인 충격을 받는 사람에 있어서 퇴행성 뇌질환의 높은 발현율이 보고되고 있다. 기억 장애, 인지 장애, 우울증, 불안 장애, 치매와 같은 질환들과 반복적인 두부 충격과 관련이 있을수 있음에 주의하여야 한다.

Reference

1. McCrory P, Meeuwisse W, Aubry M, Cantu B, Dvorak J, Echemendia R, Engebretsen L, Johnston K, Kutcher J, Raftery M, Sills A, Benson B, Davis G, Ellenbogen R, Guskiewicz K, Herring SA, Iverson G, Jordan B, Kissick J, McCrea M, McIntosh A, Maddocks D, Makdissi M, Purcell L, Putukian M, Schneider K, Tator C and Turner M (2013) Consensus statement on Concussion in Sport--the 4th International Conference on Concussion in Sport held in Zurich, November 2012. J Sci Med Sport 16(3):178-89. doi: 10.1016/j.jsams.2013.02.009
2. Scorza KA, Raleigh MF and O'Connor FG (2012) Current concepts in concussion: evaluation and management. Am Fam Physician 85(2):123-32.
3. Khurana VG and Kaye AH (2012) An overview of concussion in sport. J Clin Neurosci 19(1):1-11. doi: 10.1016/j.jocn.2011.08.002
4. Herring SA, Cantu RC, Guskiewicz KM, Putukian M, Kibler WB, Bergfeld JA, Boyajian-O'Neill LA, Franks RR, Indelicato PA and American College of Sports M (2011) Concussion (mild traumatic brain injury) and the team physician: a consensus statement--2011 update. Med Sci Sports Exerc 43(12):2412-22. doi: 10.1249/MSS.0b013e3182342e64

6. 영양 관리 (식이, 보조식품, 스포츠 드링크)

영양 관리는 운동 선수의 운동 능력의 향상에 필수 불가결한 요소 중 하나이다. 하지만 운동 선수 및 그들의 코치는 이 상관관계에 대하여 불충분한 이해를 가지는 경우가 많다. 과도한 승부욕, 영양 관리에 관한 오해 및 잘못된 습관 등에 의한 과도한 영양소 섭취로 구강 건강에 위해가 가해지거나, 식이 장애 등의 심각한 결과가 초래될 수 있다. 실제로, 대중적인 스포츠 보충 식단은 종종 탄수화물과 산성의 과일 추출물이 풍부하다. 훈련 및 운동 기간 동안 이러한 영양소의 잦은 섭취는 치아 경조직 병소의 위험성을 증가시키며, 특히 치아 우식 및 부식을 진행시킨다. 따라서 치과 임상의는 운동 선수의 에너지 수요와 구강 건강의 위험요소 사이의 균형을 유지하도록 노력해야 한다.

1) 에너지 대사 경로 (Energy metabolism)

인체는 운동 과정에서 영양소에 축적된 화학적 에너지를 기계적 에너지로 변환하며 그 과정에서 나온 부산물들을 배출한다. 하지만, 신체의 움직임을 위한 이러한 화학적 에너지원과 에너지의 변환은 운동의 지속 시간과 강도에 따라 다양하게 나타난다.

운동 중의 에너지 대사는 무산소성 경로(anaerobic pathway; phosphagen and glycolytic pathway)와 유산소성 경로(aerobic pathway) 두 가지 경로를 거치게 된다. Phosphagen pathway는 adenosine triphosphate (ATP)와 creatine phosphate를 합성하여 고강도의 수 초간 지속되는 운동시에 이용한다.

이는 예를 들어 최대 10초간 60m 단거리 달리기 혹은 역도를 할 수 있는 양이다. Glycolytic pathway는 중강도의 1-3 분간 지속되는 운동시에 이용된다. 하지만 3 분 이상 지속되는 운동의 경우에는 근육과 간에 축적된 glycogen, 지방세포의 triglyceride 등의 기질을 이용하는 유산소성 경로를 통해서 에너지가 공급된다. 1500m 달리기 또는 수영, 마라톤 등의 장기간의 운동이 이에 해당된다.

2) 운동 선수의 에너지 소모

운동 선수는 일반인에 비해 더 많은 에너지를 더 자주 소모한다. 또한 운동 선수의 연령 및 성별에 따른 고려가 필요하다 (표 2-6).

【표 2-6】 운동선수의 성별 및 연령별에 따른 일일 에너지 요구량

나이(years)	남자(kcals/day)	여자(kcals/day)
6–7	1,800	1,650
7–8	1,950	1,775
8–9	2,100	1,950
9–10	2,275	2,125
10–11	2,475	2,300
11–12	2,700	2,475
12–13	2,925	2,625
13–14	3,175	2,725
14–15	3,450	2,855
15–16	3,650	2,875
16–17	3,825	2,875
17–18	3,925	2,875

(1) 에너지 요구량

한 사람의 에너지 요구량은 영양소 섭취 기준 (DRI; Dietary reference intakes)에 따라 측정할 수 있다 (그림 2-25 : 표 2-7). 평균나이 19세에서 29세의 한국 남성은 하루에 2600 kcal의 에너지 섭취가 요구되며, 여성의 경우 2100 kcal까지 요구된다. (표 2-8) 운동 선수의 경우 모든 영양소에 대하여 1일 섭취 권장량 이상의 에너지가 요구된다.

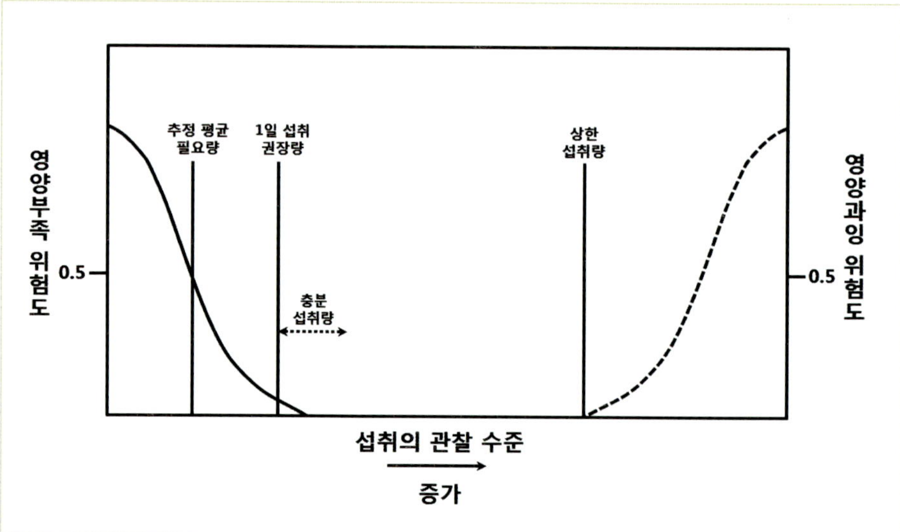

그림 2-25. 영양소 섭취 기준의 도해[4)]

【표 2-7】 영양소 섭취 기준 (DRI)의 용어 정리

영양소 섭취 기준	정의
1일 섭취 권장량 (RDA : Recommended dietary allowance)	특정 생애 주기나 성별에 속한 거의 모든 개인(97~98%)의 영양 필요량을 충족시킬 수 있는 매일의 평균 식사 섭취량
충분 섭취량 (AI : Adequate intake)	1일 섭취 권장량을 결정할 수 없을 때 건강한 사람에게 적합한 영양 섭취량의 추측치나 근사값으로서 관찰이나 실험에 의해서 정함
추정 평균 필요량 (EAR : Estimated average requirement)	특정 생애 주기나 성별에 속한 건강한 사람 50%에서의 필요량을 만족시킬 수 있는 매일의 영양 섭취량
상한 섭취량 (UL : Tolerable upper intake level)	일반인에게 부작용을 일으키지 않을 정도의 영양 상한 섭취량. 상한섭취량 이상으로 섭취할수록 부작용을 일으킬 수 있는 확률이 높아짐

【표 2-8】 한국인의 평균 영양소 섭취 기준

성별	연령	에너지(kcal/일) 에너지필요추정량
남자	6~8(세)	1,700
	9~11	2,100
	12~14	2,500
	15~18	2,700
	19~29	2,600
	30~49	2,400
	50~64	2,200
	65~74	2,000
	75 이상	2,000
여자	6~8(세)	1,500
	9~11	1,800
	12~14	2,000
	15~18	2,000
	19~29	2,100
	30~49	1,900
	50~64	1,800
	65~74	1,600
	75 이상	1,600

* 2015 보건복지부

(2) 각각의 스포츠에서 운동 선수의 에너지 요구량

운동선수의 특정 에너지 요구량은 여러 변수에 따라 다르다. 여기에는 체중, 성별, 나이, 운동 강도와 같은 내적인 요인이 포함된다. 날씨와 지형을 포함하는 외적인 환경요인도 동일하게 중요하다. 스포츠와 관계없이 열량 요구량은 물리적 활동을 하는 동안 극적으로 증가한다.

이처럼 다양한 육체적 행동에 대한 에너지 요구량은 신진대사 해당치(MET; Metabolic Equivalent Task)로 계산할 수 있다. MET은 성인이 쉬고 있을 때 사용하는 에너지(kcal)를 기초로 표현된다. (표 2-9) 70kg의 남성이 총 60분 동안 농구를 하는 경우로 예로 들어보자. 그의 평균 에너지 요구량은 8×70×1=560kcal이다. 만약 같은 사람이 앉아서 독서를 한다면 그는 에너지를 덜 소비하게 된다(1.3x70x1=91kcal).

【표 2-9】 일상활동 및 운동에서의 에너지 요구량

활동	MET 점수(kcal/kg/h)
수면	0.9
앉아있기	1 ~ 1.5
서있기	2.3
걷기	3.5 ~ 5
테니스	7
농구	8
축구	9
수영	7 ~ 11
달리기 10분	10
달리기 6분	16
크로스컨트리 스키	14 ~ 16.5

3) 운동선수의 특별한 식이

운동 선수는 구강 건강을 위해 균형 잡힌 식단을 준수하는 것이 중요하지만, 수분, 에너지 수준 및 운동하는 동안의 에너지원 확보에 또한 신경써야 한다. 싸이클 선수가 50km를 주행할 때를 생각해보자. 미국 식이 협회 가이드라인에 따르면, 싸이클 선수는 운동 전, 운동 중, 운동 후 6시간 까지도 정기적으로 탄수화물이 풍부한 음식과 음료를 섭취해야 한다.

운동 선수는 집중 훈련기간 동안에 하루에 최대 10,000 kcal의 거대한 에너지 요구량을 필요로 하는데, 이는 구강 건강에 몇 가지 잠재적인 영향을 미칠 수 있다. 에너지 요구량이 커지게 되면 더 많은 음식과 음료를 섭취하여야 한다. 이들의 특별한 식이 섭취 방법은 종종 개인의 치아 우식 위험도와 치아 부식에 대한 취약성이 더 높게 만든다 (그림 2-26).

1) 일반식
- 에너지 요구량이 큼 : 근력/지구력/내분비 및 면역계 등을 유지
- 균형잡힌 식단

2) 운동 전
- 충분한 수분공급 : 운동 4시간 전부터 시작
- 탄수화물 스낵 : 혈당 수치를 최대로 올리기 위함

3) 운동 중
- 체액 손실을 방지 : 탈수 증상을 방지하여 정신력 및 인지력, 수행 능력을 유지
- 전해질이 풍부한 음료

4) 운동 후
- 체액 손실을 방지
- 탄수화물 : 근육 내 글리코겐을 대체하고 빠른 회복을 돕기 위함 (6시간 동안 매시간 마다)
- 단백질

그림 2-26. 육체적 운동 기간 동안에 행해지는 운동선수의 특별한 식이[8)]

4) 구강건강의 위험도 : 치아우식증과 치아 침식

(1) 운동 보조제 (스포츠 음료 및 식품 보충제)와 구강 건강과의 관련성

스포츠 음료는 섭취시 빠른 흡수와 운동 능력의 향상을 목적으로 합성된 carbohydrate-electrolyte 기반의 음료이다. 또한 식품 보충제는 운동 활동량을 향상시키는 것을 목적으로 하는 일련의 식품이다. 스포츠 음료는 상대적으로 높은 탄수화물(설탕), 염분, 시트르산(과일)을 포함하는 반면 식품보충제는 주로 탄수화물로 저장된다. 그러나 이러한 제품의 빈번한 섭취는 운동선수로 하여금 치아부식과 치아우식의 위험성을 높일 수 있다.

운동선수가 다음과 같은 조건을 만족할 때 치아 우식이나 침식 위험 (그림 2-27)이 있을 수 있다.

- 스포츠 음료 및 스포츠 보충제의 잦은 섭취
- 시간의 운동에 인한 타액의 생성량 감소로 타액의 보호 기능의 약화
- 불량한 구강위생 및 구강위생에 대한 인식의 결여

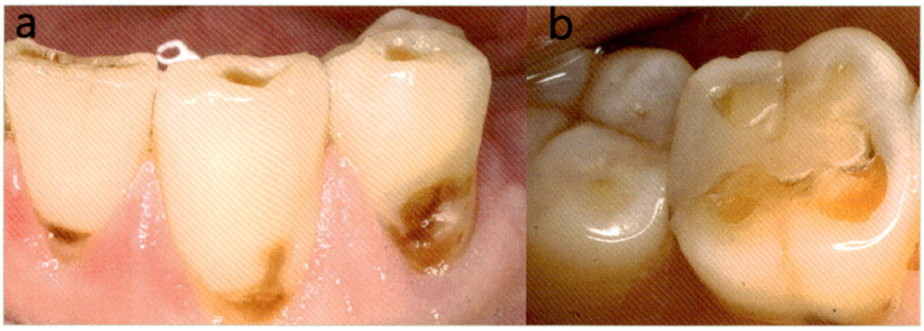

그림 2-27. 침식증의 전형적인 양상[9]
치아 침식증은 종종 치아 마모(abrasion)와 교모(attrition)와 동반하여 나타나지만, 몇 가지의 특징적인 양상이 존재한다.
a. 전치부 침식증. 치경부와 절단부에 홈(groove) 또는 결함부위(defect; arrows)은 전치부 침식증의 전형적인 양상이다.
b. 구치부 침식증. 초기에는 교합면의 비기능면에 부드럽고 편평한 마모의 형태로 나타나나, 병소가 진행됨에 따라 교두가 부드러워지고, 깊은 형태의 cupping(arrow)이 일어나 상아질의 노출이 야기되며, 최종적으로 교합면의 전형적인 형태가 상실될 수 있다.

(2) 운동 보조제의 치아 우식 위험도

운동보조제의 높은 탄수화물(설탕) 함량으로 인하여 운동 선수의 치아 우식의 위험성이 증가할 수 있다. 높은 탄수화물(설탕) 하에 구강 내 세균은 산성의 부산물을 생성하여, 법랑질의 부식을 유발하게 된다. 탈회된 치아표면에서는 재광화가 일어나게 되어 동적인 평형 상태를 유지하게 된다.

하지만 운동 선수의 경우 운동 중의 특정한 식습관과 장시간 운동에 따른 타액의 생성량 감소 등에 의하여 계속적인 치아 우식의 위험도가 높아지게 된. 그 예로 2012년 런던 올림픽에 참가한 운동 선수 중 55.1%가 치아 우식증을 보였으며, 이 중 41%가 상아질까지 진행된 치아 우식증에 이환되었음이 보고되었다.

(3) 스포츠 음료의 침식 잠재력 (erosive potential)

스포츠 음료는 높은 함량의 과일 성분인 구연산을 함유해 법랑질과 상아질의 침식을 야기할 수 있다(그림 2-28). 운동선수들은 일반적으로 운동 시간 동안 30분 마다 음료 한 모금을 마시는데 이는 근육 글리코겐 양을 유지하기 위함이다.

불행히도 유산소 운동 중의 구강 내 산성에 대한 완충능이 떨어지기 때문에, 탈무기질화는 지속적으로 재활성화되고 그 결과 치아 침식의 과정이 가속화된다. 실제 Cochrane NJ 등에 따르면, 30분간 스포츠 음료에 노출된 human enamel에서 코카콜라와 비교하여 비슷한 표면 무기질 감소와 Knoop 표면 경도의 감소를 보였다.

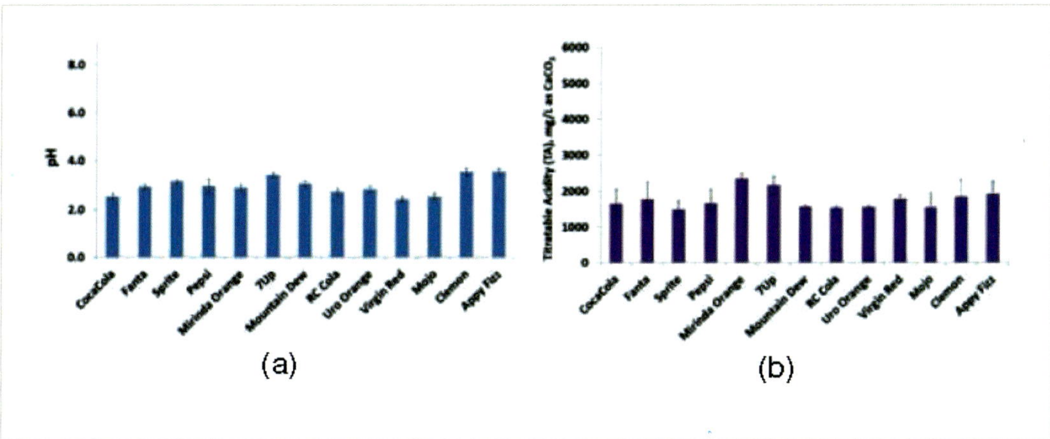

그림 2-28. 스포츠 음료의 침식 잠재력.[10] (a. pH=potential of hydrogen, b. TA=Titratable acidity)

스포츠 음료의 주된 성분 중 하나인 산 성분(acid content)은 법랑질과 상아질의 침식을 야기할 수 있다. 낮은 pH를 보이는 스포츠 음료는 강한 침식 잠재력을 가진다. 하지만 침식 잠재력을 평가하는데 있어서 titratable acidity (TA)가 더 정확하다. pH는 산 성분의 세기(acid strength)를 측정하는 지표이지만, TA는 산 성분의 총량을 측정하는 지표이기 때문이다. 즉, 높은 TA를 보이는 스포츠 음료의 경우, 타액의 완충능에 의해 중화되는데 더 많은 시간이 필요하다는 것을 뜻한다. 위의 그래프를 참고하면, 스포츠 음료가 콜라와 비슷한 침식 잠재력을 보인다는 것을 알 수 있다.

Reference

1. Martinsen M, Sundgot-Borgen J. Higher prevalence of eating disorders among adolescent elite athletes than controls. Med Sci Sports Exerc 2013; 45: 1188-97

2. American Dietetic Association; Dietitians of Canada; American College of Sports Medicine, Rodriguez NR, Di Marco NM, Langley S. American College of Sports Medicine position stand. Nutrition and athletic performance. Med Sci Sports Exerc 2009; 41: 709-31.

3. Food and Agriculture Organization of the United Nations, United Nations University, and World Health Organization. Human Energy Requirements: Report of a Joint FAO/WHO/UNU Expert Consultation: Rome, 17 - 24 October 2001. Food and Agricultural Organization of the United Nations, Rome, Italy, 2004.

4. Trumbo PR, Barr SI, Murphy SP, Yates AA. Dietary reference intakes: cases of appropriate and inappropriate uses. Nutr Rev 2013; 71: 657-64.

5. Noble WH, Donovan TE, Geissberger M. Sports drinks and dental erosion. J Calif Dent Assoc 2011; 39: 233-8.

6. Needleman I, Ashley P, Petrie A, Fortune F, Turner W, Jones J, Niggli J, Engebretsen L, Budgett R, Donos N, Clough T, Porter S. Oral health and impact on performance of athletes participating in the London 2012 Olympic Games: a cross-sectional study. Br J Sports Med 2013; 47: 1054-8.

7. NJ Cochrane, Y Yuan, GD Walker, P Shen, CH Chang, C Reynolds, EC Reynolds. Erosive potential of sports beverages. Aust Dent J 2012; 57: 359-64.

8. Budd SC, Egea JC. Sport and Oral Health: A Concise Guide. Gewerbestrasse; Springer; 2017.

9. Ren YF. Dental Erosion: Etiology, Diagnosis and Prevention. PennWell; 2011.

10. Enam F, Mursalat M, Guha U, Aich N, Anik MI, Nisha NS, Esha AA, Khan MS. Dental erosion potential of beverages and bottled drinking water in Bangladesh. Int. J. Food Properties 2017;20:2499-2510.

7. 스포츠 콘디쇼닝 기법과 스포츠 치의학 : 스트레칭, 테이핑

■ 스포츠 테이핑

테이핑에 대한 기본적인 원칙은 손상부위를 지지 및 보호하고 적절한 기능동작이 가능하게 하는 것이다. 테이핑은 필수적인 재활도구로 조절된 범위 내에서 조기동작을 통하여 조직의 회복을 유도한다. 또 손상의 악화 이차적인 손상을 예방하여 조기에 경기장으로 복귀하게 한다 (그림 2-29).

전통적인 스포츠 테이핑은 급성 염증상태에 있는 근골격계, 특히 관절을 고정하여 손상된 조직을 조기에 회복시키는 목적으로 시술되어 왔다. 그런데 이런 테이핑은 관리를 소홀히 할 경우 관절운동을 제한하여 관절의 구축과 불사용 위축을 유발할 가능성이 높다. 이에 비해 최근에 많이 사용되고 있는 키네시오 테이핑은 관절운동을 크게 제한하지 않고 근육의 기능을 보조하도록 시술이 가능하므로 스포츠의학적인 면에서 더 기능적이라 할 수 있다. 그러나 키네시오 테이프는 근육의 기능을 지지하도록 개발된 테이프이므로 손상된 부위를 안정시키는 효과는 크지 않다. 따라서 기존의 스포츠 테이핑을 함께 시술하면 관절 안정성과 가동성 향상, 근육기능 지지 등의 효과를 기대할 수 있다.

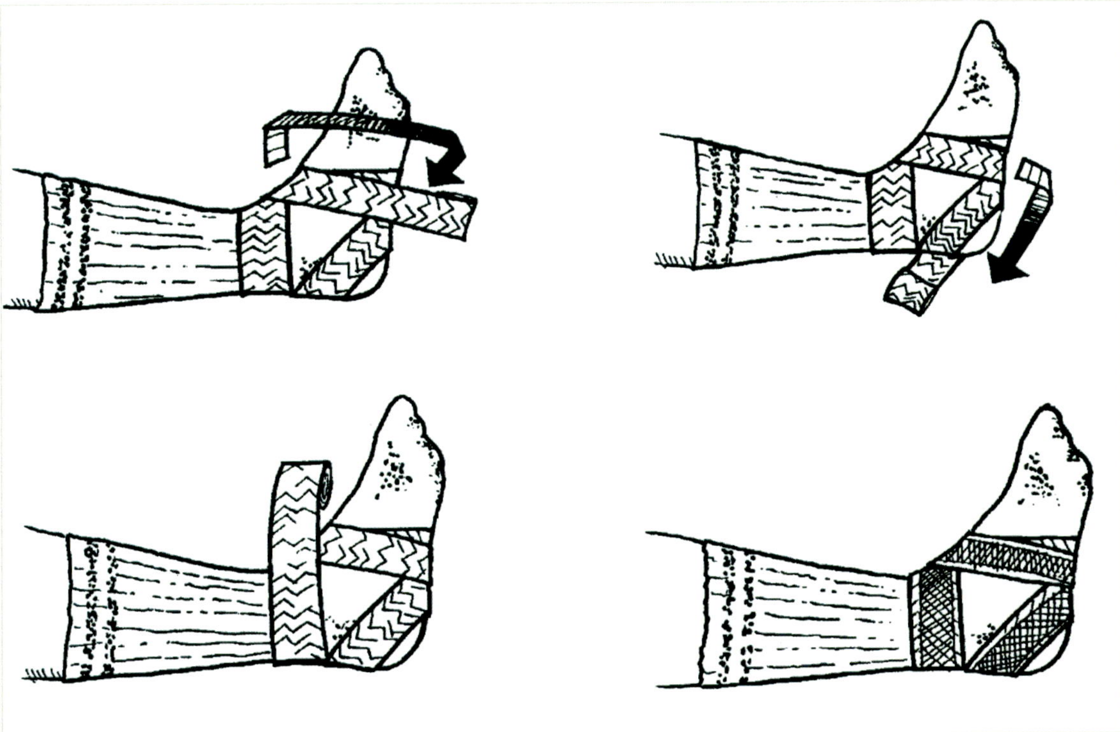

그림 2-29. 발목 고정법

1) 테이핑의 목적과 이점

(1) 목적

① 손상부위를 지지한다.
② 병적 동작을 제한한다.
③ 통증이 없는 범위 내에서 기능동작을 허용한다.
④ 활동의 조기회복을 가능하게 한다.

(2) 이점

① 혈액순환이 동작을 통하여 촉진된다.
② 종창이 조절된다.
③ 초기 손상의 악화, 연접부위의 이차손상, 비사용 위축 등을 예방한다.
④ 손상 후 활동제한으로 인하여 소실된 근력과 컨디셔닝 상태의 회복을 도운다.
⑤ 동작을 제한하는 요소에 의해 소실되기 쉬운 운동을 유지하게 한다.

그런데 테이핑은 손상을 적절하게 평가하고, 바른 테이핑법으로 시술할 때만 효과를 얻을 수 있다. 부적절한 테이핑은 연접부위의 염좌, 수포, 자극 등을 유발할 수 있고, 때때로 손상 정도의 악화, 주위 조직의 손상의 빈도를 증가시킨다. 테이핑을 안전하고 효과적으로 시술하기 위해서는 테이핑의 목적과 피해야 할 상황을 이해하는 것이 필수적이다.

2) 테이핑의 일반적 가이드라인

효과적인 테이핑 적용에 필수적인 점은 다음과 같다.

① 철저한 해부학 지식
② 손상구조, 손상정도, 치유단계를 평가하는 기술
③ 테이핑법의 적절한 선택
④ 특정스포츠의 고려사항
⑤ 테이핑 부위의 적절한 준비
⑥ 테이핑을 끝낸 후 검사

언제 테이핑을 할 것인가, 어떤 테이핑법이 가장 효과적인가, 테이핑을 끝낸 후 어떻게 평가할 것인가 등의 문제는 초보자에게 판단하기 어려운 일이다. 따라서 테이핑 과정을 세 단계로 나누어 점검하는 방법을 도입하는데, 소개하면 아래와 같다.

(1) 시술 전 점검사항

① 시술 전 점검사항

가) 테이핑이 손상에 적용 가능한가?

테이프가 신체에 잘 붙는가?

피부가 축축한가 아니면 지나치게 기름이 많은가?

테이핑을 의미 없게 만드는 환경적 요인이 있는가?

테이핑이 완전히 완성될 때까지 시술현장을 떠나서는 안된다.

나) 테이핑 과정이 적절한가?

손상은 적절하게 평가되었는가? 적절한 평가능력이 떨어진다면 다른 사람의 도움을 받는다. 손상된 조직, 손상정도, 회복과정 등을 분석한다.

회복되지 않은 골절, 복원되지 않은 탈구 또는 아탈구 등의 가능성이 있는가? 그러면 테이핑은 적절한 방법이 아니다.

뇌진탕, 심한 출혈, 찰과상, 열상 등의 경우 테이핑은 첫 번째 조치가 아니다.

다) 어떤 재질의 테이프가 필요한가?

특별한 손상에 필요한 테이프의 종류와 양을 예상하면 신속한 테이핑을 할 수 있다.

라) 어떤 부위가 손상되었는가?

손상된 조직과 손상정도를 평가하는 능력은 테이핑을 바르게 적용하는데 필수적이다. 또한 철저한 해부학 지식과 특정 스포츠의 필요사항에 대한 이해가 필요하다.

② 시술 전 고려해야 할 사항

가) 관절운동범위와 근육의 유연성: 운동선수의 정상상태는?

사람마다 또는 선수마다 다르지만 손상 받지 않은 연접 관절과 근육을 평가하여 이런 요소를 파악하는데 도움을 얻을 수 있다. 이것은 손상 받은 부위의 관절운동범위를 심하게 제한할 정도로 테이핑을 해서는 안된다는 것을 의미한다.

나) 주름과 돌출부위의 피부손상

팔꿈치와 무릎의 연한 피부나 발꿈치 부위처럼 뼈가 돌출된 부위는 자주 피부손상을 입는다. 나쁜 테이핑으로 인한 일정한 압력은 통증성 압박부위를 만든다. 따라서 해부학적으로 노출된 혈관과 뼈는 특별한 주의를 요한다.

다) 특정스포츠 문제: 부상 운동선수에게 적절한 동작정도

손상 운동선수의 종목에 필요한 관절운동범위의 정도는? 팀의 각각의 위치는 어떤 한 관절에서 다른 동작을 요구한다. 예를 들면 외측 발목염좌 손상을 입었을 때 농구선수의 경우 점프를 위

하여 거의 족저굴곡 상태에서 테이핑을 하고, 아이스하키선수는 거의 최대 배측굴곡 상태에서 테이핑을 한다.

라) 테이핑을 할 때 손상부위의 위치

가장 좋은 위치는 손상조직이 스트레스를 받지 않고, 잘 지지되는 점이다. 테이핑 시술과정을 통하여 충분히 편해야 한다.

(2) 시술동안 점검사항

① 손상부위의 준비

가) 더러운 경우: 액체 항균비누나 항균거즈로 깨끗하게 한다. 가볍게 쳐서 말린다. 피부가 긁혀 있거나 열상을 입었으면 항생제 연고를 바르고 그 위에 거즈를 덮는다.

나) 젖은 경우: 거즈로 부드럽게 말리고, 접착 스프레이를 뿌린다.

다) 기름기가 있는 경우: 알코올로 적신 거즈로 닦아내고 접착 스프레이를 뿌린다.

라) 털이 있는 경우: 테이핑할 부위를 면도한다. 향균로션을 바른다. 거즈로 닦아낸다. 피부가 자극상태가 아니라면 피부강화제를 사용한다.

마) 자극되고 있는 경우: 항생제연고를 약간 바른다. 윤활제를 뿌리고 보호패드를 댄다.

② 특정 테이핑을 위해 바른 테이프를 고른다.

테이프의 바른 선택은 손상된 조직의 종류와 테이핑 과정이 패드, 지지, 제한 또는 압박 등을 포함하는지에 달려 있다. 일반적으로 탄력테이프는 탄력 조직손상에 사용한다. 탄력테이프는 지지와 점진적인 저항의 증가와 함께 스트레칭 되지만 근육과 건이 완전히 늘어나는 것을 제한하기 때문에 근육과 건과 같은 탄력 조직이 손상될 때 사용된다.

근육은 동작을 할 때 어느 정도 정상적인 확장이 일어나는데, 탄력테이프는 근육을 둘러싸는 테이핑이 요구될 때 축(anchor)으로 사용된다.

비탄력테이프는 비수축성 구조(예를 들면 인대)의 손상을 지지하는데 사용된다. 비수축성 테이프는 인대가 하는 것처럼 관절을 강화하고, 관절의 안정성을 증가시킨다.

③ 테이핑 시술

손상에 테이핑을 하는 시술자는 각 상황의 특별한 환경에 적응하도록 변형해야 한다.

가) 테이핑법

주된 테이핑법에는 스트립(strip) 테이핑과 부드럽게 돌려감기(smooth roll)가 있다. 스트립 테이핑은 한번에 테이프를 한 조각씩 잘라 특정 방향으로 고도로 조절된 힘을 적용하고, 부드럽게 돌려 감는 법은 테이프를 자르지 않고 한번에 감는 법이다 (그림 2-30, 2-31).

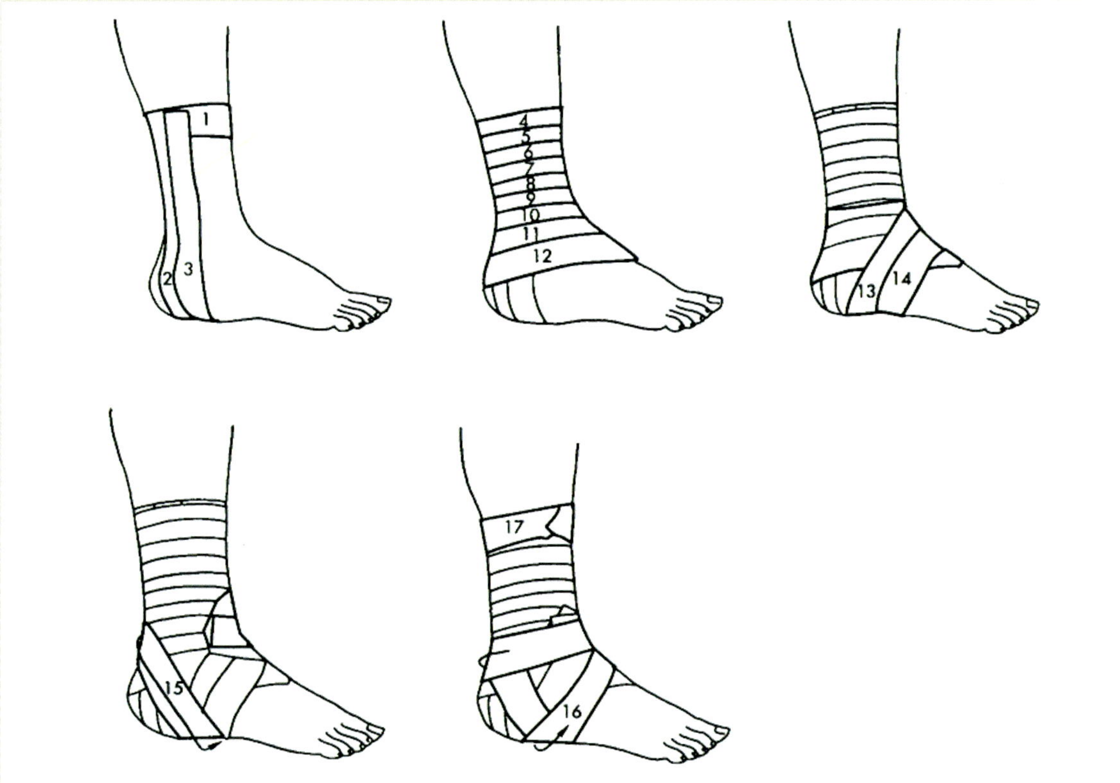

그림 2-30. 발목 염좌 예방을 위한 테이핑

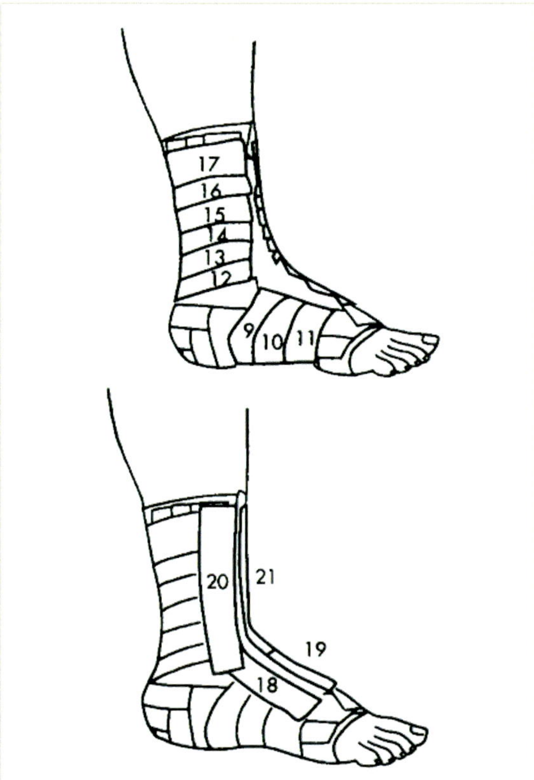

그림 2-31. 급성기 발목 염좌에 대한 테이핑

나) 테이핑 상태 조절 : 테이핑을 하는 동안 다음 사항을 점검한다.
테이핑을 하면서 가해지는 압박이 혈액순환에 영향을 주지 않고 잘 유지되는가?
테이프는 잘 붙는가?
손상부위에 도입한 테이핑 방법으로 잘 지지되는가?
지지하는 테이프 조각들이 적절하게 단단한가?

(3) 시술 후 점검사항

① 결과를 점검한다 : 테이핑이 효과적인가?

손으로 부드럽게 관절운동을 시켜 심한 관절운동범위나 손상방향에서 적절한 제한이 있는지 점검한다. 관절 자체와 테이핑의 안정성을 점검한다. 이 검사 동안 통증이 없어야 한다.
특정 스포츠 동작에서 기능여부를 검사한다.

② 기능검사 : 운동선수가 자신의 종목에 안전하게 참여할 수 있는가?

스포츠 현장에 복귀하기 전에 특정 스포츠 기술과 동작 수행과 관련하여 테이핑을 철저하게 분석하는 것이 중요하다. 이 검사는 전문가에 의해 관절에 부하를 주는 형태로 시행되어야 한다.
예를 들면 축구선수의 발목부상의 경우 기능검사는 다음과 같다.
가) 걷다가 조깅을 하게 한다.
나) 일직선으로 달리게 한다.
다) 큰 S자 곡선을 달리게 한다.
라) 작은 S자 곡선을 달리게 한다.
마) 조깅속도의 사이드 스텝으로 지그재그 형태로 컷팅동작을 하게 한다.
바) 달리는 속도로 사이드 스텝동작을 하게 한다.
사) 뒤로 달리게 한다.
아) 점프동작을 한다.
마지막 단계는 재손상이 가장 일어나기 쉬운 위치 즉 높은데서 관절에 완전체중부하를 주는 동작을 검사하는 것이다. 이 검사에서 통증, 민첩성 소실 등이 있다면 손상이 생기기 전에 평가를 중지한다. 선수들의 경기장 복귀를 결정하는 주된 요소는 특정 스포츠기술 수행과 속도회복 여부, 기능검사 중 또는 후 통증여부 등에 의하여 결정된다.

③ 테이프 제거

테이핑이 더 이상 필요 없을 때 테이프를 제거하는 작업은 조심스럽게 진행되어야 한다. 테이프를 너무 빨리 뜯어내면 피부손상을 주기 쉽다. 테이프 제거를 쉽게 하기 위해 전용가위를 사용하는 것이 좋은데, 피부나 민감한 부위의 손상을 피할 수 있다. 테이프는 천천히 부드럽게 벗겨야 하고, 노출된 피부에 압박을 가하여 테이프와 피부사이에 틈이 벌어지게 한다.

④ 피부자극과 손상의 소견이 있는가?

피부자극, 수포, 알러지 반응에 대한 주의 깊은 관찰을 해야 한다.

3) 기본 병리

(1) 관절

관절운동에 관련된 근육과 건의 상호작용 때문에 기능고리의 어느 부위 손상은 전체구조를 불균형 상태에 있게 한다. 이런 불균형 상태는 통증과 기능장애를 유발한다. 그러므로 관절에 테이핑을 할 때 주된 관심은 손상부위를 지지하고 보호하는 것이다. 주위조직에 기능 전가 없이 가동성을 유지하는 동안 관절의 민감한 균형을 유지하는 것이 매우 중요하다.

관절에 테이핑을 할 때 특정 스포츠동작에서 관절균형이 회복되었는지, 그리고 보상하는 부하가 있는지 평가하는 것이 매우 중요하다. 선수는 통증이 없이 여러 검사 동작을 수행할 수 있어야 한다.

(2) 인대

인대가 늘어나거나 찢어졌을 때 관절구조를 지지하고, 기능동작이 가능하도록 주의깊은 테이핑을 하여 추가손상을 막아야 한다. 일반적으로 예상하지 않은 방향으로의 동작을 제한하는 비탄력 테이핑법은 스트레스나 외상없이 인대가 회복하는 것을 가능하게 한다.

(3) 근육과 건

탄력 테이핑법은 탄력성 지지를 주고, 손상된 구조가 과도하게 신전되는 것을 제한한다. 탄력 테이프는 또한 구조물에 변화를 적게 주므로 혈액순환이 장애를 받지 않는다.

(4) 뼈 돌출부위

표면에 돌출된 뼈 부위는 덮고 있는 연부조직이 거의 없다. 이런 부위는 피하조직에 의한 보호가 약하므로 테이프 아래 쉽게 수포가 생기거나 피부손상이 생기기 쉬우므로 테이핑을 할 때 특히 주의한다. 이런 부위 위로 테이프 조각을 너무 강하게 붙이면 혈액순화장애, 신경압박, 통증이 생기게 된다.

4) 키네시오 테이핑이란?

(1) 키네시오 테이프의 기원

키네시오 테이프는 1982년 일본의 카세 겐조 박사가 스포츠 테이핑에 관한 연구 중에 개발된 테이프로 그 어원은 효율적인 신체기능을 연구하는 학문인 운동기능학(키네시올로지, kinesiology)에서 따온 것이다. 관절고정을 주된 목적으로 하는 전통적인 스포츠 테이핑에 비해 키네시오 테이핑은 적절한 범위 내에서 관절운동을 가능하게 하고 실제 문제가 있는 근육을 지지, 보강하는 역학을 통하여 경기력에 도움이 되는 효과를 기대할 수 있다.

(2) 키네시오 테이핑의 작용기전

① 생체 항상성(Homeostasis)의 증가

통증부위의 근육을 최대한 이완시킨 상태에서 테이핑을 하고 근육을 휴식상태의 길이로 되돌리면 테이프를 붙인 부위의 테이프가 접히면서 주름이 생기게 된다. 그 결과 피부와 피하조직간의 공간이 생기게 되어 혈액과 림프액의 순환이 증가하게 되고, 이를 통하여 생체 항상성의 증가를 기대할 수 있다.

② 관문조절설(gate control theory)

피부에 부착된 테이프는 지속적인 자극을 주어 촉각을 담당하는 감각수용체와 신경을 활성화하고, 척추후각에서 통증신호가 지나는 관문을 차단하여 진통효과를 얻는다.

③ 골지건, 근방추반사 조절설

근육과 건의 과도한 수축과 이완을 막고, 근의 건의 지지를 통하여 골지건 기관과 근방추의 과민성을 적게 하여 근육경직, 근육피로, 통증을 줄이는 효과를 얻는다.

(3) 키네시오 테이핑의 효과

① 근육과 관절의 부상 예방

근육 및 관절에 과도한 혹은 순간적인 부하가 전달될 때 테이핑에 의한 힘의 분산 작용 및 비틀림 억제를 통해 근육과 관절의 부상을 억제한다.

② 근육 피로 감소

지속적인 운동을 할 때 발생하는 근육의 피로 현상을 테이핑에 의한 힘의 분산과 지지를 통하여 줄일 수 있다.

③ 손상된 근육의 불균형 교정

테이핑에 의해 손상된 근육의 기능을 보완하고 긴장되어 있던 근육을 이완하여 본래의 기능을 하도록 유도한다. 또한 근육의 손상을 방치할 경우 손상된 근육의 기능을 다른 근육이 부담함으로서 발생하는 2차 손상 및 만성질환으로의 진행을 예방한다.

④ 혈액, 림프액, 조직액 등의 순환 촉진

테이프가 피부 주름을 만들어 피부를 피하조직에서 들어올림으로써 국소에 고여 있던 조직액, 내출액, 혈액이나 림프액의 흐름을 원활하게 한다.

⑤ 통증 감소

통증이 있는 부위에 테이프를 붙임으로써 통증전달과정을 차단하는 효과를 통하여 통증을 감소시킨다.

(4) 키네시오 테이프의 특징

① 피부와 근육의 신축성과 유사한 약 130% 정도의 신축성을 가지고 있어 근육의 기능을 지지한다.
② 천연 성분의 특수한 접착제를 사용하여 통풍이 원활하게 유지되도록 하여 발한 등으로 인한 피부 부작용을 최소화한다.
③ 테이프의 색상을 다양화하여 붙이는 부위에 따라 적절한 색상을 선택할 수 있고 심리적 치료효과를 얻는다.

5) 전통적인 테이핑과 키네시오 테이핑의 비교

(1) 면 테이프를 이용한 테이핑

① 장점

가) 부목이나 깁스의 대체

근골격계 손상의 급성기에는 손상 부위의 안정과 종창조절이 필요한데, 부목을 대신한 테이핑을 통하여 안전하고 신속하게 이런 효과를 얻을 수 있다.

나) 재활기 재손상의 방지

재활기간 중 재손상은 많은 문제를 유발하므로 재손상의 방지가 매우 중요하다. 면 테이프를 이용한 인대와 관절낭을 지지하는 테이핑은 실제적인 도움을 준다.

다) 시합 중 손상의 예방

근육피로를 최소화하며 정상적인 동작을 유도하고, 관절의 안정성을 지지하는 테이핑은 의미 있게 손상을 예방할 수 있다.

라) 기능성 운동재활

면 테이프와 탄력테이프를 조합한 시술을 통하여 기능성 운동재활을 지지한다.

② 문제점

가) 테이프 재질과 접착제의 자극

테이핑을 장기적으로 하거나 테이프 재질 또는 접착제에 민감한 선수의 경우 피부손상이 쉽게 일어난다.

나) 근골격계의 과도한 스트레스

면 테이프의 재질이 탄력성이 없어 너무 강하거나 부적절하게 테이핑을 감으면 피부나 피하조직에 쉽게 손상을 줄 수 있다.

다) 근골격계의 의존성 증가

지속적인 테이핑으로 신체적, 심리적 의존도가 증가하면 테이핑 부위 연부조직의 불용위축이 생기고 결과적으로 근력 약화와 관절 불안정이 증가한다.

라) 기능성 동작의 제한

테이프의 특성 상 탄력이 없어 동작 제한이 크고, 기능성 동작이 많을 경우 테이핑이 쉽게 느슨해진다.

마) 체액 흐름 제한

부적절한 시술 시 체액흐름을 제한하여 종창이 지속되고, 주위 조직을 더 압박하여 손상부위의 회복을 지체한다.

(2) 키네시오 테이프를 이용한 테이핑

① 장점

가) 적은 피부자극

테이프에 통풍구가 있고 피부자극이 적어 장기간 부착이 가능하며, 샤워 후 재시술 없이 드라이기로 말리면 테이핑을 유지할 수 있다.

나) 생체역학적인 시술

주로 근육의 주행을 따라 테이핑을 하므로 개개 근육의 기능에 부합하는 시술이 가능하다.

다) 적은 체액순환 제한

테이프를 당기지 않고 피부에 자연스럽게 붙이므로 피부나 연부조직을 거의 압박하지 않고, 따라서 체액순환의 제한이 이전의 전통적 테이핑에 비해 적다. 키네시오 테이프의 개발자는 시술 후 생기는 피부주름이 체액순환을 오히려 촉진시킨다고 주장하였다.

라) 각종 기능성 치료

테이핑의 개발자는 각종 신체화 장애(somatic disorder)에 키네시오 테이프를 이용한 치료법을 소개하였다.

② 문제점

가) 약한 고정능력

테이프의 재질이 너무 부드러워 손상부위를 고정하거나 안정시키는 목적에 이용하는 것은 부적절하다.

나) 테이핑 비용과다

키네시오 테이프만을 여러 목적(안정과 가동)으로 사용하면 테이핑 비용이 너무 증가한다.

(3) 스포츠 테이핑의 바람직한 방향

① 근골격계의 가동범위를 최대화한다.
② 재손상을 철저히 예방한다.
③ 손상 후 회복 및 재활 단계에 맞는 테이핑을 한다.
④ 전신 근육불균형을 교정한다.
⑤ 고유위치감각(proprioception)과 조절(coordination) 능력을 제한하지 않는다.
⑥ 특정 스포츠 기술 동작을 재습득하는데 가이드 역할을 한다.
⑦ 테이핑의 강도와 빈도를 점차 줄여 선수의 의존도를 점차 줄여나간다.

(4) 면 테이프와 키네시오 테이프를 접목한 테이핑 (그림 2-32, 33, 34, 35)

① 근골격계의 안정과 지지를 위해서는 면 테이프를 시술하고, 근육과 건의 기능성을 유지하는 목적으로 키네시오 테이핑을 한다.
② 근골격계의 가동 또는 안정의 조절을 위해 면 테이프, 탄력테이프, 탄력붕대 등을 추가한다.
③ 손상 부위가 포함된 운동고리(kinetic chain) 전체의 불균형을 교정한다.
④ 몸통의 큰 근육과 지체를 안정화하는 근육을 지지하는 테이핑을 한다.

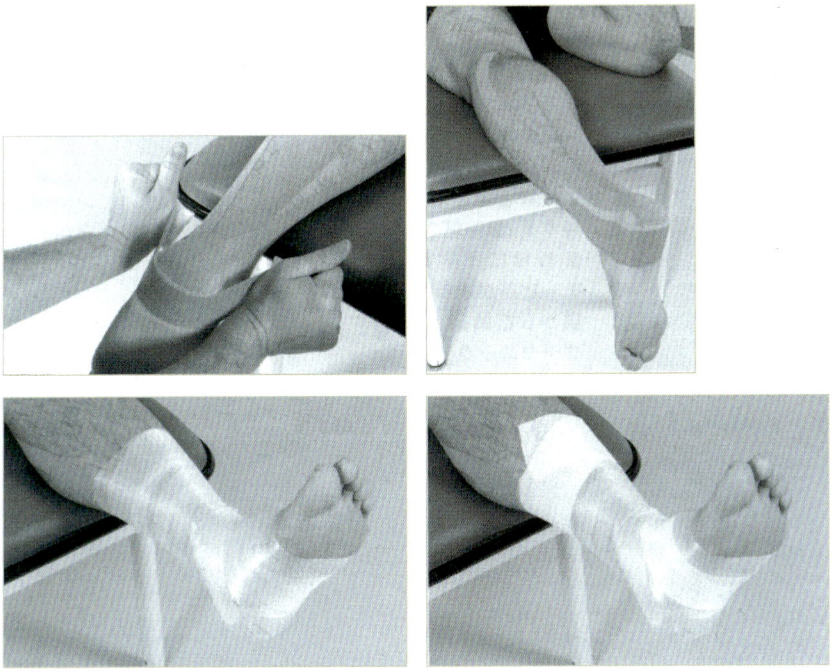

그림 2-32. 아킬레스 건염의 조합 테이핑 ①

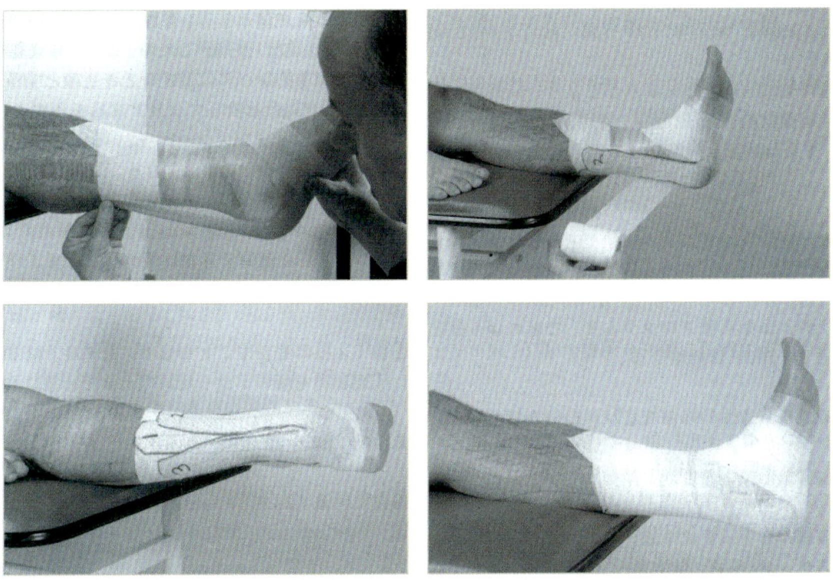

그림 2-33. 아킬레스건염의 조합 테이핑 ②

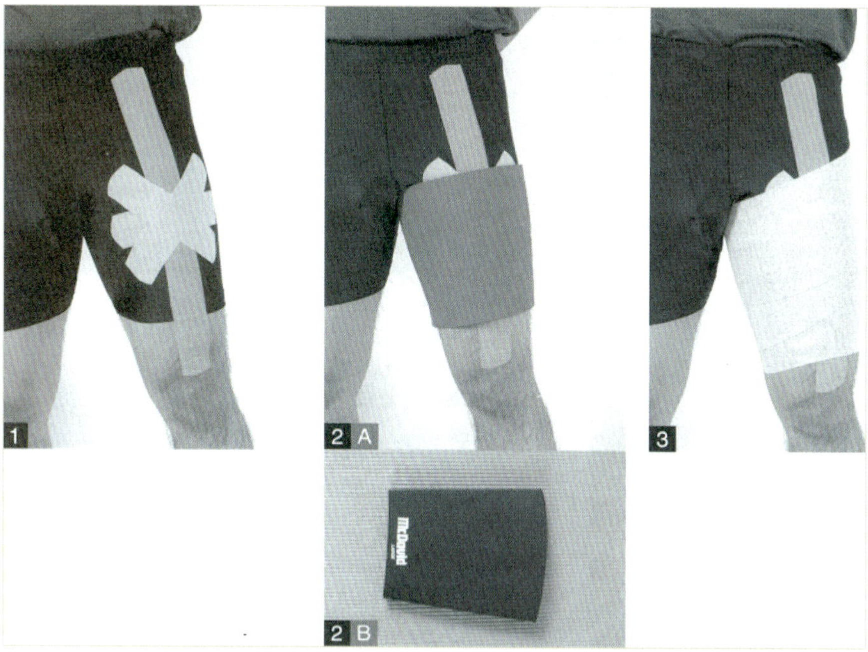

그림 2-34. 대퇴부 타박의 조합 테이핑

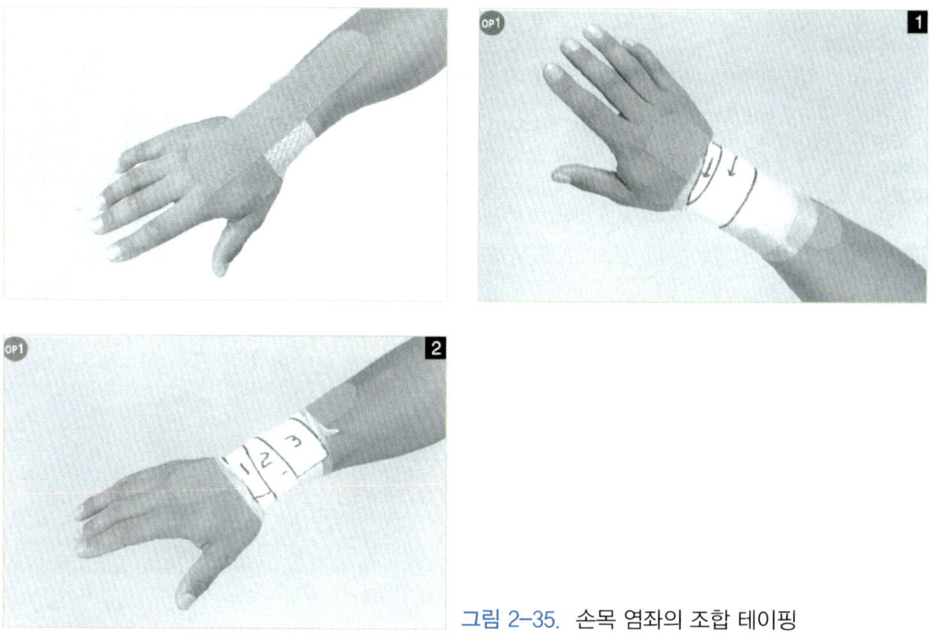

그림 2-35. 손목 염좌의 조합 테이핑

Reference

1. 고도일: 테이핑 & 근이완 자극요법. 서울: 도서출판 푸른솔; 1999
2. 체육과학연구원. 스포츠의학. 서울: 동원피엔지; 2002. p.120-40
3. 한국키네시오테이핑협회: 스포츠 키네시오테이핑요법. 서울: 두다인터내셔널; 1997
4. 한국키네시오테이핑협회: 키네시오 테이핑요법 완전 메뉴얼. 서울: 두다인터내셔널; 1997
5. Arnheim DD, Prentice WE. Principles of athletic training. 10th ed. USA: McGrow-Hill; 2000. p.192-203
6. Austin KA, Gwynn-Brett KA, Marshall SC. Illustrated guide to taping techniques. London: Mosby; 1994. p.11-130
7. Brukner P, Khan K: Clinical sports medicine. Australia: McGraw-Hill; 1993.
8. Prentice WE: Rehabilitation techniques in sports medicine. 3rd. Boston: McGraw-Hill; 1999
9. Davis FA. Sports medicine council of British Columbia. Manual of Athletic taping. 1995.

8. 스포츠 트레이닝의 기초지식

1) 스포츠 트레이닝이란?

스포츠 트레이닝이란, 선수들이 정신적으로나 신체적으로 최대의 힘을 발휘할 수 있도록 함으로써 경기력을 향상시키는 것을 목적으로 하는 선수 훈련 및 육성에 관한 체계적인 일련의 과정들을 총칭한다고 할 수 있다.

선수의 경기력 향상을 도모하는 스포츠 트레이닝은 다양한 방법의 프로그램들을 이용하고 있으며, 근력 및 근지구력, 전신지구력, 유연성, 그리고 심리훈련 등을 포함하는 트레이닝 프로그램 등을 예로 들어볼 수 있다. 이러한 스포츠 트레이닝 프로그램의 개발에는 코치나 트레이너뿐만이 아니라 부모, 의사 및 건강관리자들이 함께 참여하여야 소기의 목적을 완수할 수 있는 성공적인 훈련계획을 수립할 수가 있다.

또한, 근래의 스포츠 트레이닝 프로그램은 과학적인 지표 분석을 토대로 수립되고 있다. 경기력 결정요인 관련 지표, 운동 트레이닝을 통한 자극에 대한 반응과 적응 그리고 관련된 생리 및 생화학적 지표, 기술적 지표와 정신력과 관련된 심리적 변화지표 등을 사용하고 있다. 이처럼 과학적이고 복합적인 여러 가지 지표와 분석결과를 토대로 트레이닝 프로그램을 계획하고 진행하게 된다.

그러므로, 스포츠 트레이닝에 관련된 사람들은 트레이닝에 대한 스포츠 과학을 학습하며, 다양한 형태의 운동에 대하여 논의하고, 성공적인 결과를 도출하기 위하여 트레이닝을 어떻게 구성해 갈 것인가를 연구하고 개선하는 작업을 지속하여야 할 것이다 (그림 2-36).

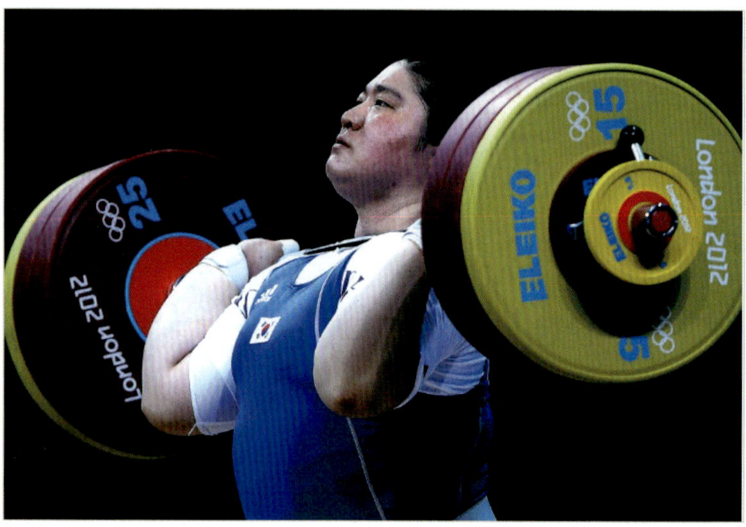

그림 2-36. 2012년 런던 올림픽 여자 +75Kg급에 출전한 장미란 선수의 경기 모습

2) 스포츠 트레이닝의 발전

스포츠 트레이닝에 관한 역사는 옛날부터 찾아볼 수 있지만, 비교적 경험적 응용이거나 초보적인 지식을 이용한 정도에 불과하였다. 하지만, 스포츠 트레이닝은 지난 100년 동안 상당히 발전되어 왔는데, 이는 의학적, 기술적 진보와 국가 및 세계적 스포츠 조직의 주도적인 변화와 함께 이뤄졌다.

1950년대에는 캐나다, 일본, 미국을 비롯한 전 세계트레이너들로 구성된 "National Athletic Trainers Association(NATA)"이 설립되었고, 1970년대에는 트레이너를 위한 교육과정이 발전하기 시작하여 부가적인 교사 자격에 대한 요건이 없어졌다. 1981년에는 직업교육위원회(Professional Educational Committee)의 의장인 Sayer Miller는 스포츠 트레이닝이 대학에서 교육될 수 있도록 제안하였고, 1982년 NATA이사회는 대학에서 스포츠 트레이닝의 주요 프로그램을 교육하는데 표준 및 지침을 제공하였다. 1989년에 수준별 athetic trainer에 대한 인증 프로그램으로 국가인증제가 시행되었다. 현재, 스포츠 트레이닝은 석사 및 박사 학위 과정에서도 활발하게 연구되어 지고 있으며, 발전을 지속하고 있다.

3) 스포츠 트레이닝의 원리와 적용

스포츠 트레이닝은 체력 측정과 분석, 근력강화 훈련, 심리훈련, 손상 예방, 식이와 영양, 피로와 회복, 재활 훈련, 스포츠 마사지 및 스트레칭 등 다방면으로 연구되어 오고 있다. 이중에서 근력강화 훈련과 심리훈련 그리고 식이와 영양에 대해서 좀더 살펴 보도록 한다.

(1) 근력강화 훈련

먼저, 근력을 강화시키기 위해서 시행되는 근력 트레이닝의 정의와 기본원리를 이해하는 것이 중요하다. 근력 트레이닝이란, 최대 근력을 증가 시키기 위한 신체 훈련법이다. 이는 무게 또는 저항을 이용한 자극을 근육에 연속적으로 주어 근섬유의 크기와 근섬유에 전달되는 신경신호의 빈도 등의 근력요인을 향상 시키는 훈련방법을 뜻한다.

근력 트레이닝의 원리에는, 과부하의 원리, 점증부하의 원리, 특이성의 원리, 다양성의 원리, 운동배열의 원리 그리고 개별성의 원리가 있다.

과부하의 원리란, 일상적인 부하를 넘어서는 저항에서 운동을 하여 근육에 과부하가 가해질 때 근력이 가장 효과적으로 증대될 수 있다는 것이다. 특히 근력, 순발력, 지구력 등의 체력요인에 일정한 수준 이상의 부하를 가해야 체력요인의 기능이 향상된다는 원리를 말하기도 한다. 과부하를 주는 방법으로는 부하의 증가, 반복횟수의 증가, 세트 수의 증가, 세트 사이 휴식시간의 감소 등을 예로 들어볼 수 있다

점증부하의 원리는, 훈련 초기의 과부하는 장기간 훈련이 진행됨에 따라서 훈련에 참가한 선수에게는 낮은 부하가 되기 때문에 점차로 운동 효과가 줄어들게 된다. 이에, 인체의 적응력을 고려하여 트레이닝 기간에 따라서 적용되는 부하도 체계적으로 증가시켜야 한다는 원리이다.

특이성의 원리란, 세부 종목에서 선수들이 실제 사용하는 특이적 근육의 근력을 향상 시키기 위해서 맞춤 트레이닝이 필요하다는 것이다. 따라서 선수들에게 있어서 종목에 맞는 특이적 근력을 증대시키고자 할 때는 가능한 해당 종목의 동작유형과 비슷하게 훈련이 이루어져야 한다는 원리를 말한다.

다양성의 원리란, 고강도의 많은 운동량을 오랜 기간 반복적으로 수행하다 보면 선수들은 근력 트레이닝 시에 의식을 집중하지 않고 실시하게 되며, 단조로움과 지루함을 갖게 됨으로써 트레이닝의 효과를 떨어뜨리는 결과를 초래할 수 있다는 것이다. 이러한 현상을 극복하기 위해서 근력 트레이닝은 주동근의 발달의 다양화, 점증부하원리에 의한 부하체계의 다양화, 장비의 다양화, 그리고 트레이닝의 국면의 다양화 등을 통해 트레이닝에 대한 선수의 의식 집중과 트레이닝 효과를 높이는데 도움을 줄 수 있다.

운동 배열의 원리란, 작은 근육군이 큰 근육군 보다 더 쉽게 피로해지기 때문에 큰 근육군이 작은 근육군 보다 먼저 운동이 되도록 배열해야 한다는 것이다. 따라서, 일반적인 근력 운동의 배열은 대퇴와 허리, 가슴과 상완, 등과 다리의 배면, 하지와 발목, 어깨와 상완의 후측부, 복부, 상환의 앞쪽 부위 순으로 진행되는 것이 좋다.

개별성의 원리란, 트레이닝 프로그램을 만들 때 각 각의 운동선수의 능력, 잠재력, 성격 및 특성에 따라 다르게 트레이닝을 계획해야 한다는 이론이다. 그러므로, 이런 프로그램 개발에는 코치나 트레이너뿐만이 아니라 부모, 의사 및 건강관리자들이 함께 참여하여야 소기의 목적을 완수할 수 있는 성공적인 훈련계획을 수립할 수가 있다고 하겠다.

트레이너는 상기한 근력 트레이닝의 원리를 기반으로 하여 트레이닝 프로그램을 설계하게 된다. 이에 관하여 간략히 살펴보면, 먼저 어떤 종목의 운동량에 대해 트레이닝 구성 요소를 무엇으로 결정할 것인지, 각 요소들을 어떻게 구성할 것인지를 검토해야 한다. 고려해야 할 요소들로는, 동작의 범위, 동작의 속도 및 정확성, 무게의 선택, 부하 형태는 일정한 부하 또는 변하는 부하를 적용할 것인지, 호흡, 트레이닝의 양, 트레이닝의 강도는 어떻게 할지 등을 들어볼 수 있다.

(2) 심리훈련

스포츠 경기에 참여 하는 선수들은 관중, 심판판정, 경기규모, 일정 및 시간, 경기장 적응 문제등 환경적 요인과 불안이나 긴장, 승패에 대한 강박, 자신감, 두려움, 집중력 저하 등의 심리적 문제로 큰 영향을 받게 되고, 이는 경기력을 최대한으로 발휘하지 못하게 하는 원인이 된다고 한다. 따라서 선수들은 연습과 시합 중에 자신의 마음을 제어하면서, 위기 상황을 바로 인식하고 대처할 수 있는 정신력을 갖추기 위해서 심리 훈련이 필요하다.

선수들은 정신력을 훈련하기 위해서는 심리기술훈련(Psychological Skill Training : PST)을 시행한다. 심리기술훈련이란 경기력을 향상시키고 긍정적인 태도로 시합에 임하는데 도움이 되는 정신기술을 가르쳐 주거나 향상시켜 주기 위해 개발된 기법이나 전략을 말한다. 골프선수 타이거 우즈는 스포츠 심리학자에게 심리기술훈련을 받고 있으며, 연 상금의 8% 정도를 상담비로 지불한다고 하는데, 이는 선수들에게 심리훈련이 얼마나 필요한지를 시사해 준다.

심리기술훈련에는 여러 심리기술 및 기법이 있는데, Vealey 등은 심상훈련, 신체이완, 사고조절, 목표설정 등 4개의 심리방법과 주의집중, 각성조절, 의지 및 동기, 대인관계 기술, 라이스프타일 관리, 자각, 자아존중감 등 8개의 심리기술로 정리했다.

선수들의 심리기술을 평가하는 방법은 Thomas 등에 의해 발표된 TOPS를 들어볼 수 있다. 이는 8개의 시합 전략요인과 8개의 연습 전략요인으로 구성되어 있으며 총 64문항으로 되어 있는데, 전략요인 8가지는 혼자말, 가정조절, 자동적 수행, 목표설정, 심상, 분발/의욕, 부정적 생각, 긴장풀기로 구성된다. TOPS는 이전에 사용되던 여러 가지 심리기술 평가방법들의 장점단점들을 종합적으로 고려하여 개발되었으며, 전략요인과 문항에 대한 통계적인 검토도 엄격한 것으로 평가 받고 있다.

다음으로 긴장 조절 훈련의 실제에 대해 간략히 살펴보도록 하겠다. 긴장의 정도는, 선수의 정신적 흥분 상태 정도를 말하며 이를 각성수준이라고도 하는데, 각성수준에 따라서 경기력이 달라질 수 있다. 일반적으로, 훈련할 때에는 낮은 각성수준에서 운동을 수행하기 때문에 특정 기술을 구사할 수 있더라도, 중요한 시합에서는 동일한 기술을 구사하지 못하기도 하는데, 이것은 높은 각성수준에 따른 근육 긴장과 정신적 불안정 때문인 경우가 종종 있다. 하지만, 시합 중에 선수들이 갖는 긴장이 항상 경기력을 낮추는 것은 아니고, 각 각의 선수 마다 최대의 경기력을 위한 최적의 각성수준이 다르다. 프로 골프 선수인 Hale Inwin은, "나를 위해 압박과 긴장을 만들려고 노력한다. 나는 아드레날린이 흐르기를 원한다. 우리는 침착해지고 고요해지려고 노력하면서, 우리가 무엇을 하고 있는지를 잊어버린다고 가끔 생각한다. 조절될 수 있다면 긴장이 나쁠 것이 없다"고 하였다.

결론적으로 스포츠 선수는 상황에 맞도록 자신의 각성 수준을 조절하는 능력을 발달시키도록 트레이닝하는 것이 중요한데, 이를 위해서는 먼저 각성수준의 변화를 초래하는 원인이 무엇인가를 찾아내야 한다. 이 원인은 특정 상황, 사람 또는 사물이 될 수도 있고, 이는 선수와 코치의 세심한 관찰을 통해서 알아내야 할 것이다. 그 후에, 선수는 몇 초 이내에 심리적으로 이완 하거나 또는 각성 수준을 높일 수 있는 자신만의 방법을 개발하여야 하는데, 이완 방법으로는 점진적 이완훈련, 선훈련, 자생훈련, 호흡

훈련 등을 들어 볼 수 있다. 반대로 각성 수준을 올려야 할 경우에는 시합에 대한 선수의 동기 부여를 자극할 수 있는 핵심단어나 결과 장면을 상상하는 방법이 추천된다.

(3) 식이와 영양

운동선수의 경기력을 극대화하기 위해서는 운동 못지않게 적절한 음식 섭취를 통한 영양관리가 필수적이다. 음식은 선수의 건강을 유지하고 최고의 경기력을 나타내는데 필요한 영양소인, 탄수화물, 단백질, 지방, 비타민, 무기질, 그리고 물을 포함하고 있다. 선수들이 운동을 하면서 일어나는 생리적인 변화를 연구하고 이에 맞춘 음식물 섭취를 통해 영양 공급을 어떻게 하느냐가 경기력에 미치는 영향은 크다고 할 수 있다.

운동선수들을 위한 식단을 계획하기 위해서 식사일지작성을 통해 선수들이 하루에 섭취한 음식 섭취량을 조사하고, 이를 바탕으로 선수들에게 적합한 식단을 짤 수 있다. 특히, 훈련 양과 선수 개개인의 성격과 기호도를 고려하여 탄수화물, 단백질, 지방의 에너지 비율을 결정한다. 또한 종목별 에너지 대사의 특성을 고려하는 것도 필요하다. 예를 들어, 육상, 수영, 레슬링, 역도와 같이 짧은 시간 안에 강한 힘이 요구되는 종목의 선수들은 충분한 에너지를 공급하는 것이 중요하고, 반면에 지구력 운동을 하는 선수들은 당질과 지방대사가 효율적으로 이뤄지도록 해야 한다 (표 2-10).

【표 2-10】 운동 종목별 에너지 소비량[15]

열량 권장량 (Kcal)	스포츠 종목
2,500~3,000	체조, 탁구, 배드민턴, 볼링, 다이빙, 펜싱, 승마, 사격, 스케이트
3,000~3,500	육상(단거리, 도약), 야구, 태권도(경량급), 복싱(경,중량급), 테니스, 스키점프
3,500~4,000	기계체조, 핸드볼, 육상(중거리), 배구
4,000~5,000	축구, 하키, 농구, 육상(장거리), 검도, 빙상, 태권도, 사이클링(트랙경기)
4,500~5,000	육상(마라톤, 투창, 투포환), 럭비, 수영, 사이클링(도로경기), 유도(경량급), 레슬링(경량급), 복싱(중량급)
5,000~5,500	보트, 스키, 레슬링(중량급), 유도(중량급), 태권도(중량급)

운동선수가 하루에 2~3회 정도 훈련을 하면 에너지 소비가 증가하기 때문에 하루에 3~6회 까지의 식사를 권장한다. 아침, 점심, 저녁 이외에 식사 사이나 훈련을 하기 전, 중 또는 후에도 영양을 보충한다. 만약, 충분한 양의 식사와 탄수화물의 보충이 뒷받침 되지 않으면, 훈련 뒤의 만성적인 피로감에서 회복되지 않을 수 있기 때문에 주의해야 한다 (그림 2-37).

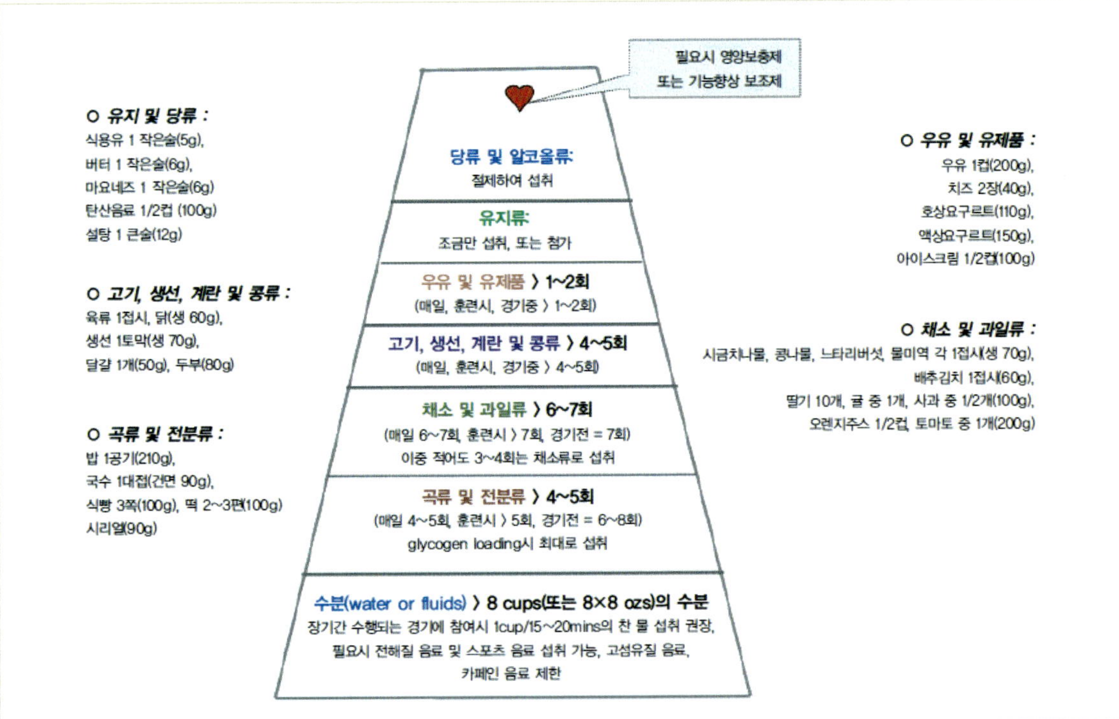

그림 2-37. 국내외 운동선수들의 영양 권장량[14)]

경기를 시작 하기 전에는, 소화를 위해 충분한 시간이 필요하고 선수가 운동 중에 허기를 느끼지 않도록 경기 시작 3~4시간 전에 식사를 해야 한다. 또한 경기 중에는 소화가 완료되어 있어야 근육에 혈액을 충분히 공급할 수 있다. 그러나, 운동을 시작하기 90분 보다 이전에 소화에 부담이 없는 액상형태의 당질을 섭취하면 피로가 시작되는 것을 늦추고 경기력을 향상시킬 수 있다. 다만, 시합 시작 30~90분 전에 음식물을 섭취하게 되면 위장에 부담을 주고 혈당농도를 떨어뜨려 집중력 저하를 유발할 수 있기 때문에, 시합 전 당질 보충을 위해서는 훈련하는 동안에 운동선수 개인의 대사적 반응을 미리 알아보는 것이 좋다.

훈련 또는 시합 중에는 근육에 저장된 탄수화물이 모두 사용되기 때문에, 운동 후 선수는 피로감을 더욱 느끼게 되고, 지속적으로 공복 상태로 있으면 근육의 단백질을 분해하여 에너지로 사용하게 된다. 따라서, 훈련 또는 시합 후 1시간 이내에 탄수화물을 충분히 섭취하도록 하여 피로 회복을 도모하고, 근육 단백질의 손실을 막는 것이 필요하다. 운동을 한 직후에는 식욕과 소화액 분비가 떨어지기 때문에, 20~30분 기다린 후에 소화액의 분비가 정상으로 될 때까지 기다리는 것이 좋다. 근육 운동량이 많을 수록 식사는 당질 위주로, 밥이나 국수, 빵 같은 곡류와 과일 및 채소가 더 많이 함유된 음식으로 구성하여 탄수화물의 공급에 신경을 써야 한다.

이상에서 살펴본 바와 같이, 스포츠 트레이닝은 아주 세세하고 분명한 방법으로 계획될수록 좋다. 선수가 시합의 목적과 목표를 확실하게 인식하고 최선을 다할 수 있는 내외적 환경을 조성하여 주는 것이 매우 중요하다고 할 수 있다. 또한, 트레이닝은 하루, 한 주, 월별, 그리고 연간의 장단기계획을 각 각 세우고 실행하여야 선수의 경기력 향상의 소기의 목적을 달성할 수 있다.

(4) 치의학과 스포츠 트레이닝

스포츠 치의학에 대해, FDI(국제치과연맹)에서는 "모든 스포츠 경기에 적절한 스포츠 활동을 위한 조언, 진료와 조사, 관리, 감독과 필요에 의한 치료를 행하며 나아가서는 전문적 정보를 제공하는 것을 목적으로 하는 특별한 치과의학의 분야"라고 정의하고 있다.

스포츠 치의학은 마우스가드 또는 Face guard를 착용하여 선수들의 악안면 부위를 보호하는 측면에서 시작되었으나, 현재는 교합안정장치 또는 하악 재위치 장치를 착용하여 선수들의 경기력 향상을 도모하는 분야로 그 영역이 확대되고 있다. 때문에 스포츠 치의학은 스포츠 트레이닝의 한 축을 담당하게 되었다고 생각할 수 있다.

야구 선수가 공을 최대 속도로 던질 때와 같이 어떤 운동을 하면서 최대 힘을 내는 순간 무의식적으로 치아를 깨무는 동작이 수반되는 것을 볼 때, 힘이 필요한 시점과 치아교합은 연관성을 갖는 것으로 생각된다. 반면에, 테니스의 서브 동작에서 힘을 낼 때는 치아교합을 이루지 않는 것으로 알려져 있다. 때문에 운동 종목과 특정 동작 및 선수 개개인의 습관과 특성에 따른 치아교합과 전신 운동기능 간의 연관성을 고려하여 스포츠 트레이닝의 치의학적 연구가 진행되어야 할 것이다. 지금도 치아교합을 응용한 스포츠 트레이닝 프로그램을 실제로 운동선수에게 적용하고 있으며, 운동능력 향상을 위해 이에 관련한 연구들이 진행되고 있다.

스포츠 트레이닝에 관련된 치의학 연구들을 살펴보면, 하악골의 위치를 생리적인 위치로 재위치시키고, 치아교합의 균형을 맞추어 두경부 및 전신 자세 균형에 관련하여 다양한 생리적 기능적 효과를 얻을 수 있다는 연구들이 주를 이룬다.

김 등에 의하면, 치아교합이 불균형인 골퍼 5명을 대상으로 스프린트를 이용하여 교합균형을 맞추어 주었을 때, 실험 1, 2 주 후 악력, 배근력 그리고 드라이버의 헤드스피드 향상에 영향을 미친 것으로 보고하였다.

안 등에 의하면, 수직적 교합고경을 증가시켰을 때 14가지의 사지 동작 운동 중 근력의 차이를 연구한 결과, hip의 굴곡운동과 신전운동, forearm의 회외운동, shoulder의 내전운동, knee의 외전 운동과 내전운동, ankle의 배측굴곡과 족측굴곡에서 근력의 유의한 증가를 보였고, 특히 3.5mm 교합고경을 증가 시켰을 때 가장 높은 평균근력 증가율을 보였다고 나타내었다.

이 등에 따르면, 교합안정장치의 장착이 인체의 자세 균형에 어떠한 영향을 미치는지 연구하여, 스프린트 장착 3주 후 균형감각의 지표인 신체 무게 중심의 흔들림(C.O.P)의 이동량이 감소하고, 직립 시 좌우 발바닥의 평균접촉압력 차이가 감소하였다고 했다.

그러나, 우리나라 스포츠계에서는 스포츠 트레이닝과 관련된 치의학적 연구가 시작 된지 얼마 되지 않았고, 외상 예방 외에는 스프린트의 역할에 대한 깊은 인식이 부족한 상태이다. 또한, 스포츠 트레이닝을 위한 교합안정장치 또는 하악 재위치 장치에 관한 연구 활동이 아직까지는 미진하여, 앞으로도 지속적인 많은 연구가 필요할 것으로 보인다.

Reference

1. Ray R. Management strategies in athletic training: Human Kinetics Publishers; 1994.
2. 김기진. 경기력 향상을 위한 효과적인 트레이닝 구성전략. 코칭능력개발지. 2013;15(1):72-83.
3. Delforge GD, Behnke RS. The history and evolution of athletic training education in the United States. Journal of Athletic Training. 1999;34(1):53.
4. 국민체육진흥공단체육과학연구원. (경기력 향상을 위한)스포츠 과학 가이드 : 근력강화 훈련. 2003:10.
5. 최경택. 복싱선수들의 경기력 향상을 위한 근력 트레이닝 프로그램 개발 및 적용. 상지대학교 박사학위 논문. 2006.
6. Garfield SL. Eclectic psychotherapy: A common factors approach. 1992.
7. 장덕선. 선수들을 위한 집단운동상담 프로그램의 적용. 한국스포츠심리학회지. 2002;13(1):83-104.
8. Vealey RS. Future directions in psychological skills training. The sport psychologist. 1988;2(4):318-36.
9. Thomas PR, Murphy SM, Hardy L. Test of performance strategies: Development and preliminary validation of a comprehensive measure of athletes' psychological skills. Journal of sports sciences. 1999;17(9):697-711.
10. 국민체육진흥공단체육과학연구원. (경기력 향상을 위한)스포츠 과학 가이드 : 심리훈련 2003.
11. 김종숙, 박춘배. 齒牙咬合 균형이 근력과 드라이버 헤드스피드에 미치는 영향. 한국체육과학회지. 2008;17(3):1129-39.
12. 안수진, 이성복. 수직적 교합고경의 증가가 사지 근력에 미치는 영향에 관한 연구. 구강회복응용과학지. 2001;17(4):231-44.
13. 이윤, 최대균, 이성복. 교합균형이 자세 중심 (重心) 에 미치는 영향에 관한 연구. 구강회복응용과학지. 2003;19(2):57-67.
14. 이명천, 김미혜. 엘리트 운동 선수의 식생활 비교 연구. 한국식품영양과학회 학술대회발표집. 2001:76-87.
15. 성동진. 운동처방론. 서울 홍경출판사. 1997.

제3장

스포츠 치의학에서 보호장구 (protect materials)

1. 마우스가드 _ 권긍록
2. 마우스가드의 역할과 기능 _ 권긍록
3. 맞춤형 마우스가드의 제작 _ 권태훈, 노관태, 백장현, 심정석, 홍성진
4. 안면보호대 (Face mask) _ 최유성
5. Helmet _ 박관수

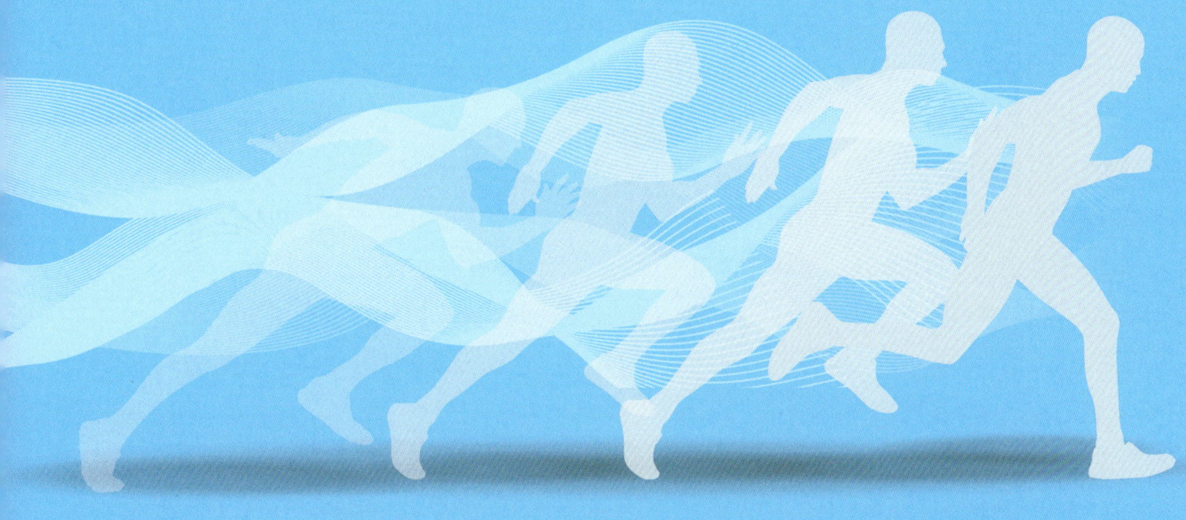

제3장 스포츠 치의학에서 보호장구 (protect materials)

1. 마우스가드

1) 마우스가드의 기초지식

스포츠에서 사고는 항상 일어날 가능성이 존재한다. 이런 외상과 장해는 스포츠의 본래 목적인 건강 유지 및 체력향상과는 상반되기 때문에 적절한 안전 대책이 필요하다. 스포츠 상해를 예방하기 위해서는 육체적 정신적 상태의 개선 및 유지, 엄격한 경기규칙 그리고 적절한 보호 장구의 사용 등이다.

스포츠 경기에서 구강과 주위 얼굴부위의 손상을 방지할 수 있는 보호장치로 마우스가드가 있다. 기성 마우스가드로는 보호능력과 좋은 착용감을 모두 충족시킬 수 없을 뿐 아니라 경우에 따라서는 부상의 위험성을 증가시키고 경기력을 저하시킬 가능성도 있다. 치과의사가 전문 지식과 기술로 적합성과 기능을 살린 맞춤형 마우스가드의 보급이 필요한 이유이기도 하다.

스포츠 활동 시 생길 수 있는 악안면 및 구강영역의 외상과 관련 있는 질병의 치료와 그 장애에 관한 정보를 수집, 광고하며 이들의 예방을 위한 연구를 원조하는 학문(ASD, 1999)을 스포츠 치의학이라 정의한다. 다시 말해 healthy sports dentistry, safety sports dentistry, 그리고 athletic sports dentistry라 할 수 있다.

(1) 마우스가드(mouthguard)란?

마우스가드는 대체적으로 상악골에 장착해서 치아와 악골, 주변 연조직을 외상으로부터 보호하는 장치이다. 마우스가드는 치아와 얼굴부위 손상을 방지하는 명백한 역할을 하기 때문에 다시 말해서, 외상을 유발할 수 있는 스포츠를 할 때는 꼭 이 장치를 착용할 필요가 있다. 600여명 이상의 엘리트 선수들을 대상으로 한 논문 결과에 의하면 마우스가드에 대한 인식도는 36~60% 정도였으며 접촉성 스포츠 (contact sports)선수들이 비접촉성 스포츠(non-contact sports) 선수들에 비해 상대적으로 인식도가 높았다. 또한 구강 손상 경험이 있는 경우가 그렇지 않은 경우보다 훨씬 인식도가 높게 나타났다. 구강 손상 경험자가 사용했던 마우스가드는 65%가 기성품(boil & bite type : 뜨거운 물에 넣으면 재료가 말랑말랑해져서 치아를 꽉 깨물면 치열이 인기되어 변형 가능함)이었고 맞춤형은 불과 15%에 불과했다. 그럼에도 불구하고 대부분의 선수들은 마우스가드가 치아와 얼굴주변 조직을 외상으로 부터 보호해 준다는 인식을 가지고 있었다.

외상을 받을 수 있는 위험요소가 있는 모든 스포츠들, 예를 들어 럭비, 킥복싱, 태권도, 막대기와 볼을 이용한 운동 등등에 마우스가드의 착용을 추천한다.

■ **마우스가드의 디자인**

마우스가드는 순면이 2-3mm, 교합면은 3mm, 구개면은 2mm의 두께를 유지해야 한다. 특히 구개면은 장치의 retention을 부여해주는 부위로 가능하다면 얇은 것이 착용감에 도움이 된다. 교합면은 보통 3mm 정도에서 기능, 착용감 등이 우수했으며 순측은 외상으로부터 보호를 해야 하는 부위이므로 종목별로 다양한 두께를 권장하고 운동에 방해되지 않도록 해야 한다. EVA(ethylene vinyl acetate) 샘플 두께가 4mm 정도는 되어야 외부 충격을 흡수할 수 있다는 논문을 근거로 하면 장치의 두께가 4mm정도 되어야 하지만 착용감을 고려해서 두께를 가감해야 한다.

■ **마우스가드의 교합**

3차원 유한요소분석에 의하면 상악에 장착한 마우스가드에서 전, 후방 모든 치아가 접촉한 경우에 상악골이나 관절, 두경부로 전달되는 응력분산이 가장 좋게 나타났다. 그러므로 좌우측의 구치부가 안정된 교합으로 이루어져야 한다. 즉, 모든 치아가 다 안정된 상태에서 가장 좋은 효과를 발휘한다. 교합접촉점의 깊이는 운동의 종류나 선수의 포지션에 따라 달라야 한다. 말을 많이 해야하는 경우라면 얕게 만들 필요가 있을 것이다.

(2) 완충 효과(effect in reducing impact force)

어떤 종류의 마우스가드가 효과적인가? OTC(over the counter) 마우스가드와 3mm이상 두께의 맞춤형 마우스 가드의 완충효과를 비교한 논문에서 맞춤형 마우스가드가 MTBI(minor trauma brain injury)를 훨씬 더 줄여주었다고 보고되었다.

그리고 clenching 유무에 따른 차이에서는, 치아를 꽉 깨물었을 때 근력이 더 증가되었다. 럭비 선수의 공격 및 수비 운동 시 머리 충격가속도가 마우스가드를 장착한 상태에서 어금니를 꽉 물었을 때 더 감소된 결과를 보여주고 있는 것으로 보아 clenching이 충격 완화를 증대 시킨다. 마우스가드가 head의 충격완화 효과를 보고한 다양한 RCT 또는 cohort 연구가 있지만 효과의 명백한 차이가 있다고 단정할 수는 없는 실정이다.

(3) 경기력 향상효과(effect on performance enhancement)

교합평형이 신체 균형에 영향을 미치는 가를 알아보기 위해서 CR splint를 장착한 피검자와 부정교합 상태의 splint 를 장착한 피검자를 stepping test와 gait test를 시행 한 바, CR splint를 장착한 즉, 교합이 잘 이루어졌을 때 훨씬 더 신체 균형이 잘 잡힌다는 결과를 얻었다. stepping test는 반경 0.5,

1mm 두 개의 동심원을 그려놓고 제자리 걸음(100보)을 시키고 나서 제자리에 있느냐 얼마나 벗어났느냐를 측정하는 것이고 gait test는 눈을 감고 6m의 거리를 걸어 갈 때, 얼마나 중심선에서 이동했는지를 전진 시와 후진 시 각각 측정하는 방법이다. 기준선에 근접한 것이 균형감각이 좋다는 의미로 해석되는 실험이다.

Foot scan을 이용한 교합균형이 신체 중심의 동요도에 영향을 미치는가 하는 실험에서도 교합이 좋은 교합안정장치를 착용한 경우에 좌우측 발바닥의 접촉압력이 균형있게 나타났다.

clenching 했을때 그 근육의 근력이 증가하는데, 2mm, 3mm, 3.5mm 두께의 splint 중에서 특히 3mm 두께의 경우에 효과가 가장 뛰어났다. 교합이 잘맞는 마우스가드가 경기력 향상을 증가시켜준다는 증거는 비교적 충분하다.

(4) 마우스가드가 경기력 향상에 영향을 미치는 확실한 근거가 있는가?

마우스가드가 운동경기 중 발생하는 악구강계의 외상을 방지한다는 증거가 있음에도 불구하고 이 장치가 경기력 향상에 영향을 미친다는 체계적인 정량화가 되어 있지는 않은 실정이다.

치아에 잘 적합되는 맞춤형 라미네이트 마우스가드는 boil & bite 형태와 비교시 상악에 장착해서 외상방지 효과가 우수하다. 마우스가드는 충격을 완화시키기 위해 특별규격으로 정확하게 적합되어야 한다. 마우스가드 장착 유무 혹은 이 악물기 여부가 머리에 가는 충격을 감소시키는데 효과가 있다는 증거를 얻기 위한 연구가 부족한 실정이다. 그럼에도 마우스가드는 자세를 조절하고 이악물기 시 근력을 증진시킬 수 있다.

Reference

1. Australian Dental Association. Guidelines for the fabrication, use and maintenance of sports mouthguards. Sydney; Standards Australia International; 2003.

2. McCrory P et al. Consensus Statement on Concussion in Sport-The 4th international Conference on Concussion in Sport Held in Zurich. PM&R 2013;5:255-278.

3. 박능석 등. 전문운동선수의 mouthguard 에 대한 인식도.

4. Ishigami K, Ueno T, Kawara M, Maeda Y, Yasui T, Aida H et al. Introduction of Sport Dentistry. Igaku Joho-Sha, Tokyo. 2015;98-102 [in Japanese].

5. Dorney B. Sports related dental trauma and guidelines for mouthguard design and construction. Int J Sports Dent 2009;2:19-24.

6. Maeda M, Takeda T, Nakajima K, Shibusawa M, Kurokawa K, Shimada A, Takayama K, Ishigami K. In Search of Necessary Mouthguard Thickness. Part 1: From the Viewpoint of Shock Absorption Ability. J Jpn Prosthodont Soc 2008;52:211-219.

7. 서재승 등. 구강보호 장치의 교합접촉 양식이 치아 및 악골의 응력분산에 미치는 영향: 3D FEM Analysis.

8. Winters J, DeMont R. Role of mouthguards in reducing mild traumatic brain injury/concussion incidence in high school football athletes. General Dentistry 2014;62:34-38.

9. Hasegawa K,Takeda T, Nakajima K, Ozawa T, Ishigami K, Narimatsu K, Noh K. Does clenching reduce indirect head acceleration during rugby contact? Dental Traumatology 2014;30:259-264.

10. 정성진 최대균. 교합평형이 전신균형에 미치는 영향에 관한 연구. 대한치과보철학회 추계학술대회. 2001.

11. 이윤, 최대균, 이성복. 교합균형이 자세중심에 미치는 영향에 관한 연구. 대한치과턱관절기능교합학회지 2003;19:57-67.

12. 안수진, 이성복, 최대균. 수직적 교합고경의 증가가 사지 근력에 미치는 영향에 관한 연구. 대한악기능교합학회지 2001;17:231-244.

2. 마우스가드의 역할과 기능

1) 서론

경제적 발전과 함께 생활이 풍요해지면서 비만 등에 의한 성인병 증가와 주 5일 근무제의 시행에 따른 여가 시간의 증가로 국민들의 건강에 대한 관심이 증가하고 있다. 이에 힘입어 스포츠는 취미 활동으로서 뿐만 아니라 건강한 삶의 질의 증진을 위해 청소년, 장년, 노년, 남녀 모두에서 관심이 높아지고 있다. 스포츠 종목의 다양화와 과격화 그리고 스포츠 활동 인구의 급격한 증가가 나타나고 이와 더불어 스포츠 활동 중에 근육의 손상, 연골 파열, 골절, tendinitis, 연조직 laceration과 타박상, 치아 파절, 뇌진탕 등의 외상과 장애도 증가하고 있는 추세이다. 이처럼 스포츠에서 사고는 항상 일어날 가능성이 존재하는데, 이런 외상과 장해는 스포츠의 본래 목적인 건강유지 및 체력향상과는 상반되기 때문에 적절한 안전 대책이 필요하다.

특히 악안면 영역의 운동외상은 치아 파절 및 탈구, 악골 골절, 연조직 손상, 뇌진탕 등이 발생하며 이에 의한 후유증은 육체적 정신적으로 상당히 중요하며 특히 두경부 충격으로 발생하는 뇌진탕이나 뇌세포의 손상은 생명과도 관계가 있다. 이 뿐 아니라 운동선수들에 있어서 구강악안면 영역의 건강유지는 경기력 향상을 위하여 끊임없는 훈련을 수행하는데 필요한 영양 섭취를 위해 꼭 필요하며 특히 구강악안면 영역의 외상은 음식 섭취를 불충분하게 하여 체력의 저하를 가져 올 수도 있다. 또한 운동 중에 발생하는 외상은 경기력의 저하와 목표하는 경기에 참가할 수 없게 하는 문제를 일으킬 뿐 아니라 안면 부위의 정상적인 기능과 심미에 대한 정서적 심리적 stress 문제도 발생하며, 심한 경우에는 영구적인 장애 상태로 이어지기도 한다.

스포츠 경기에서 상해를 예방하기 위해서는 육체적 정신적 상태의 개선 및 유지, 엄격한 경기규칙 그리고 적절한 보호 장구의 사용 등이 매우 중요하다. 특히 구강과 주위 얼굴부위의 손상을 방지할 수 있는 보호장치로 마우스가드가 있다. 마우스가드는 안면의 전방, 측방으로 직접 가해지는 외력으로부터 치아와 치주조직을 보호하고, 구순 및 혀 등 연조직의 손상을 방지하며, 충격력으로부터 악관절을 보호하고, 악관절 및 치아를 통한 충격력이 뇌에 가해지는 것을 흡수하여 뇌진탕이나 보다 심각한 뇌 손상을 방지하며, 운동 중 clenching의 강도가 증가하여 두경부의 근활동이 항진되고 두부의 고정력이 강화되어 경부손상을 감소시키는 기능을 가지고 있다.

미식축구, 럭비, 아이스하키, 필드하키, 농구, 권투, 태권도 등의 접촉성 운동 군에서는 외상 발생 위험이 높아 외상의 예방을 위해 여러 가지 도구를 장착하는 것이 의무화 되고 있으며 경기 규칙이 엄격하게 적용된다. 그리고 권투와 미식축구 등의 종목에서는 시합 중 마우스가드의 장착이 의무화되어 있고, 태권도의 경우 국제 경기에서는 장착이 의무화 되었고, 아이스하키와 럭비 등에서는 착용을 권장하고 있으며, 의무화 되지 않은 경우라도 선수 스스로 보호를 위하여 장착하는 경우도 있다.

그러나 우리나라에서는 마우스가드의 장착이 필요하다고 생각되는 많은 경기자에게 충분히 보급 되었다고 말할 수 없으며, 마우스가드에 대한 지식도 경기자나 지도자가 충분히 인식하지 못하고 있다고 생각되며 그 사용에 관한 조사 결과 또한 만족할 수 없는 실정이다.

현재 사용되고 있는 마우스가드는 기성 마우스가드, boil & bite 형태의 마우스가드, 맞춤형 마우스가드 등 3가지로 구분된다. 기성으로 제작된 마우스가드는 유지력이 떨어지고 제작 과정 중에 교합면 두께가 얇아지게 되어, 정밀하지 못해 보호능력과 좋은 착용감을 모두 충족시킬 수 없을 뿐 아니라 경우에 따라서는 부상의 위험성을 증가시키고 경기력을 저하시킬 가능성도 있다. 이런 문제들이 치과의사가 전문 지식과 기술로 적합성과 기능을 살린 맞춤형 마우스가드의 보급이 필요한 이유이기도 하다.

2) 맞춤형 마우스가드

(1) 마우스가드(Mouthguard)란?

마우스가드는 대체적으로 상악골에 장착해서 치아와 악골, 주변 연조직을 외상으로부터 보호하는 장치이다. 마우스가드는 치아와 얼굴부위 손상을 방지하는 명백한 역할을 하기 때문에 다시 말해서 외상을 유발할 수 있는 스포츠를 할 때는 꼭 이 장치를 착용할 필요가 있다. 600여명 이상의 엘리트 선수들을 대상으로 한 논문 결과에 의하면 마우스가드에 대한 인식도는 36~60% 정도였으며 접촉성 스포츠(contact sports) 선수들이 비접촉성 스포츠(non-contact sports) 선수들에 비해 상대적으로 인식도가 높은 것으로 나타났다. 또한 구강 손상 경험이 있는 경우가 그렇지 않은 경우보다 훨씬 인식도가 높게 나타났다. 구강 손상 경험자가 사용했던 마우스가드는 65%가 기성품(boil & bite type : 뜨거운 물에 넣으면 재료가 말랑말랑해져서 치아를 꽉 깨물면 치열이 인기되어 변형 가능함)이었고 맞춤형은 불과 15%에 불과했다. 그럼에도 불구하고 대부분의 선수들은 마우스가드가 치아와 얼굴주변 조직을 외상으로 부터 보호해 준다는 인식을 가지고 있었다. 외상을 받을 수 있는 위험 요소가 있는 모든 스포츠들, 예를 들어 럭비, 킥복싱, 태권도, 막대기와 볼을 이용한 각종 운동에 마우스가드의 착용이 추천된다.

(2) 마우스가드의 재료

교합치료나 악관절 치료에 사용되는 교합장치는 일반적으로 탄성이 거의 없는 경질의 재료가 주로 이용되는 반면, 마우스가드 제작에 가장 많이 사용되고 있는 것은 Ethylene Vinyl Acetate-copolymer(EVA) 계열로 탄성을 가지는 재료이다.

(3) 마우스가드의 형태

마우스가드는 순면이 2-3mm, 교합면은 3mm, 구개면은 2mm의 두께를 유지해야 한다. 특히 구개면은 장치의 유지를 부여해주는 부위로 가능하다면 얇은 것이 착용감에 도움이 된다(그림 3-1). 교합면은 보통 3mm 정도의 두께에서 기능, 착용감 등이 우수했으며, 순측은 외상으로부터 보호를 해야 하는 부위이므로 종목별로 다양한 두께를 권장하고 운동에 방해되지 않도록 해야 한다. EVA(ethylene vinyl acetate) 샘플 두께가 4mm 정도는 되어야 외부 충격을 흡수할 수 있다는 논문을 근거로 하면 장치의 두께가 4mm정도 되어야 하지만 착용감을 고려해서 두께를 가감해야 한다.

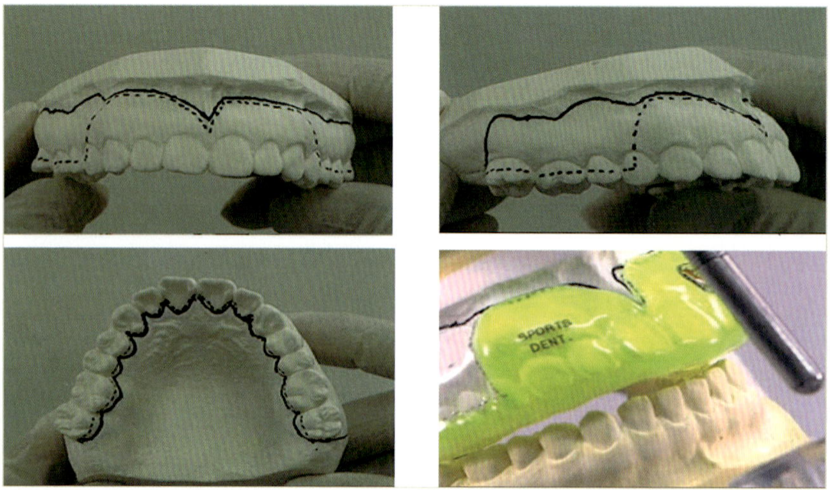

그림 3-1. 2중층의 마우스가드의 외형선 치아의 구개부의 경우 이물감을 줄이기 위해 가능한 얇게 제작한다.[12)]

(4) 마우스가드의 교합

치과영역에서 안정적인 교합접촉을 이루는 것은 구강기능과 저작효율에 있어서 중요하며 과두와 근신경계의 안정을 이루는데 있어서도 중요한 역할을 한다. 부적절한 교합접촉은 근신경계의 조화를 깨뜨리며 악관절의 문제도 야기할 수 있다는 것은 잘 알려진 사실이다.

교합기능과 신체운동기능, 특히 근력과의 관련성에 대한 연구에서는 무치악 환자에서 의치 장착 시의 전신 반응시간(동작 개시 시간, 근 수축 시간, 동작 완료 시간)을 계측한 결과, 동작 개시 시간의 단축, 근수축 시간 및 동작 완료시간의 연장이 나타나 교합지지의 유무가 민첩성 측면에서 신체운동 능력에 영향을 미치는 것으로 나타났다. 마우스가드 장착 시 교합설정은 매우 중요한데, 3차원 유한요소 분석 결과에 의하면, 상악에 장착한 마우스가드에서 전후방 모든 치아가 접촉한 경우에 상악골이나 관절, 두경부로 전달되는 응력분산이 가장 좋게 나왔다. 즉, 전후 좌우측의 모든 치아가 안정된 접촉을 이루어진, 모든 치아가 다 안정된 상태에서 가장 좋은 효과를 발휘한다 (그림 3-2).

교합 접촉점의 깊이는 운동의 종류나 선수의 포지션에 따라 달라야 한다. 말을 많이 해야하는 경우라면 얕게 만들 필요가 있다.

일련의 연구에서 중심위나 교두감합위로부터 시작하여 수직고경을 단계적으로 증가시켜 사지근육의 근력변화를 연구한 결과 수직고경이 2mm~3.5mm 증가되었을 때 평균근력이 가장 큰 증가를 보이는 것으로 보아 마우스가드 제작 시 두께는 3mm 내외가 추천된다.

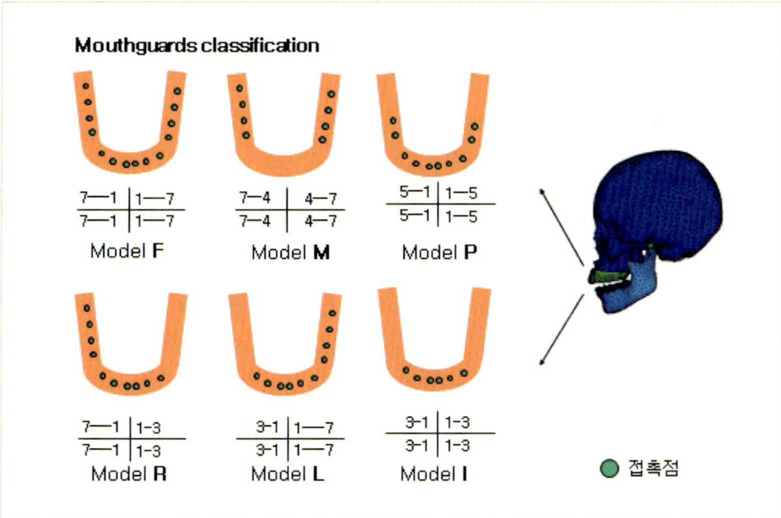

그림 3-2. 교합접촉점 위치에 따른 마우스가드분류 (F~I)[23]

3) 맞춤형 마우스가드의 기능과 역할

(1) 완충 효과(effect in reducing impact force)

최근 국내에서도 스포츠 치의학에 대한 관심이 높아지고 있으며 이에 따라 다양한 연구들이 발표되고 있다. 이러한 연구 중 한 분야는 스포츠 외상의 예방에 대한 것으로 접촉성 스포츠에서 발생하는 악안면, 두경부 영역의 외상에 대한 마우스가드의 유효성에 관한 것이다. 미식 축구단 선수들에게 마우스가드를 장착시킨 후 Cephalometric 방사선 사진을 촬영하여 분석한 결과, 하악 과두, 경추를 비롯한 해부학적 구조들이 재위치 됨을 확인하고 두경부 손상이 감소된 것으로 나타났다. 그밖에도 마우스가드가 스포츠 활동 중 발생하는 두경부 영역의 외상을 효과적으로 예방해 줄 수 있다는 연구들은 많이 발표된 바 있으며 권투를 비롯하여 일부 접촉성 스포츠 활동 시 마우스가드의 장착이 의무화되기도 하였다. 마우스가드의 역할은 정적, 동적 하중이 부하되는 스포츠 활동 시 외력을 보다 효과적으로 분산시켜 역학적 안정상태를 도모하는 것이다. 즉, 교합상태의 동적인 힘은 물론 외력이 가해졌을 때의 동적인 힘이 치아나 악골로 전달될 때 완충작용을 하는 것이다.

강철구로 pendulum에서 치아절편에 충격을 가한 실험에서 마우스가드 장착 시 8~30% 응력 감소를 보여주었으며, 사체에 impact-deliver를 이용하여 하악 턱끝 부위에 하방으로부터 충격을 가했을 때 마우스가드 장착 여부에 따른 골의 응력분포 및 변화량을 측정했는데, 치조골 및 하악골의 과두 부분과 하악각에 발생하는 응력과 변위량이 마우스가드를 장착했을 때 상당히 감소됨을 알 수 있었다.

충격 물체에 따른 마우스가드의 충격 흡수 능력을 항아보기위해 사체와 pendulum을 이용한 실험 결과 마우스가드를 장착한 피검자에서 응력이 작게 나타났다 (그림 3-3, 3-4). 사체를 대상으로 한 다른 연구에서 마우스가드가 치아와 치조골 뿐만 아니라 턱관절의 공간을 증가시켜 두개골로 전달되는 응력 또한 감소시키는 것으로 나타났다.

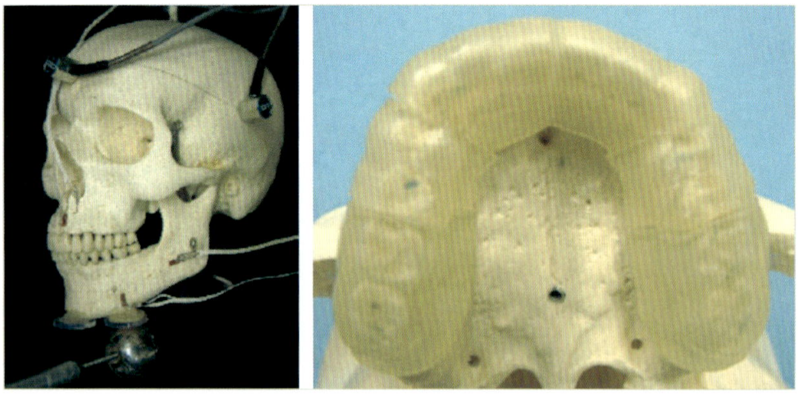

그림 3-3. Skull model (좌)과 마우스가드가 장착된 하악골 교합면 (우)[21]

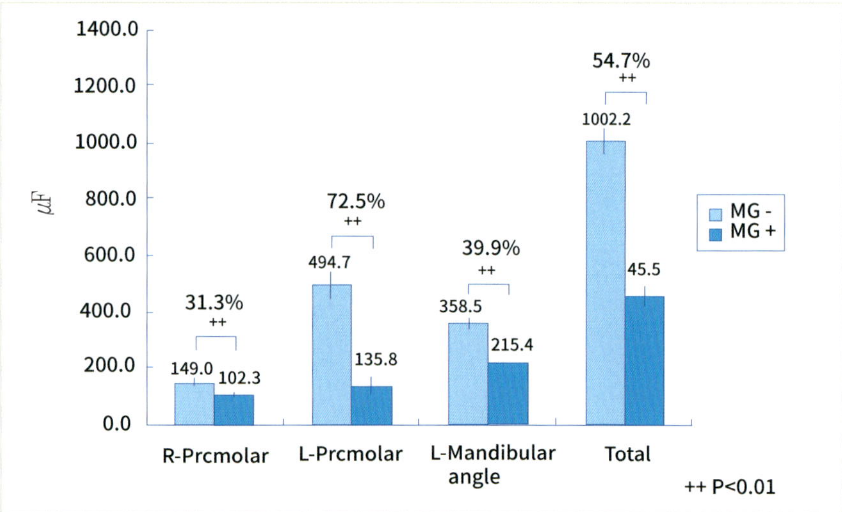

그림 3-4. 마우스가드 장착 유무에 따른 하악골의 변위량[21]

어떤 종류의 마우스가드가 효과적인가? OTC(over the counter) 마우스가드와 3mm이상 두께의 맞춤형 마우스 가드의 완충효과를 비교한 논문에서 맞춤형 마우스가드가 MTBI(minor trauma brain injury)를 훨씬 더 줄여주었다고 보고되었다. 마우스가드의 재료는 충격 흡수 능력을 갖는 연성 재료여야 하며 최근에는 보다 효과적인 작용을 위해 형태, 재질 및 두께에 대한 연구가 진행되고 있다. 연구에 의하면 마우스가드가 치아에 접촉하는 면이 연질층의 재료일 때가 경질층일 때보다 응력 분산이 컸다. 또한 연질+경질+연질 즉, 치아쪽에 연질층으로 제작되거나, 두 연질층 사이에 경질층이 개재된 마우스가드가 하중 시 응력을 고르게 분산하는 것으로 나타났다.

Clenching 유무에 따른 차이에서는, 치아를 꽉 깨물었을 때 근력이 더 증가되었다. 럭비 선수의 공격 및 수비 운동 시 머리 충격가속도가 마우스가드를 장착한 상태에서 어금니를 꽉 물었을 때 더 감소된 결과를 보여주고 있는 것으로 보아 clenching이 충격 완화를 증대 시킨다. 그럼에도 불구하고 마우스가드가 head의 충격완화 효과를 보고한 다양한 RCT 또는 cohort 연구가 있지만 효과의 명백한 차이가 있다고 단정할 수는 없는 실정이다.

(2) 경기력 향상효과 (effect on performance enhancement)

현재 활발히 연구되고 있는 스포츠 치의학의 또 다른 분야는 하악의 위치변화와 같은 악안면 영역의 변화가 전신의 운동능력에 미치는 영향에 대한 것으로 대부분 자세균형과 근력에 관한 연구들이다. 악안면 근육들과 전신 간에 복잡한 관계가 있기 때문에 상하악의 부적절한 관계를 수정함으로써 적합한 생리적 상태가 얻어질 수 있는데, 이때 사용되는 장치를 MORA(mandibular orthopedic repositioning splint)라고 명명하였다. MORA를 장착한 사람을 대상으로 Fukuda-Unterberger stepping test를 시행한 결과 MORA가 균형감각을 유의성 있게 향상시켰으며, MORA 장착 후에 사지근의 근력 증가가 나타났다.

운동선수들에게 마우스가드 또는 교합안정장치를 장착 시켰을 때, 근력과 균형 감각이 향상되었고, 골프선수를 대상으로 한 실험에서 교합안정장치를 장착한 경우 클럽 스윙 시 드라이버 비거리와 공의 초속도가 증가되거나 그 성적의 일관성이 향상되었다 (표 3-1).

【표 3-1】 Mean values of club head speed(CHS), initial ball speed(IBS), driving distance(DD) and accuracy of putting(AP) at bilateral molar contact[37]

	No splint		Stabilization splint			Mouthguard		
	M	SD	M	SD	p-value	M	SD	p-value
CHS(mph)	109.49	13.82	111.54	10.30	0.35	111.77	12.20	.026
IBS(mph)	126.26	13.83	126.29	13.34	.942	126.67	13.78	.421
DD(yard)	189.43	24.75	191.81	22.23	.029	191.83	21.79	.022
AP(cm)	26.02	21.74	26.03	21.97	.997	26.61	21.86	.818

교합평형이 신체 균형에 영향을 미치는 가를 알아보기 위해서 CR splint를 장착한 피검자와 부정교합 상태의 splint를 장착한 피검자를 stepping test와 gait test를 시행 한 바, CR splint를 장착한 경우 즉, 교합이 잘 이루어졌을 때 훨씬 더 신체 균형이 잘 잡힌다는 결과를 얻었다. stepping test는 반경 0.5, 1 mm 두개의 동심원을 그려놓고 제자리 걸음(100보)을 시키고 나서 제자리에 있느냐 혹은 얼마나 벗어났느냐를 측정하는 것이고, gait test는 눈을 감고 6m의 거리를 걸어 갈 때, 얼마나 중심선에서 이동했는지를 전진 시와 후진 시 각각 측정하는 방법이다. 기준선에 근접한 것이 균형 감각이 좋다

는 의미로 해석되는 실험이다. Foot scan을 이용한 교합균형이 신체 중심의 동요도에 영향을 미치는가 하는 실험)에서도 교합이 좋은 교합안정장치를 착용한 경우 에 좌우측 발바닥의 접촉압력이 균형있게 나타났다 (그림 3-5, 6). Clenching 했을 때, 근육의 근력이 증가하는데, 2mm, 3mm, 3.5mm 두께의 splint중에서 특히 3mm 두께의 경우에 효과가 가장 뛰어났다. 교합이 잘맞는 마우스가드가 경기력 향상을 증가 시켜준다는 증거는 비교적 충분하다.

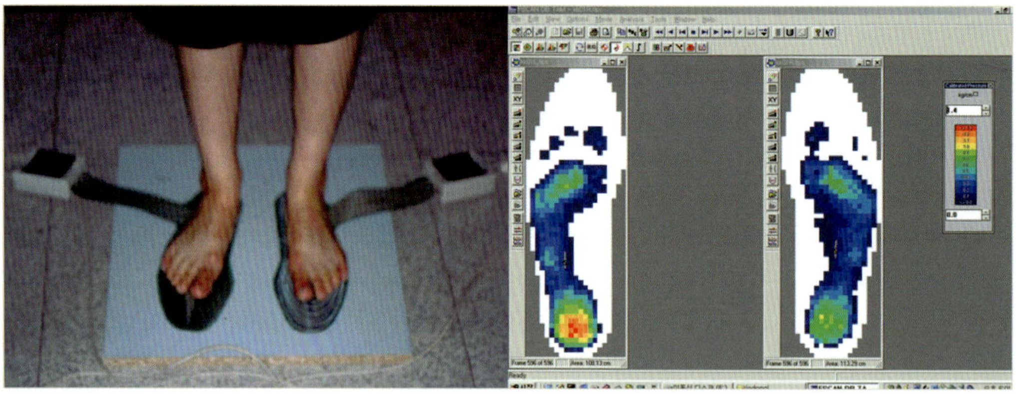

그림 3-5. Foot scan[39)]

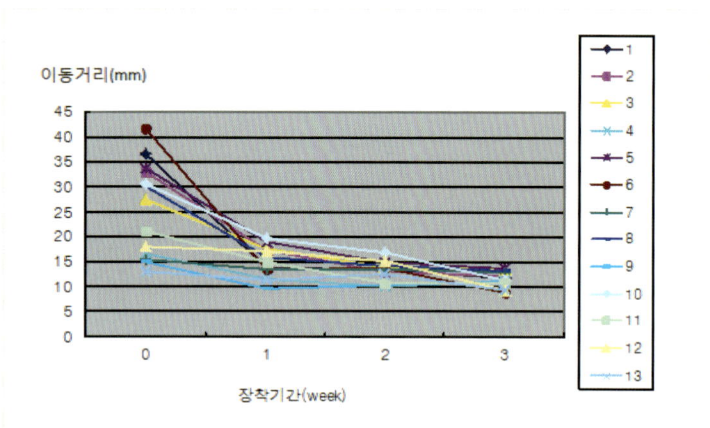

그림 3-6. COP (무게중심) 흔들림[39)]

4) 마우스가드의 한계성

마우스가드가 운동경기 중 발생하는 악구강계의 외상을 방지한다는 증거가 있음에도 불구하고 이 장치가 경기력 향상에 영향을 미친다는 결론에 대해서는 체계적인 정량화 되어 있지 않은 실정이다. 치아에 잘 적합되는 맞춤형 라미네이트 마우스가드는 boil & bite 형태와 비교 시 상악에 장착해서 외상 방지 효과가 우수하며, 이를 위해 충격을 완화시키기 위해 특별 규격으로 정확하게 적합되어야 한다.

충격 완충 효과에 관한 많은 근거에도 불구하고, 마우스가드 장착 유무 혹은 이 악물기 여부가 머리에 가는 충격을 감소시키는데 효과가 있다는 증거를 얻기에는 아직 연구가 부족한 실정이다. 그럼에도 마우스가드는 자세를 조절하고 이악물기 시 근력을 증진시킬 수 있다고 판단할 수 있다.

Reference

1. Adegbesan OA, Onyeaso CO. Perception of Nigerian athletes of the use of mouth guards to prevent the stresses of sports injury. Br J Sports Med 2004;38:685-689.
2. Krizek TJ. Management of maxillofacial trauma. Advances in Trauma. Vol 2. Chicago; Yearbook Medical Publishers; 1987. p. 131-162.
3. Reed R. Origin and early history of the dental mouthpiece. Br Dent J 1994;77:478-90.
4. Takeda T, Ishigami K, Hoshina S, Ogawa T, Handa J, Nakajima K, Shimada A, Nakajima T, Regner CW. Can mouthguards prevent mandibular bone fractures and concussions? A laboratory study with an artificial skull model. Dent Traumatol 2005;21:134-40.
5. Chapman P. The prevalence of orofacial injuries and the use of mouthguards in Rugby league. Aust J Sci Med sport 1985;17:15-18.
6. Kay EJ, Kakarla P, Macleod DAD, McGlashan TPL. Orofacial and dental injuries in club rugby union players. Br J Sport Med 1990;24;271-3.
7. de Loes M, Goldie I. Incidence rate of injuries during sport activity and physical exercise in a rural Swedish municipality: Incidence rates in 17sports. Int J Sports Med 1988;09:461-467.
8. Hulkko A. Stress fractures in athletes: a clinical study of 368 cases. Thesis. University of Oulu, Finland. 1988.
9. Australian Dental Association. Guidelines for the fabrication, use and maintenance of sports mouthguards. Sydney; Standards Australia International; 2003.
10. McCrory P et al. Consensus Statement on Concussion in Sport-The 4th international Conference on Concussion in Sport Held in Zurich. PM&R 2013;5:255-278.
11. 박능석, 우이형, 백진, 최대균. 운동선수들의 구강 악 안면 영역에서의 스포츠외상에 관한 설문조사. 대한치과보철학회지 2007;45:534-544.
12. Ishigami K, Ueno T, Kawara M, Maeda Y, Yasui T, Aida H et al. Introduction of Sport Dentistry. Igaku Joho-Sha, Tokyo. 2015;98-102 [in Japanese].
13. Dorney B. Sports related dental trauma and guidelines for mouthguard design and construction. Int J Sports Dent 2009;2:19-24.
14. Maeda M, Takeda T, Nakajima K, Shibusawa M, Kurokawa K, Shimada A, Takayama K, Ishigami K. In Search of Necessary Mouthguard Thickness. Part 1: From the Viewpoint of Shock Absorption Ability. J Jpn Prosthodont Soc 2008;52:211-219.
15. 小西, 石島, 平井. 咬合機能が身休運動におよぼす影響. 補綴誌 1993;37:201.
16. 안수진, 이성복, 최대균. 수직적 교합고경의 증가가 사지 근력에 미치는 영향에 관한 연구. 대한악기능교합학회지 2001;17:231-244.
17. Hong DH. Effect on Human Appendage Muscle Strength due to Increase in Occlusal Vertical Dimension from Intercuspal Position of Mandible. thesis. Kyung Hee University. 2002.
18. Stenger JM, Lawton EA, Wright JM, Ricketts J. Mouthguards: protection against shock to head, neck and teeth. J Am Dent Assoc 1964 ;69:273-81.

19. Morri H. A study on mouth protectors influence of mouth protectors on the shock absorption ability of bovine teeth. Nihon Univ Dent J 1998;72:331–338.

20. Ishigami K, Takeda T, Ishikawa T. Sports dentistry: for the future. Dent Jpn 2002;38:195–202.

21. Takeda T, Ishigami K, Shintaro K, Nakajima K, Shimada A, Regner CW. The influence of impact object characteristics on impact force and force absorption by mouthguard material. Dent Traumatol 2004;20:12–20.

22. Hickey JC, Morris AL, Carlson LD, Seward TE. The relation of mouth protectors to cranial pressure and deformation. J Am Dent Assoc 1967;74:735–740.

23. 소웅섭. 서로 다른 물성의 재료를 층으로 혼용하여 제작된 구강보호장치가 치아 및 악골에 미치는 영향에 관한 유한요소 연구. 박사학위 논문. 경희대학교. 2006.

24. Hasegawa K,Takeda T, Nakajima K, Ozawa T, Ishigami K, Narimatsu K, Noh K. Does clenching reduce indirect head acceleration during rugby contact? Dental Traumatology 2014;30:259–264.

25. Padilla R, Balikov S. Sports dentistry: Coming of age in the '90s. J Calif Dent Assoc 1993;21:27–34, 36–37.

26. Godwin WC. The role of the sports team dentist. Dent Clin North Am 1991;35:701–705.

27. Elliot MA. Professional responsibility in sports dentistry. Dent Clin North Am 1991;35:831–40.

28. Gelb H, Bernstein I. Clinical evaluation of two hundred patients with temporomandibular joint syndrome. J Prosthet Dent 1983;49:234–243.

29. Gelb H, Mehta NR, Forgione AG. The relationship between jaw posture and muscular strength in sports dentistry: a reappraisal. Cranio. 1996;14:320–325.

30. Gelb H, Tarte J. A two-year clinical dental evaluation of 200 cases of chronic headache: the craniocervical-mandibular syndrome. J Am Dent Assoc 1975;91:1230–1236.

31. Milani RS, De Periere DD, Lapeyre L, Pourreyron L. Relationship between dental occlusion and posture. Cranio 2000;18:127–134.

32. Forgione AG, Mehta NR, Westcott WL. Strength and bite, Part 1: An analytical review. Cranio. 1991;9:305–315.

33. Forgione AG, Mehta NR, McQuade CF, Westcott WL. Strength and bite, Part 2: Testing isometric strength using a MORA set to a functional criterion. Cranio. 1992;10:13–20.

34. Kaufman RS. Case reports of TMJ repositioning to improve scoliosis and the performance by athletes. N Y State Dent J. 1980;46:206–209.

35. Kaufman A, Kaufman RS. An experimental study on the effects of the MORA on football players. Funct Orthod 1985;2:37–44.

36. Egret C1, Leroy D, Loret A, Chollet D, Weber J. Effect of mandibular orthopedic repositioning appliance on kinematic pattern in golf swing. Int J Sports Med 2002;23:148–152.

37. Pae A, Yoo RK, Noh K, Paek J, Kwon KR. The effects of mouthguards on the athletic ability of professional golfers. Dent Traumatol 2013;29:47–51.

38. 정성진. 교합평형이 전신균형에 미치는 영향에 관한 연구. 석사학위논문. 경희대학교대학원. 2002.
39. 이윤, 최대균, 이성복. 교합균형이 자세중심에 미치는 영향에 관한 연구. 대한치과턱관절기능교합학회지 2003;19:57-67.

3. 맞춤형 마우스가드의 제작

1) 내원 첫날의 임상과정

마우스가드 제작의 첫 번째 단계로서 진료실에서 행해지는 진료과정이다. 치아우식과 치주염, 지치주위염, 불량한 보철물 등의 치과질환 및 문제점이 있을 경우, 마우스가드의 제작을 진행하기 전에 먼저 적절한 치료를 하는 것을 원칙으로 한다. 환자 및 선수의 구강건강관리라는 측면에서 전반적인 치과적인 진료와 마우스가드의 디자인에 필요한 문진 및 진단, 마우스가드의 제작을 위한 인상채득 및 교합관계의 채득으로 이루어진다.

(1) 문진 및 진단

① 문진

문진에는 마우스가드의 사용목적과 사용경험, 스포츠 종목, 색상 또는 이름 넣기와 같은 마우스가드 디자인 시의 고려사항 등의 질문이 포함된다. 또한 설문지 양식 등을 미리 제작하여 놓을 수도 있다.

가. 외상의 경험 및 부위

스포츠 활동 시 외상 경험의 유무 및 부위를 확인해 둔다. 해부학적인 특징으로 인해 같은 부위에 다시 외상을 입을 수 있기 때문에 마우스가드를 디자인할 때 고려해야 한다.

나. 마우스가드의 사용목적

외상의 예방, 턱관절 부위의 보호, 운동능력의 향상 등의 일반적으로 생각되는 항목을 설명하고 마우스가드를 사용하는 목적을 확인한다. 환자가 일반적으로 턱관절 부위의 질환의 치료 목적으로 사용되는 스플린트 등과 마우스가드를 혼동하고 있는 경우에는 차이점에 대한 충분한 설명이 필요하다.

다. 마우스가드의 장착경험

이전에 마우스가드를 장착한 경험이 있는 경우 또는 현재 사용하고 있는 마우스가드가 있는 경우에는 기존 마우스가드에 대한 불편감을 문진하여 보다 만족감이 높은 마우스가드를 제작할 수 있다. 또한 기존에 장착하고 있는 마우스가드가 있을 경우, 충분한 관찰과 분석을 통해 개선사항을 고려하여 새로 제작할 마우스가드를 디자인한다.

라. 환자의 요구사항

마우스가드의 색상, 환자 이름 또는 문구의 삽입여부 등을 확인한다.

마. 스포츠 종목 및 포지션

스포츠 종목 및 포지션에 따른 마우스가드 장착 의무의 유무, 마우스가드에 관한 규정의 유무, 헬멧 및 안면보호대 등의 사용유무, 다른 선수와의 접촉가능성, 스포츠 시 대화의 필요성, 스포츠 종목의 특징 등을 고려한다.

바. 턱관절부위의 증상

턱관절 부위의 증상에 대해서는 자세하게 기록해둔다. 증상 및 통증이 있을 경우 턱관절 부위의 치료를 먼저 진행할 것인지 여부, 마우스가드 장착에 따른 증상의 변화를 체크하기 위해 기록이 필요하다.

② 진단

치아우식, 치주조직의 상태, 교합상태, 턱관절 부위의 증상 등을 기록해둔다. 일반적인 구강진단 기록지를 사용한다.

가. 치아

치아우식증 및 치료가 필요한 치아가 있는지, 현재 치료중인 치아가 있는지, 재제작이 필요한 보철물이 있는지 등을 검사한다. 치아에 대한 치료를 먼저 진행할 지에 대한 결정이 필요하다.

나. 교합관계

상 • 하악의 전치부 및 구치부에서의 교합관계를 확인한다.

다. 치주조직

구강위생관리 상태 및 치주염의 존재 및 정도를 확인한다.

(2) 인상 채득

기성트레이와 알지네이트 인상재를 사용하여 상•하악을 인상채득한다. 치아와 치주조직, 소대 및 치은순협이행부를 정확하게 인상채득한다. 필요 시 작업모형 상에서 블록 아웃을 위해 현재 치료중인 부위를 인상채득한다 (그림 3-7).

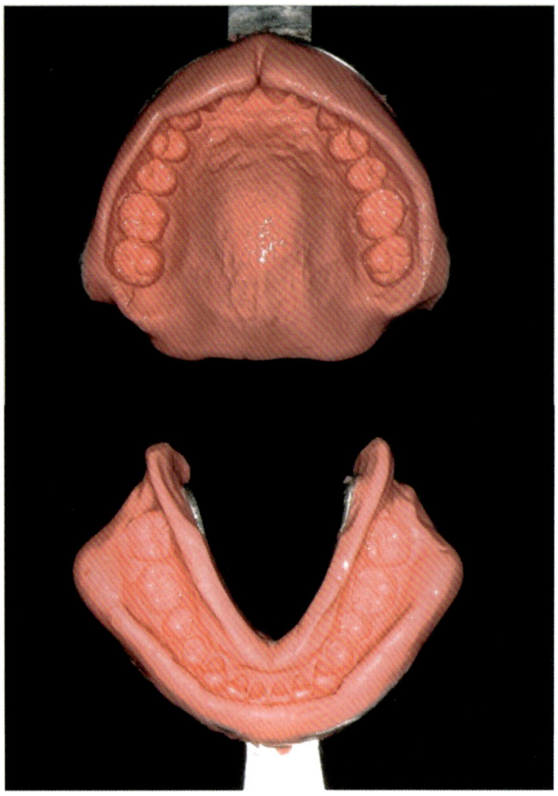

그림 3-7. 인상 채득
기포의 유무를 확인하고 은협이행부까지 정확하게 인상채득한다.

① 주의사항

가. 의치가 장착되어 있는 경우 빼고 한다.
나. 인상 시에 구토반사가 강한 경우는 마우스가드의 후연을 제1대구치까지 하는 것이 위화감이 적다.
다. 인상재를 미리 상악의 최후방 구치 후연에 손가락으로 도포하면 좋은 인상을 얻을 수 있다.
라. 교합관계는 특히 중요하기 때문에 대합치의 인상도 주의 깊게 채득한다.
마. 마우스가드를 제작하는 쪽의 인상에 대해서는 은협이행부의 최심부까지 확실하게 채득하는 것이 중요하다.

(3) 교합 채득 및 face-bow 채득

① 중심교합위로 교합채득하는 방법

진료실에서 통상적으로 하는 방법으로 중심교합위로 교합채득한다. 기공과정 시 교합기상에서 절치핀을 이용하여 교합을 거상하여 교합면부위의 마우스가드의 두께를 확보한다. 교합채득용 왁스나 실리콘 재료를 사용하며, 정밀도 및 장기 보존을 위한 변형 방지를 위해 실리콘 재료가 보다 추천된다(그림 3-8). 교합 거상량의 설정에 참고를 위해 바이트게이지(bite-gauge) 등으로 안정공극량(freeway space)을 확인해두는 것도 추천된다.

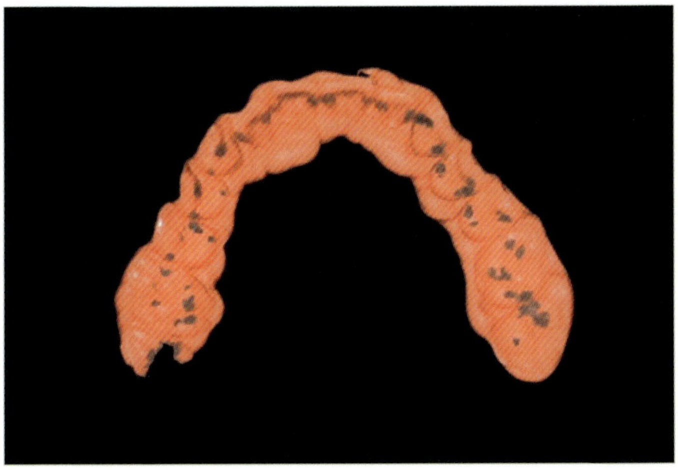

그림 3-8. 교합 채득
중심교합위에서 상・하악의 교합관계를 채득한다. 실리콘 재료가 추천된다.

② 교합 채득 없이 제작하는 방법

상악의 인상 채득만으로 제작하는 경우에 해당되지만 일반적으로는 추천되지 않는다. 한번에 대량으로 마우스가드를 제작해야 하거나 시간적 제약이 있는 등의 이유가 있을 때는 상악의 인상 채득만으로 마우스가드를 제작할 경우가 아주 간혹 있다. 이 경우, 교합조정이 가장 중요한 과제가 된다. 교합조정의 방법으로 다음과 같은 것들이 있다.

가. 마우스가드의 교합면을 토치로 연화한 후 뜨거운 물에 적용, 이후 구강 내에 삽입하여 물게 하여 압흔이 생기도록 하는 방법: 좌우 균등하게 교합시키기가 어렵고 마우스가드 전체가 변형하지 않을 정도의 연화, 거상량 확보를 적절하게 실행하는 것이 어렵다.
나. 실리콘 포인트 등으로 조정해가는 방법: 시간이 걸리며, 삭제한 면이 거칠 수 있다.
다. 교합조정을 시행하지 않을 경우: 마우스가드를 사용하지 않게 되는 원인이 되며, 턱관절 부위의 손상 및 통증 발생의 가능성이 있으므로 절대적으로 피해야 한다.

③ Face-bow 채득

보다 정확한 교합 거상량의 설정 및 장착 시의 교합조정의 시간 및 정도를 줄일 수 있다 (그림 3-9).

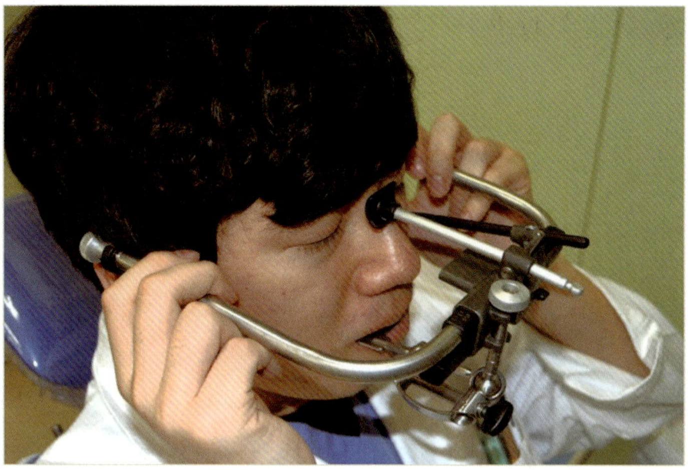

그림 3-9. Face-bow 채득
보다 정확한 마우스가드의 제작이 가능하며, 교합조정량이 상대적으로 적어진다.

2) 작업모형의 제작 및 교합기 장착

(1) 작업모형의 제작

인상을 채득한 이후 빠르게 경질의 석고를 주입해서 작업모형을 제작한다. 모형의 제작 시 플라스터 석고는 통기성은 뛰어나지만 표면성상이 거칠고 강도도 약하며, 장기적인 보존에 있어서도 부적합하다. 마우스가드는 내면의 연마가 어려우므로 모형표면이 매끄러워야 하며, 흡인 및 가압성형기의 압력을 견디기 위해 일정 강도가 필요하다. 따라서 일반적으로 통기성이 좋으며, 강도가 높은 경석고가 사용되며, 고압의 가압성형기에서는 초경석고를 사용할 수 있다.

① 주의사항

가. 석고 주입은 은협이행부를 넘은 외측부까지 부어, 기저부에는 5mm 이상의 두께를 확보한다.
나. 모형은 은협이행부를 조금 넘은 곳까지 재현되도록 트리밍을 한다.
다. 기저면은 완전히 편평하게 될 때까지 확실하게 트리밍한다.
라. 교합면 및 치경부등의 기포를 에반스 조각도로 깨끗하게 제거한다.
마. 순측의 언더컷이 강하고, 전치부의 치축이 순측으로 너무 쓰러져 있으면 완성한 마우스가드가 얇아지기 때문에 기저면의 트리밍 시에 가급적 치축이 수직이 되도록 조절한다.

(2) 교합기 장착

Face-bow를 채득하였을 경우 상악 모형을 먼저 교합기에 장착한 후, 교합채득기록을 이용하여 하악 모형을 장착한다. Face-bow를 채득하지 않았을 경우에는 평균적인 방법으로 상 · 하악 모형을 교합기에 장착한다. 상악의 작업모형은 기공효율을 위해 일반적으로 스플릿 캐스트법으로 장착한다. 일반적으로 반조절성 교합기를 사용하며, 경첩교합기는 추천되지 않는다.

3) 마우스가드 디자인

맞춤형 마우스가드는 환자 및 선수 개개인의 치열을 토대로 제작되기 때문에 적합이 양호하며, 각 선수의 임상상황 및 스포츠 종목과 포지션에 맞는 디자인을 적용하는 것이 중요하다. 맞춤형 마우스가드의 디자인은 각 치과의사의 경험이나 방식에 따라 다양한 견해가 있으나 여기서는 통상적으로 가장 많이 사용되는 방식의 디자인을 소개한다.

(1) 마우스가드 각 부위의 역할과 디자인

마우스가드의 각 부위의 역할에 대해 기술하였으며, 이를 바탕으로 임상 상황에 따라 기본디자인을 변화시킬 수 있다.

① 외형

전체적인 충격분산과 유지력에 영향을 준다. 충격력을 넓게 흡수 분산시키기 위해서는 가급적 모든 잔존치를 덮는 것이 유리하다.

가. 순협측 : 은협이행부로부터 1~2mm 치경부 쪽으로 설정

순측, 협측에서의 충격 분산에 관여한다. 너무 길거나 소대를 충분히 피하지 않으면 오히려 열상의 원인이 되기도 한다. 치아의 치경부까지로 한정시킨 경우에는 순측의 치은부위를 외상에서 보호할 수 없다. 치경부가 외력을 받았을 때, 마우스가드는 치아의 이동을 억제하는 역할도 하므로 어느 정도의 길이는 필요하며, 유리치은상에 설정하는 것은 염증을 야기시킬 수 있다. 치아의 치경부에서 4mm 길게 제작하거나 은협이행부와 치경부의 1/2 거리로 설정하는 문헌도 있다.

나. 구개측 : 치아의 치경선을 연결

구개측변연은 유지에 관여하며, 발음, 호흡, 이물감, 구토감에도 크게 영향을 미친다. 따라서 변연형태 및 연마상태가 좋지 않으면 혀에 이물감 및 불편감을 야기할 수 있다. 치관의 길이가 짧고 언더컷이 거의 없어 유지가 어려운 경우에는 길게 한다. 단, 마우스가드 자체의 적합이 나쁜 것을 변연에서 보상하는 방식은 적절하지 않다. 일반적으로는 치아의 치경선을 따라 제작하면 양호한 장착감을 얻을 수 있으며, 변연의 이행형태, 연마상태도 유의한다.

다. 후연 : 제2대구치 원심부

마우스가드 장착 시에 위화감 등을 호소하지 않는다면 완전히 맹출된 제3대구치도 피개하는 것이 좋다. 제2대구치 또는 제3대구치가 완전히 맹출되지 않은 경우에는 치아가 맹출하는 것을 방해할 위험이 있으므로 피개하지 않는다. 후연을 길게 설정한 경우라도 구토감, 이물감이 강하거나 무의식적으로 이를 꽉무는 증상이 발생되거나 교합조정에 의해 후연이 너무 얇아진 경우에는 후연을 짧게 조정하는 것이 좋다.

② 두께

충격흡수에 많은 영향을 미친다. 두께가 두꺼우면 충격흡수에는 유리하지만 너무 두꺼울 경우, 이물감이 커지며, 교합면이 두꺼울 경우 이를 악물게 되고 발음도 어려워지는 단점이 있다. 마우스가드의 장착이 처음인 경우에는 얇게 제작하고 사용에 익숙해지면 서서히 두껍게 바꿔주는 것이 좋다.

가. 순측면

미식축구와 럭비 등의 스포츠에서는 순측면 3mm, 권투과 격투기와 같은 스포츠에서는 순측면 4mm가 적당하다. 2층의 라미네이트법으로 제작 시 첫번째 층에 2mm 시트재, 두번째 층에 3mm 시트재를 사용하면 순측면이 3mm 가 되며, 1, 2층에 모두 3mm 시트재를 사용하면 순측면이 4mm가 된다. 외부로부터의 직접적인 충격이 강한 스포츠, 또는 헬멧 등의 장비를 착용하지 않는 스포츠에서는 구순이 과긴장하지 않을 정도 내에서 가능한 한 두껍게 한다. 청소년용 마우스가드에서는 2mm 정도도 적당하며, 3.8mm 또는 4mm 시트재를 사용하여 1층의 마우스가드를 제작하는 것도 가능하다.

나. 구개면

충격 흡수에 영향이 거의 없으며, 발음 및 장착감 등에 관여하기 때문에 유지력과 착탈에 의한 변형이 쉽게 생기지 않는 범위 내에서 얇게 하는 것이 추천된다.

다. 교합면

충격흡수를 위해 2mm 정도의 두께가 추천되나 안정공극을 넘을 경우, 안정 시에도 과도한 교합접촉의 가능성이 있으므로 유의한다.

③ 교합

마우스가드는 상 · 하악 간에 개재되는 장치이기 때문에 장착했을 때의 교합관계를 반드시 체크해야 한다. 교합조정은 맞춤형 마우스가드의 장점 중 하나라 할 수 있다. 외상 발생 시 충격에 대해 턱을 고정하는 역할 뿐만 아니라 운동시에 악위를 고정하며, 안정적인 교합은 경기력에 영향을 미친다. 마우스가드는 연질의 재료로 만들어지기 때문에, 경질의 재료에 비교했을 때 상대적으로 더 넓은 임상적 허용범위가 존재하며, 저작에는 관여하지 않는다.

가. 전치부

구치부와 균등한 접촉을 부여하면 클렌칭 시에 구치부와 균등한 힘, 즉 전치부에는 자연치에서의 교합 시 보다 과도한 힘이 가해진다. 따라서 전치부에서는 가벼운 접촉상태가 되도록 제작한다.

나. 구치부

구치부에서는 양측성으로 균등한 접촉을 부여한다. 가벼운 접촉 시에 하악구치부의 교두정이 접촉하도록 얇은 압흔 또는 평면을 부여한다.

(2) 마우스가드 디자인 시 추가적인 고려사항

기본적인 디자인에 더하여 선수 및 환자 개인에게 맞는 마우스가드를 디자인하기 위해서는 다음과 같은 점을 확인하고 임상상황과 스포츠 종목 및 포지션을 고려하여 최종적인 디자인을 결정한다.

① 외형, 두께, 교합

마우스가드의 주된 목적은 외상예방이다. 구강영역 외상은 전치부의 충격에 의한 외상, 치아에 의한 연조직 열상의 2종류가 있다. 치아에 의한 연조직 열상의 방지만을 목적으로 하는 경우에는 치아를 피복하는 것에 의미가 있기 때문에 전체의 두께는 얇아도 괜찮다. 전치부의 충격에 의한 외상의 방지를 목적으로 하는 경우에는 전치부 순측을 상대적으로 두껍게 제작해야 한다. 착지 시나 하악의 충돌 시 등과 같은 상황에서 상 · 하악의 강한 접촉에 의한 충격의 완화, 뇌진탕 등의 예방을 목적으로 제작할 경우에는 교합면의 두께와 교합에 보다 신경을 써야 한다.

② 스포츠 종목, 포지션

마우스가드 재료의 충격흡수능력은 두께에 영향을 받는다. 따라서 스포츠 종목, 포지션, 구체적인 스포츠 방식 등을 환자 및 선수와의 문진을 통해 평가하고 강한 충격이 예상될 경우 가능한 범위 내에서 두껍게 제작한다. 마우스가드 이외의 안면보호대, 헬멧 등의 보호장구가 있는 경우에는 악구강영역에 직접 충돌하는 일이 상대적으로 적어진다는 것 또한 고려한다.

발음이 중요한 포지션에서는 특히 발음에 영향이 적도록 디자인해야 한다. 구개측 변연의 설정위치를 치경부로 하면 발음에 영향이 적으며, 마우스가드의 유지가 충분하다면 전치부 구개측 변연을 치관 1/2로 설정하는 것이 좋다. 구개측 두께를 얇게 하는 것이나 변연형태를 이행적으로 하는 것도 중요하다. 또한 발음은 습관에도 영향을 받기 때문에 연습 때부터 마우스가드의 착용을 지도하는 것도 중요하다.

③ 악구강영역의 외상 병력

악구강영역의 외상 병력의 확인이 필요하며, 빈도가 높은 경우, 치열이나 턱의 형태가 위험요소가 될 가능성이 있다. 치아의 탈구, 파절, 골절 등의 심각한 외상 병력이 있는 경우에는, 그 부위가 기질적으로 약해져 있을 가능성도 있다. 이것을 고려하여 필요 시 해당부위를 보호하도록 두께나 형태를 변형하여 디자인한다.

④ 마우스가드의 장착 경험

마우스가드의 장착 경험이 전혀 없는 경우에는 두께가 얇은 것부터 장착해보는 것이 좋다.

⑤ 환자 또는 선수 개인의 기호

색상, 환자의 이름, 문구의 삽입 등에 대해서는 본인의 희망사항을 물어 보는 것이 마우스가드에 애착을 갖게 하는 효과를 기대할 수 있다.

(3) 임상상황에 따른 마우스가드 제작

① 혼합치열기의 마우스가드

혼합치열기의 소아에서 치아 수상을 동반하는 구강 외상이 많다는 보고가 있다 특히 구강에 외상을 입을 가능성이 높은 축구나 태권도와 같은 스포츠를 하는 소아에 대해서는 마우스가드의 장착을 적극적으로 권장해야 할 것이다. 하지만 치아의 탈락 및 맹출이 계속적으로 일어나는 혼합치열기에서 마우스가드의 제작에는 보다 많은 연구가 필요하다. 치아의 탈구 시 영구치의 경우 치근이 아직 미완성되었기 때문에 후에 적절한 처리를 시행하면 비교적 결과가 양호하다. 치아의 고정 중에도 마우스가드를 이용하면 좋다. 전치부에 외상 병력이 있는 소아는 다시 외상을 입을 가능성이 높기 때문에 이 경우, 마우스가드 장착을 권하는 것이 좋다.

가. 혼합치열전기

전치부의 외상빈도가 높아 예방이 필요하지만 이 시기에는 영구치의 맹출에 따르는 유지나 적합성의 불량이 생길 가능성이 높고 마우스가드의 사용빈도에 따라 견치 간 폭경의 변화와 같은 성장억제의 영향도 발생할 수 있으므로 제작 시 주의해야 한다.

나. 혼합치열후기

이시기에는 구치부의 맹출에 의한 적합불량이 생길 가능성이 높아 마우스가드의 제작 시에 구치부의 블록아웃이 필요할 수 있으며, 이로 인해 위화감의 증가나 유지력 저하, 충격 흡수의 감소로 인한 외상예방효과의 저하가 발생할 수 있다. 상황에 따라서는 정중이개를 발생시킬 가능성도 있다.

다. 영구치열기

좌우의 상악 제1대구치가 완전히 맹출하여 있으면 성장에 따른 조기의 적합불량은 거의 발생하지 않는다. 조정 후 3-6개월의 체크가 필요하다.

라. 혼합치열기 마우스가드의 제작방법

㉠ 자주 재제작한다.

정기적으로 내원할 수 있다면 일반적인 방법으로 마우스가드를 제작하고 치열의 상태가 변화하면 다시 재제작하는 방법을 시행할 수 있다. 처음 제작 시부터 재제작의 필요성에 대해 정확하게 설명해야 한다.

㉡ 블록아웃

작업모형상에서 치아의 맹출 공간을 고려하여 블록아웃한 후 일반적인 방법대로 제작을 진행한다. 자주 재제작하는 방법에 비교해 장기간 사용이 가능하며 맹출을 저해할 가능성이 적다. 하지만 치열의 변화나 악골의 성장을 정기적으로 관찰하여 필요하다면 재제작한다.

② 교정환자의 마우스가드

교정장치를 장착하고 있는 환자, 특히 브라켓(bracket)을 장착하고 있는 환자의 경우는 연조직의 열상이 발생하기 쉽다. 브라켓 교정장치는 위험요소의 하나이므로 스포츠 활동시에는 마우스가드의 장착을 권한다. 마우스가드를 제작 시 교정장치 위에 장착시키므로 변형되거나 장치와 치료를 방해하지 않도록 릴리프하여 닿지 않게 함으로써 이를 악물었을 때 쉽게 변형되거나 교정장치에 가능한 영향을 주지 않도록 주의해야 한다. 급속확대장치 등을 사용하여 치열궁의 변화가 있는 환자의 경우 치열궁의 변화가 크기 때문에, 장시간의 마우스가드의 장착은 피하는 것이 좋다. 마우스가드가 인상채득한 시기의 치열궁으로 되돌아가는 교정력을 가하기 때문이다.

③ 의치장착환자의 마우스가드

노령인구의 증가로 부분무치악 또는 완전무치악의 환자의 마우스가드를 제작하는 경우가 증가할 것이다. 부분무치악 환자에서 국소의치를 장착하고 있는 경우에 클라스프 등의 예리한 금속부분으로 외상을 입을 수 있으므로 경기중에는 국소의치를 벗어두고 마우스가드를 장착하도록 한다.

가. 부분무치악 환자의 마우스가드 제작방법

㉠ 국소의치를 제거한 상태에서 상 • 하악의 인상을 채득, 모형을 제작한다.

㉡ 교합기상에서 인공치를 배열하고 모형을 복제한다.

㉢ 일반적인 방법에 따라 마우스가드를 제작한다.

㉣ 추후 결손부의 인공치 부분에 시트 재료를 주입 및 보강한다. 이 때 국소의치를 제거한 모형상에서 결손부 점막면과의 관계를 조정한다.

나. 완전무치악환자의 마우스가드 제작방법

현재까지 효율적인 방법은 없으며, Baraovich의 방법을 소개한다.

㉠ 총의치를 제거한 상태에서 상 · 하악 인상을 채득한다.

㉡ 교합상과 왁스림(wax-rim) 을 제작하여 교합을 채득한다.

㉢ 교합기에 장착한 후 전치부 일부 부위를 호흡을 위해 왁스림을 제거한다.

㉣ 왁스 부분을 레진으로 치환한 후 구강내에서 조정한다.

4) 가압형 라미네이트 타입 마우스가드 제작법

가열연화한 시트를 5-8 기압으로 시트 위쪽에서 가압하여 압접, 성형하는 기계를 사용한다. 작업모형의 통기성은 필요하나 흡인형 기계를 사용할 때만큼 통기성에 영향을 받지 않는다. 라미네이트 타입의 마우스가드는 두께와 질이 다른 마우스 가드 재료를 고압으로 판상으로 붙인것으로 적절한 두께와 양호한 적합성을 얻을 수 있으며, 강도, 적합성, 디자인, 충격흡수력 등의 관점에서 현재 가장 추천되는 마우스 가드이다. 소개하는 기공 순서는 Dreve 회사의 Drufomat 이라는 가압형 성형기의 사용에 따른 방법이지만, 다른 가압형 성형기의 사용시에도 기본적인 방법은 같다. 가압형 시트 성형기는 흡인형에 비해 고가인 제품이 많지만, 라미네이트 마우스가드 제작 시 적합도가 매우 좋다.

(1) 진료실 준비

상 • 하악 인상채득, 중심교합위 교합채득, face-bow 채득

(2) 작업모형의 제작 및 디자인

① 석고 주입

석고는 일반적으로 통기성과 강도가 적합한 경석고를 사용하며, 고압으로 성형할 경우 상대적으로 통기성은 떨어지지만 강도가 높은 초경석고를 사용한다.

② 트리밍, 형태수정

언더컷과 치축을 고려하여 가능한 전치부 치축에 수직이 되도록 트리밍한다 (그림 3-10).

③ 마우스가드의 외형선 기입 (그림 3-11)

가. 마우스가드 외형선은 순, 협측에서는 은협이행부로부터 1~2mm 치경부 쪽으로 하며, 소대부는 움직임을 방해하지 않도록 피한다.

나. 구개측, 설측은 호흡, 발음 등을 방해 하지 않고, 위화감의 발현을 억제하기 위해 치경선을 연

결한 외형으로 한다.

다. 후연은 제2대구치 원심부까지 제작한다.

라. 외형선은 첫 번째 층(점선)과 두 번째 층(실선) 으로 나눠서 기입한다.

마. 첫 번째 층 외형선(점선) 은 두께가 필요한 부분, 즉 외상의 발생률이 높은 부분을 의미한다.

바. 전치부에서는 외상의 예방효과를 높이기 위해 순면을 가능한 넓게 피복하며, 구치부에서는 하방으로부터의 충격력에 저항하기 위해 교합면을 둘러쌓아 이 부위를 2개의 층으로 제작한다.

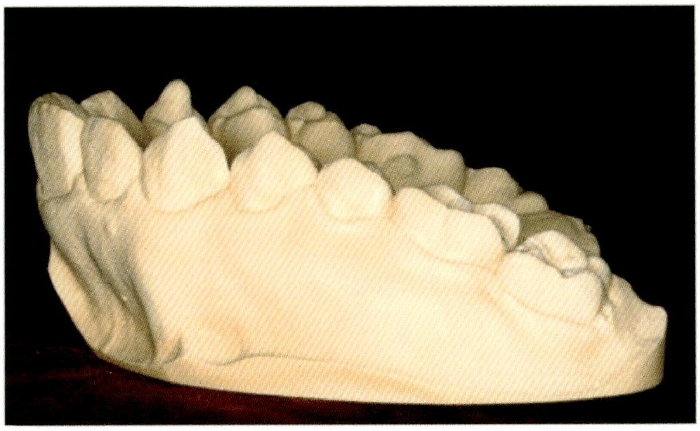

그림 3-10. 작업모형의 트리밍
언더컷과 전치부 치축을 고려하여 가능한 전치부 치축에 수직이 되도록 트리밍한다.

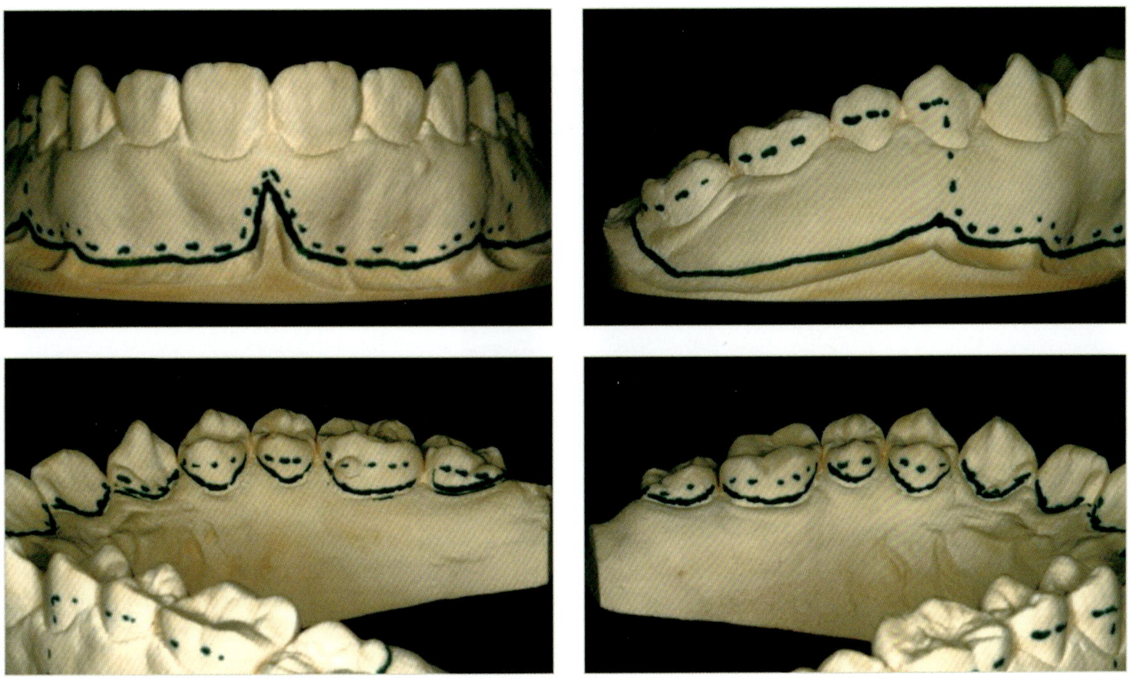

그림 3-11. 외형선의 기입
정면, 측면, 구개면의 외형선, 점선 : 첫 번째 층의 외형선, 실선 : 두 번째 층의 외형선.

(3) 첫 번째 층

① 첫 번째 층의 가압

가. 모델에 분리제를 도포한다 (그림 3-12).

나. 균일한 연화를 얻기 위해 성형기에서 재료의 한면을 약 1분간 예비가열하고 재료를 뒤집는다.

다. 마우스가드 재료의 가열은 재료의 두께, 색, 실온, 대류 등에 의한 다소 영향이 있으나 2분 15초에서 2분 30초 정도 경과되면 연화되어 내려온다 (그림 3-13).

라. Drufomat 성형기의 압력은 긴밀한 적합 및 강력한 접착을 얻기 위해 첫 번째 층과 두 번째 층 접합 시 모두 6.5기압 정도로 유지한다. 압력이 너무 낮으면 적합 및 접착 강도가 저하되며 너무 높으면 기계에 부담이 간다.

라. 재료가 충분히 연화된 것을 확인하고 압력 램프가 켜질 때까지 오른손으로 핸들을 조작하며 (잠금이 될 때까지 앞으로 당긴다.) 왼손으로 압력 버튼을 눌러 가압한다 (그림 3-14).

마. 최소 15분, 일반적으로 30분 이상 가압한 상태로 자연적인 지연냉각을 기다린 후 감압하며, 시간이 짧으면 변형되는 원인이 된다.

바. 다시 압력 버튼을 눌러 감압한다.

사. 충분히 감압이 되었으면 오른손으로 핸들을 조작하여 실린더 부위를 올린다.

아. 모형과 마우스가드 재료를 꺼내 충분히 가압되어 적합이 양호한지 확인한다.

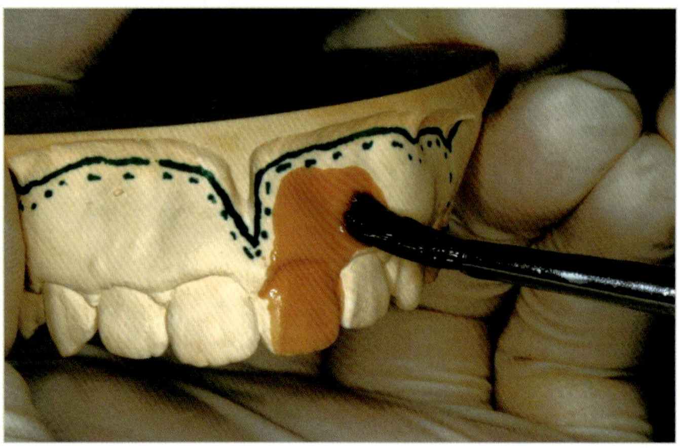

그림 3-12. 분리제의 도포

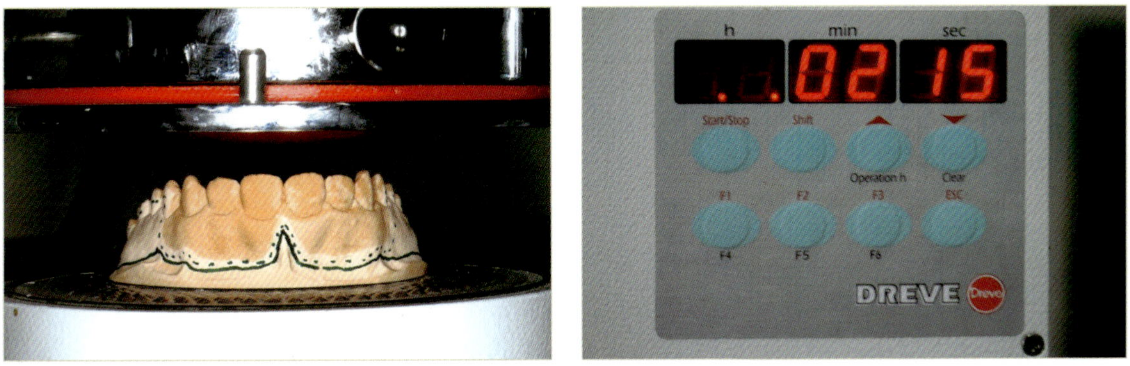

그림 3-13. 첫 번째 층의 연화

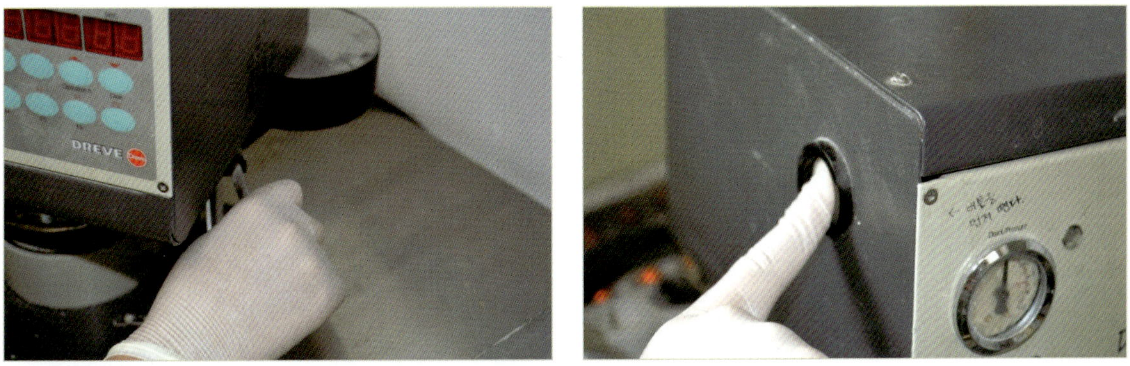

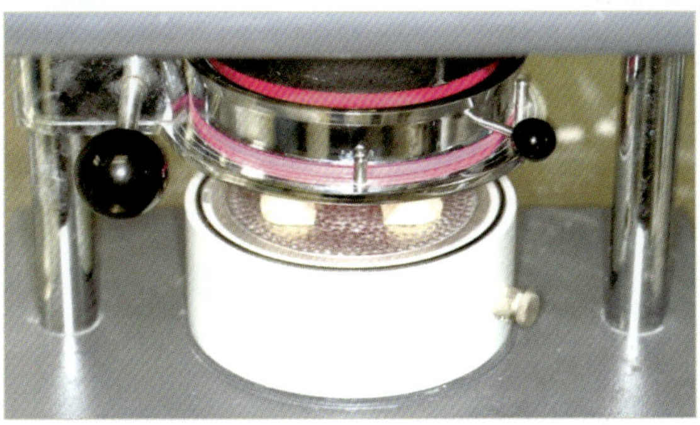

그림 3-14. 첫 번째 층의 가압

② 첫 번째 층의 조정

가. 적합 등의 확인 후 가열한 메스나 전용 가위를 이용하여 첫 번째 층의 외형선(점선) 에 따라 불필요한 부분을 절단, 제거한다.

나. Grinding point, ultra-trimming disc 등을 이용하여 첫 번째 층의 변연이 부드럽게 이행적으로 되도록 형태를 수정한다 (그림 3-15).

다. 상악은 스플릿 캐스트 형태로 제작하여 분리제를 도포한 후 채득한 face-bow 기록을 이용하여 교합기에 부착을 한다.

라. 상 · 하악 모형간에 교합간 기록을 물리고 상 · 하악 치아의 위치 관계를 연필로 기재한다.

마. 상 · 하악 모형간의 교합간 기록을 제거한 후 연필로 기재한 교합관계를 이용하여 하악 모형을 고정하고 하악 모형의 교합기 부착을 진행한다.

바. 이 때 절치핀은 영점으로 고정한다

사. 부착을 완료한 후 절치핀을 조절하여 대구치부에서 1.5-2.0mm 정도의 치아간 공간의 확보를 해주며, 구치부에서 교합을 거상할 수 있는 쇠구슬을 사용하면 편리하다.

아. 토치를 이용하여 교합면부위만을 주의깊게 연화하고 교합기를 폐구하여 대합치의 압흔을 남긴다 (그림 3-16).

자. 전체 치아가 접촉하도록 하며, 대합치의 교두정부분만을 0.5-1.0mm 정도 남기고, 포인트 및 디스크를 이용하여 삭제, 연마한다 (반드시 모형으로부터 제거한 상태에서 할 것) (그림 3-17).

차. 첫 번째 층의 상태에서 교합조정을 해두면 최종 조정의 부담을 상당히 줄일 수 있다.

카. 전치부 개교합의 경우 첫 번째 층 완성 후 재료를 연화하여 추가하여 하악전치부와 교합되도록 한다.

타. 총생의 경우, 재료의 조각을 연화하여 함몰된 부분을 메운다.

파. 결손치가 있는 경우, 결손된 부분을 메운다.

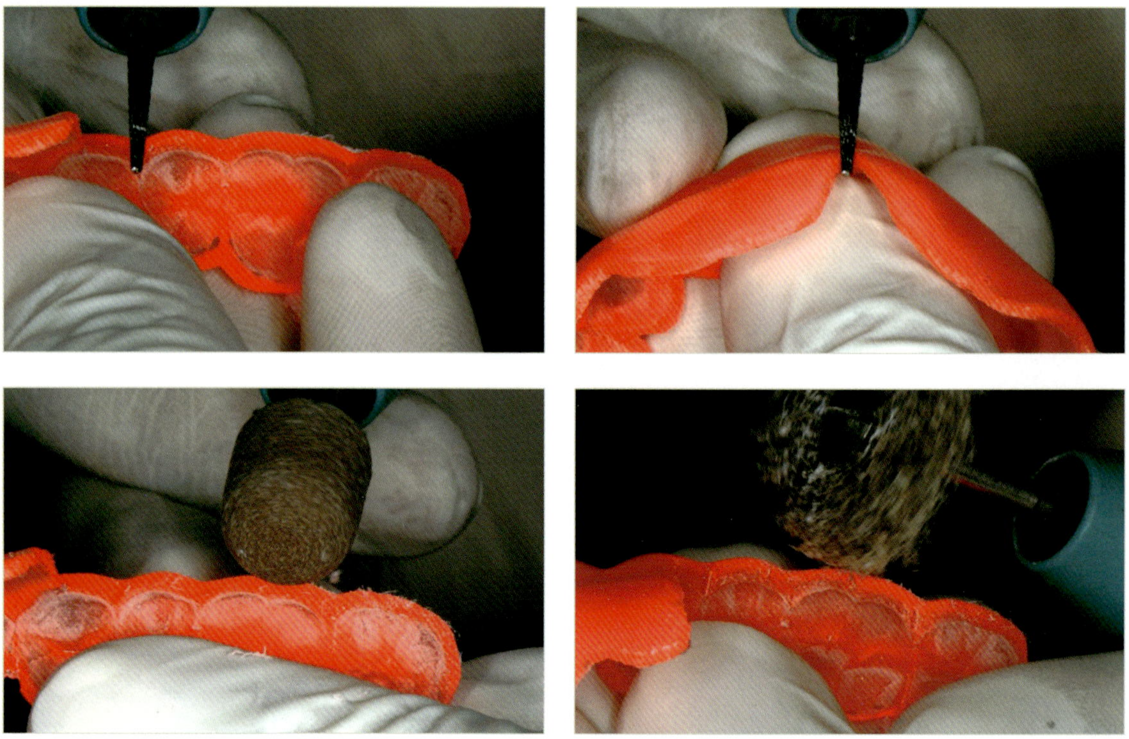

그림 3-15. 첫 번째 층의 외형의 조정
Bur, grinding point, ultra-trimming disc 를 사용하여, 첫번째 층의 외형을 조정한다.

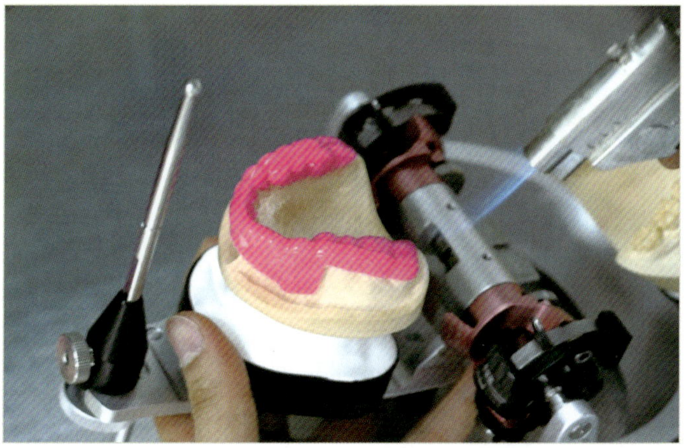

그림 3-16. 첫 번째 층의 교합면의 연화

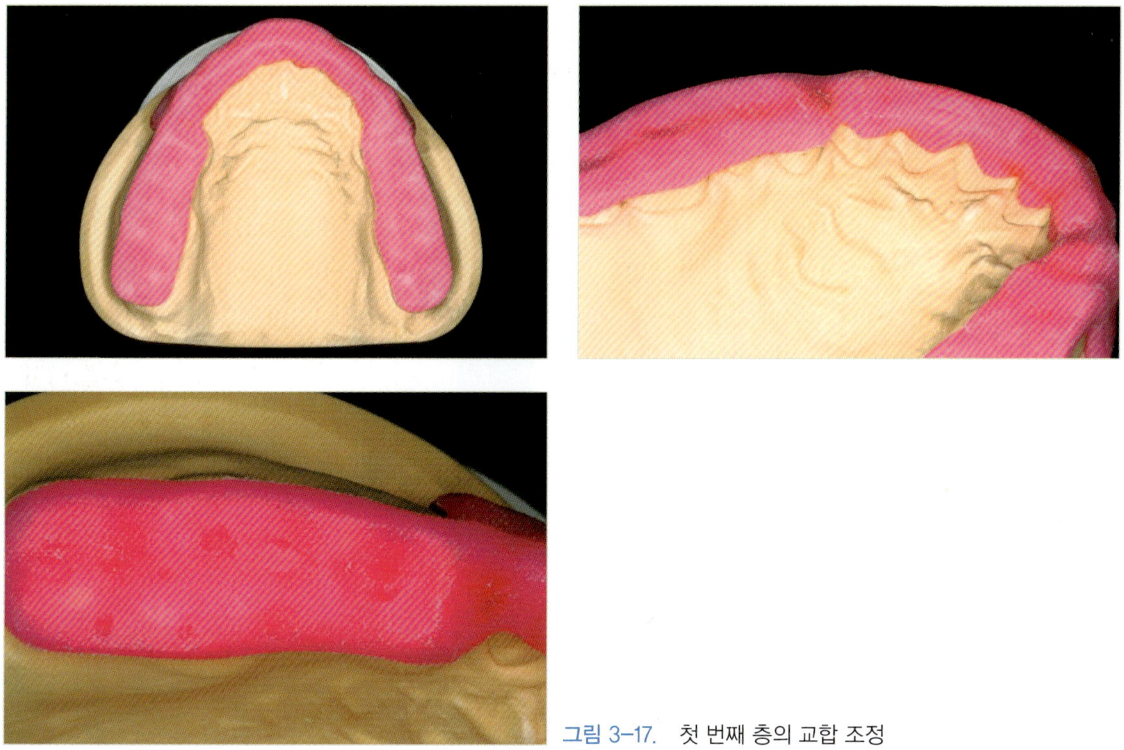

그림 3-17. 첫 번째 층의 교합 조정

③ 첫번째 층의 표면처리

가. Ultra-trimming disc 등을 이용하여 첫 번째 층의 외면을 한층 삭제하여 오염물을 제거하며, 그 후 전용 접착제를 도포하여 표면처리를 통해 보다 강력한 접착력을 얻을 수 있다 (그림 3-18).

나. 표면처리가 끝나면 필요에 따라 네임택, 로고 등을 부착하며, 이 때 표면 처리된 다른 부위에는 가능한 닿지 않도록 주의한다 (그림 3-19).

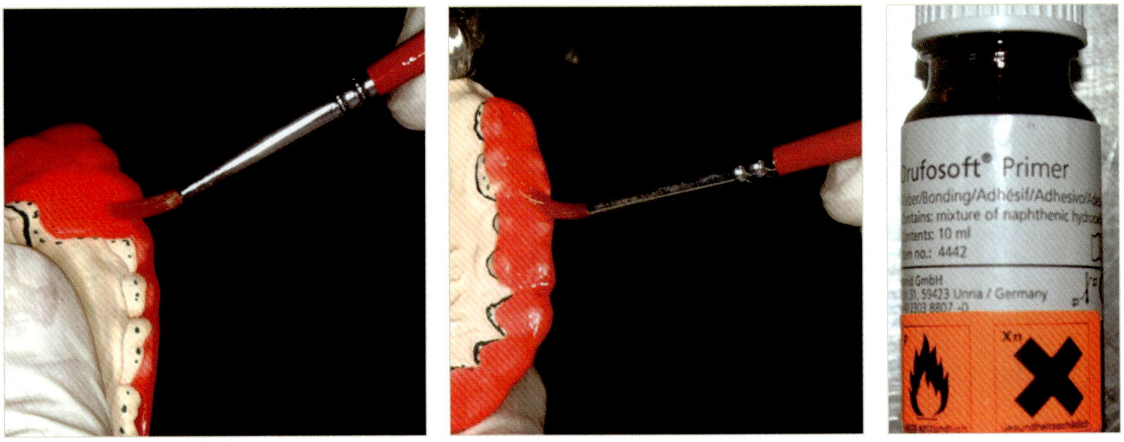

그림 3-18. 전용 접착제의 도포

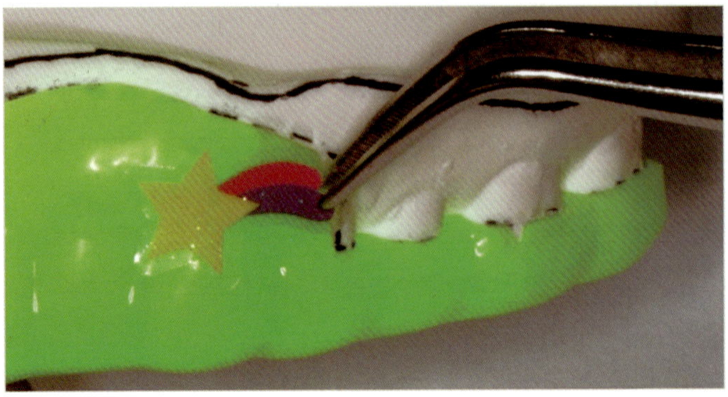

그림 3-19. 추가적인 스티커, 로고, 네임택의 부착

(4) 두 번째 층

① 두 번째 층의 가압

가. 두 번째 층의 압접 시 접착력을 증가시키기 위해 두 번째 시트지의 표면을 한층 삭제하고 접착제를 처리한다.

나. 첫 번째 층의 성형 시와 마찬가지로 1분 정도 예비 가열을 하고 재료를 뒤집어 두 번째 층의 접착면(표면처리를 한 면)이 모형을 향하게 장착한다.

다. 2분 15초에서 2분 30초 정도 가열한 후 두 번째 층을 합착한다.

라. 충분히 냉각한 후 감압하여 성형기로부터 꺼낸다.

② 두 번째 층의 조정

가. 두 번째 층의 외형선(실선)을 따라 절단하며, 두 번째 층의 외형선(실선)은 특히 구치부에서는 첫번째 층의 외형선(점선)과 다르므로 주의해야 한다.

나. Grinding point, ultra-trimming disc 등을 이용하여 변연의 형태를 수정한다. 가능하면 삭제 부위를 적게 하는 것이 표면의 활택을 손상시키지 않고 깔끔하게 마무리가 된다 (그림 3-20).

다. 교합기의 절치핀을 조절하여 대구치부에서 2.0-3.0mm 정도의 치아간 공간의 확보를 해준다.

라. 교합기상의 모형에 장착하여 교합조정을 한다 (그림 3-21).

마. 토치의 출력을 약하게 하여 교합면부위만을 주의깊게 연화하여 폐구하여 대합치의 압흔을 만든다.

바. 과도한 연화는 마우스 가드 재료의 열화 및 변형을 가지고 오므로 주의해야 한다.

사. 최종적으로 전체 치아가 접촉하도록 하며, 대합치의 교두정부분만을 0.5~1.0mm 정도 남기고, 포인트 및 디스크를 이용하여 삭제, 연마한다(반드시 모형으로부터 제거한 상태에서 할 것).

아. 마무리 용액을 표면에 묻힌 후 수분간 두었다가 흐르는 물로 수세한다 (그림 3-22).

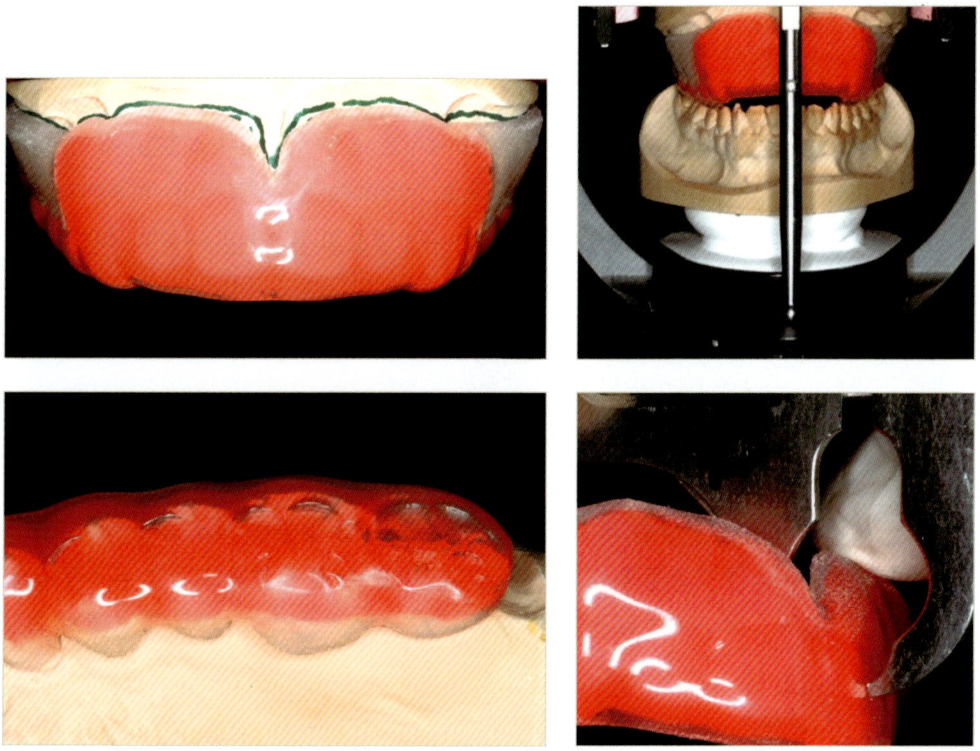

그림 3-20. 두 번째 층의 외형의 조정 및 두께의 확인

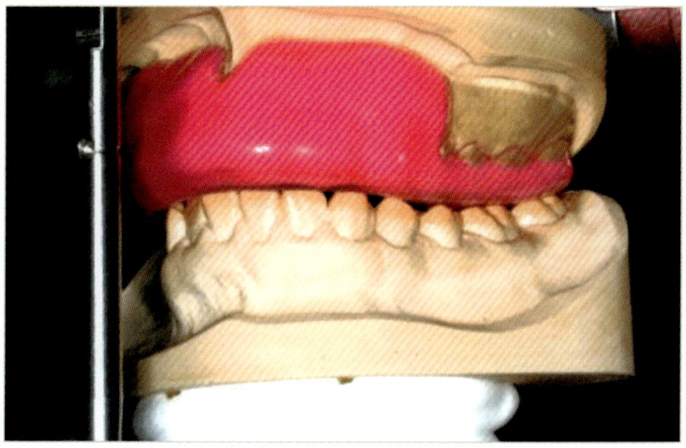

그림 3-21. 두 번째 층의 교합조정

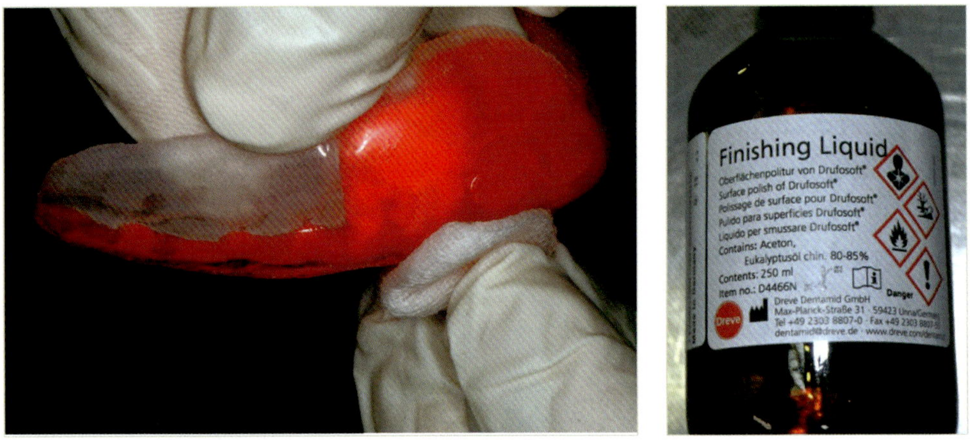

그림 3-22. 마무리 용액의 적용

5) 흡인형 마우스가드 제작법

가열연화한 시트를 하부로 흡인하여 압접, 성형하는 방법이다. 가압형보다 적합성이 떨어지지만 재료의 특성을 잘 파악하면 마우스가드에 충분한 적합성을 얻을 수 있다. 흡인형 시트 압접기는 상대적으로 가격이 저렴하고 조작이 단순한 장점이 있다. 단점으로는 적합성이 상대적으로 떨어진다는 점과 작업모형의 건조도에 영향을 받기 쉬운 점 등이 있다. 소개하는 방법은 Forestadent 회사의 Track® V 이라는 흡인형 성형기의 사용에 따른 방법이다 (그림 3-23).

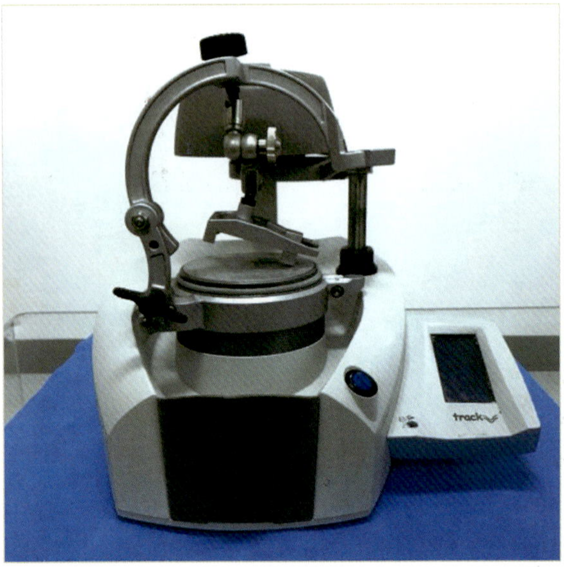

그림 3-23. 흡인형 성형기(Track® V, Forestadent, Germany)

(1) 작업모형의 제작 및 디자인

작업모형의 제작에는 적합성을 향상시키기 위해 작업모형의 통기성과 건조도가 중요하며, 경석고를 사용한다. 또한 흡인 시 사용할 작업모형과 교합기에 장착할 모형이 필요하여 모형을 2개 제작한다.

① 트리밍, 형태수정

가. 작업모형의 기저면은 평편하게, 모형은 가급적 얇게 테두리를 만들지 않고 깊은 언더컷은 제거한다.

나. 작업모형의 모양은 말발굽형으로 제작한다.

다. 작업모형의 높이를 낮게 함으로써 연화된 시트를 가능한 한 늘어나지 않도록 제작하며(성형 후 시트 두께의 확보), 공기가 통과하는 거리를 짧게 하여 흡인력(양호한 적합) 을 얻을 수 있다 (그림 3-24).

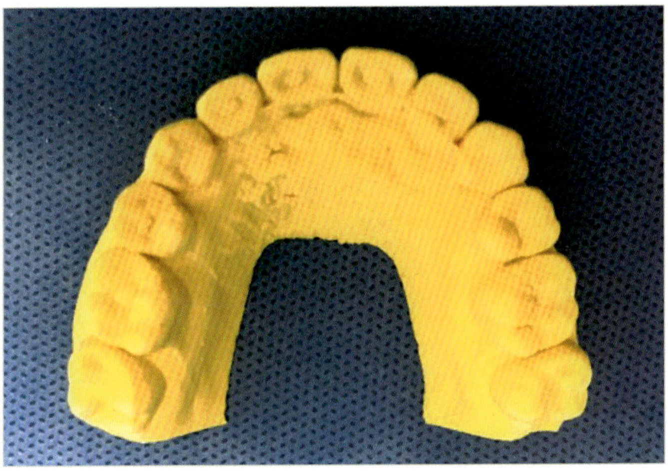

그림 3-24. 흡인형 라미네이트 타입 마우스가드 제작 시 작업모형

② 마우스가드의 외형선의 기입

가. 가압형 라미네이트 타입의 두 번째 층의 외형선과 동일하게 기입한다.

나. 마우스가드 외형선은 순, 협측에서는 은협이행부로부터 1~2mm 치경부 쪽으로 하며, 소대부는 움직임을 방해하지 않도록 피한다.

다. 구개측, 설측은 호흡, 발음 등을 방해 하지 않고, 위화감의 발현을 억제하기 위해 치경선을 연결한 외형으로 한다.

다. 후연은 제2대구치 원심부까지 제작한다.

③ 모형의 건조

가. 흡인 과정 전에 모형은 반드시 건조시킨다.

나. 석고 경화 후 3시간 이상(가능한 길게) 모형을 건조시킨다. 시간이 부족할 경우 오븐을 사용해도 된다.

다. 모형의 건조는 통기성에 영향을 미치며, 적합성을 좌우하게 된다.

(2) 시트의 흡인

① 분리제의 도포

가. 모델에 분리제를 도포한다.

나. 작업모형에 시트가 붙는 것을 방지하는 것이 목적이므로 분리제는 얇게 도포한다. 분리제를 너무 두껍게 도포하면 통기성 저하의 원인이 되므로 주의한다.

② 시트의 압접

가. 작업모형 제작, 준비가 잘 되어있으면, 시트의 압접은 잘 진행될 수 있으며, 적합이 양호한 마우스가드가 성형될 수 있다.

나. 시트를 장착하고 연화가 가능한 위치로 이동시킨다 (그림 3-25).

다. 작업모형을 위치시킨다 (그림 3-26).

라. 온도를 조정하고 시트가 1-2cm 정도 가라앉았을 때 압접시킨다. 시트의 연화시간은 제품에 따라 차이가 있으며, 사용하는 시트와 압접기에 맞추어 조정이 필요하다 (그림 3-27).

마. 흡인 스위치를 켜 시트를 흡인시킨다 (그림 3-28).

바. 히터를 회전시켜 시트에서 분리시킨 후 히터 스위치를 끈다.

사. 충분히 압접된 후 흡인 스위치를 끈다.

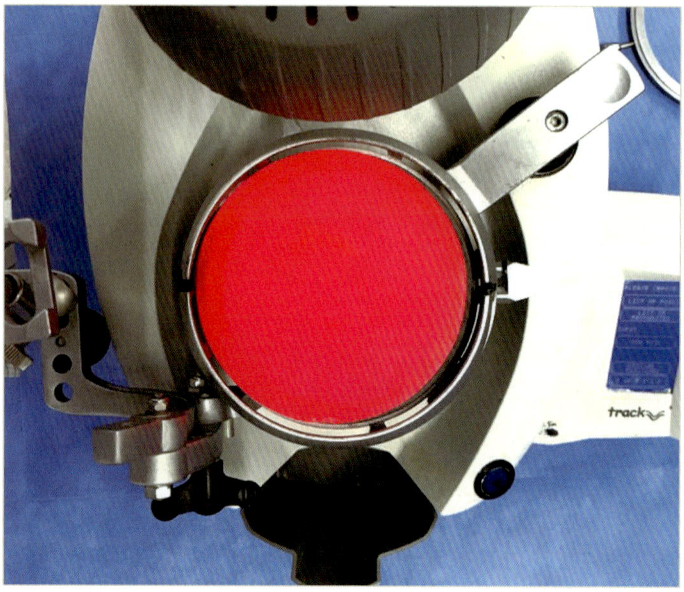

그림 3-25. 시트의 장착

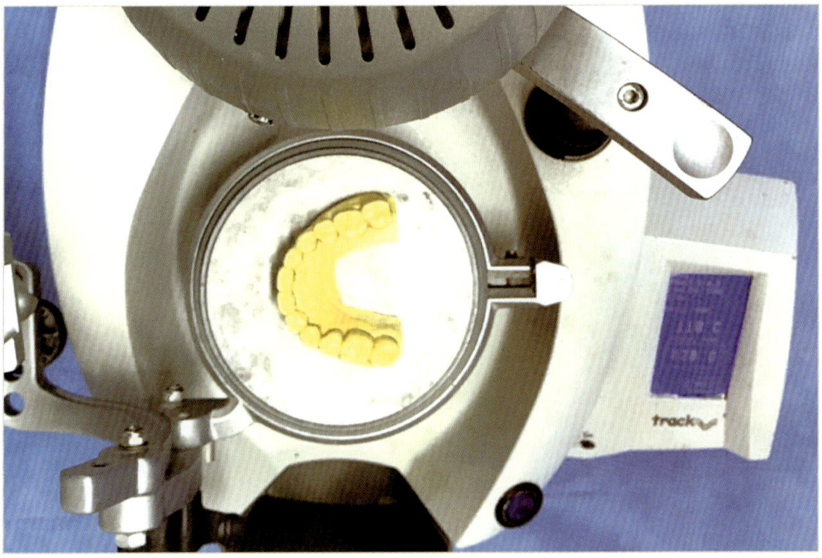

그림 3-26. 작업모형
작업모형을 위치시킨다.

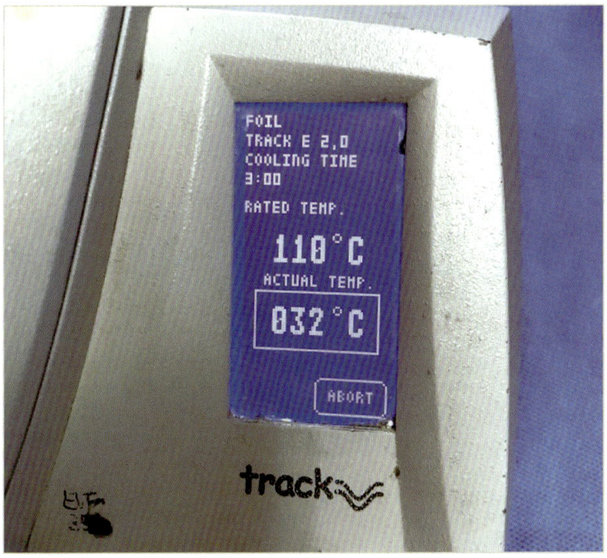

그림 3-27. 온도의 조정

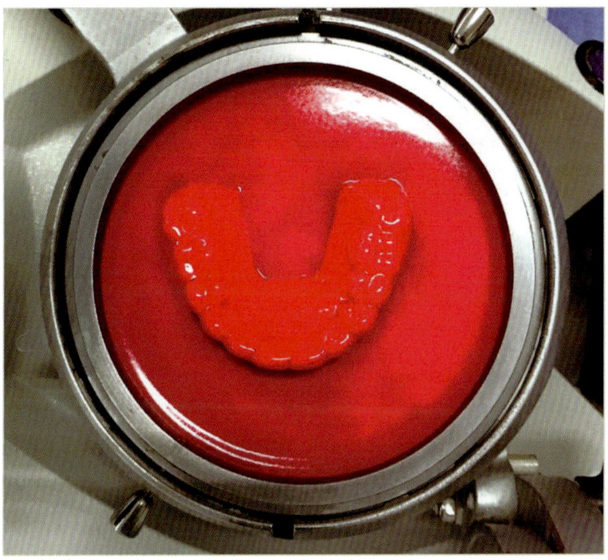

그림 3-28. 시트의 흡인 및 압접

(3) 마우스가드의 분리 및 조정

① 시트의 제거

가. 성형 후는 쉽게 변형하므로 바로 빼서는 안된다. 충분히 냉각시킨 후 다음 단계로 진행한다.

나. 냉수 등으로 급냉하는 것은 시트 내부에 응력이 잔류하게 하여 변형을 초래할 위험이 있다.

다. 시트가 완전히 냉각되었는지 확인 후, 시트를 모형에서 떼어내기 전에 가열된 기공용 메스를 이용해 대략적인 외형을 조금 크게 잘라낸다.

② 적합성 및 유지력의 확인

가. 내면을 관찰하여 적합상태를 확인한다. 교합면, 치경부 등의 재현성 확인한다 (그림 3-29).

나. 충분한 유지력이 있는지 작업모형상에서 확인한다.

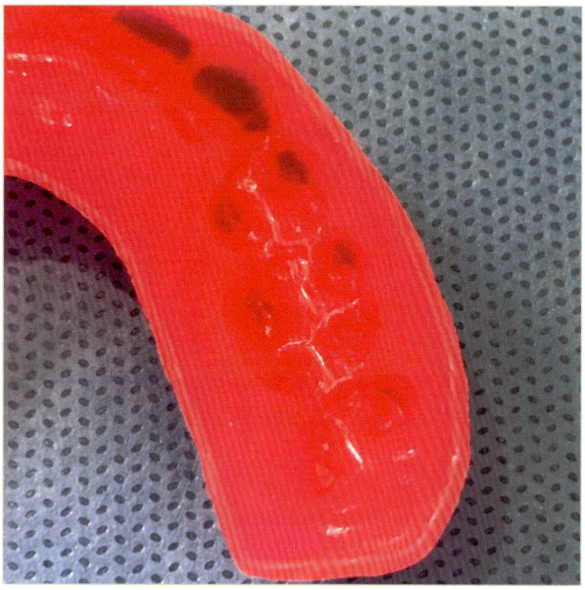

그림 3-29. 시트의 적합도 및 재현성의 확인

③ 외형의 조정

가. 언더컷에 의한 착탈시의 변형을 최소한으로 하기 위해 먼저 실시하며, 처음 디자인 한 외형선에 준하여 grinding point, ultra-trimming disc 등을 이용하여 조정한다.

④ 교합조정

가. 교합기에 모형의 부착을 완료한 후 절치핀을 조절하여 대구치부에서 1.5-2.0mm 정도의 치아간 공간의 확보를 해준다.

나. 교합기상의 상악의 모형에 마우스가드를 장착한다.

다. 토치를 이용하여 교합면부위만을 주의깊게 연화하고 교합기를 폐구하여 대합치의 압흔을 남긴다.

라. 전체 치아가 접촉하도록 하며, 대합치의 교두정부분만을 0.5-1.0mm 정도 남기고 삭제, 연마한다 (반드시 모형으로부터 제거한 상태에서 할 것).

마. 마무리 용액을 표면에 묻힌 후 수분간 두었다가 흐르는 물로 수세한다.

6) 마우스가드 장착의 임상과정

최종 조절은 체어에서 한다. 마우스가드에서 장착 시의 조정과 장착 및 관리 방법에 대한 지도는 맞춤형 마우스가드 제작의 장점 중 하나이며, 반드시 거쳐야 하는 단계이다. 맞춤형 마우스가드에서도 환자 및 선수의 개개인의 상황에 맞는 외형의 제작이나 교합조정이 이루어지지 않을 경우, 마우스가드의 미착용, 이물감 및 불편감 등으로 이어질 수 있다.

(1) 구강내에서의 조정

완성된 마우스가드를 환자에게 장착할 때에는 우선 구강내에서의 체크, 조정이 필요하다. 아래의 항목을 체크하여 필요하다면 수정 또는 조정을 행해야 한다.

① 적합도

마우스가드가 치열궁에 맞는지, 움직임이 없는지 확인한다.

② 유지력

구치부를 당겨본다. 적절한 유지가 있는지 확인한다. 입을 벌리는 것만으로 떨어진다면 재제작이 필요하다.

③ 외형선

작업모형상에서 설정한 외형선이 구강내에서 적절한지, 소대를 충분히 피하고 있는지 확인한다. 소대의 움직임을 방해하면 열상을 일으킬 수 있다.

④ 치아 및 치은의 통증

치아 및 치은에 통증이 없는지 문진한다. 만일 통증을 호소하는 경우에는 다음의 순서로 확인해 보면 된다.

가. 마우스가드를 제거하고 구강내에 치아우식, 치주염, 점막의 질환 등의 문제가 없는지 일반적인 진단을 통해 확인한다.

나. 이상이 없을 경우, 통증을 호소하는 부위의 마우스가드의 내면과 작업모형을 확인한다. 압박하

고 있는 부분이 있다면 조정한다.

다. 치간유두부와 순측 전위된 치아의 치근부 위치의 치은 부위에 통증을 호소하는 경우가 종종 있다.

⑤ 구토감, 불쾌감

다소의 이물감은 시간이 지나면 익숙해지지만, 강한 구토감, 불쾌감이 사라지지 않을 경우에는 다음의 순서로 진단을 진행한다.

가. 후연이 너무 길지 않은지 확인 후 1개의 치아만큼 짧게 조정하는 것을 고려한다.

나. 구치부 구개측 변연이 너무 길지는 않은지 확인한 후, 적합과 유지에 문제가 없으면 구개측 변연을 조금 더 줄이는 것이 가능하다.

다. 단순한 이물감의 경우 일정 기간 사용을 해 본 후에 조정을 하는 것이 좋다.

⑥ 교합

교합지를 이용하여 마우스가드의 장착 시 구강내에서의 교합관계를 조정한다. 전체적으로 치아가 균일하게 접촉하도록 조정하며, 교합지에 의한 기록은 마우스가드의 표면상태나 압박에 의해 달라지기 때문에 아주 정확하다고는 말하기 어렵다. 부분적으로 높게 느끼는 부분, 강하게 닿는 부분이 있는지 문진한다. 진단은 문진, 교합지, 시진을 하여 종합적으로 시행한다. 구순이 잘 닫히지 않는 것을 호소하는 경우에는 교합조정으로 고경을 낮추는 것을 고려한다. 조정에는 grinding point 등을 사용한다 (그림 3-30).

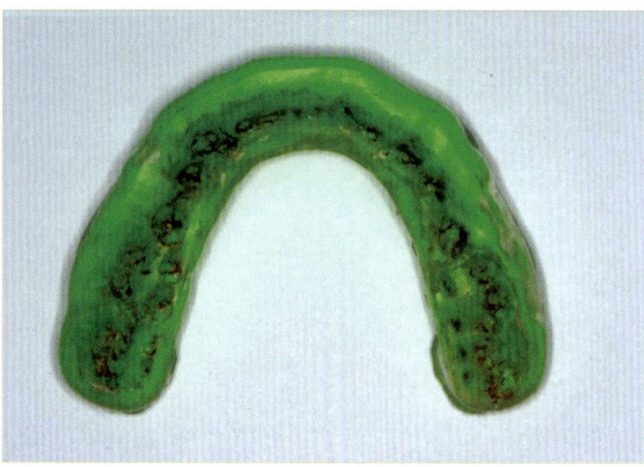

그림 3-30. 교합지를 이용한 교합관계의 확인 및 조정

⑦ 연마 정도의 확인

혀에서 불편감을 느끼는 부분이 없는지 문진한다. 변연부분은 부드럽게 이행시키고 충분히 연마해 준다.

(2) 장착 및 보관방법의 지도

조정과정을 거친 후 구강내에 마우스가드를 장착한다 (그림 3-31). 일반적으로 마우스가드의 올바른 착탈법이나 사용방법, 관리방법을 이해하고 있는 선수는 아직 많지 않다. 장착 및 보관방법에 대해 이유를 포함하여 이해하기 쉽도록 설명한다. 마우스가드 사용 시의 주의사항을 지시한 용지를 장착 시에 마우스가드와 함께 주도록 한다.

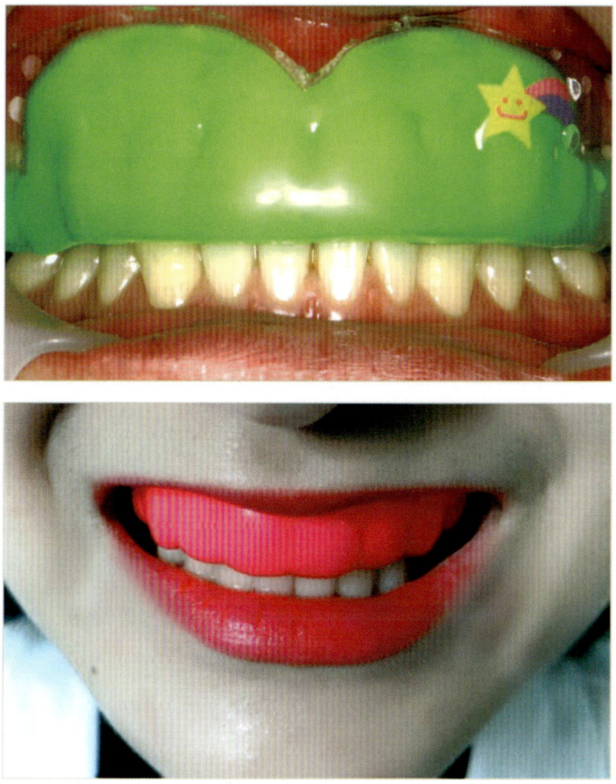

그림 3-31. 구강내 마우스가드의 장착

(3) 정기검사의 필요성

구강상태의 진단과 마우스가드의 점검을 위해 정기적인 검사가 필요함을 안내한다. 부적합하거나 마모된 마우스가드를 사용하는 것은 외상 예방의 효과가 떨어질 뿐만 아니라, 오히려 운동에 방해가 될 가능성이 있다.

Reference

1. Champman PJ. The prevalence of orofacial injuries and use of mouthguards in rugby union. Austr Dent J 1985;30:364-367.

2. Croll TP, Castaldi CR. The custom-fitted athletic mouthguard for the orthodontic patients and the child with a mixed dentition. Quintessence Int 1989;20:571-575.

3. Bakland LK, Boyne PJ. Trauma to the oral cavity. Clinics in Sports Medicine 1989;8:25-41.

4. Okeson JP. Management of temporomandibular disorders and occlusion. 3rd ed. St. Louis; CV Mosby; 1993.

5. Yamada J. Mouthguard for athletes during orthodontic treatment. Dent Traumatol 1997;13:40-41.

6. Baraovich GJ. Mouth protector for an edentulous patient. J Prosthet Dent 1975;34:588-590.

7. Forsberg CM, Tedestam G. Etiological and predisposing factors related to traumatic injuries to permanent teeth. Swed Dent J 1993;17:183-190.

8. Yamanaka T, Ueno T, Oki M, Taniguchi H, Ohyama T. Study on the effects of shortening of the distal end of a mouthguard using model analysis. J Med & Dent Sci 2002;49:129-133.

9. Ueno T, Kondo G, Sasaki Y, Taniguchi H, Ohyama T. Recommendation of custom-made mouthguards to high school boxers. J Sports Dent 2001;4:1-6.

10. Yonehata Y, Maeda Y, Machi H, Sakaguchi R. The influence of working cast residual moisture and temperature on the fit of vacuum-forming athletic mouth guards. J Prosthet Dent 2003;89;23-27.

11. Newsome PRH, Tran DC, Cooke MS. The role of the mouthguard in the prevention of sports-related dental injuries: a review. Int J Paediatric Dent 2001;11:396-404.

12. 이우식. 알기쉬운 스포츠 치의학과 마우스가드 제작. 서울; 명문출판사; 2004.

13. 정훈, 최대균, 권긍록, 김미자. 스포츠 마우스가드 핸드북. 서울; 군자출판사; 2008.

14. 최대균. MOUTHGUARD 제작법. 서울; 나래출판사; 2004.

15. ADA Bureau of health education and audiovisual services, council on dental materials, instrument, and equipment: mouth protectors and sports team dentists. JADA 1984;109:84-87.

16. Miura J, Maeda Y, Machi H, Matsuda S. Mouthguard: difference in longitudinal dimension stability between single-and double-laminated fabrication techniques. Dent Traumatol 2007;23:9-13.

17. Westerman B, Stringfellow PM, Eccleston JA. EVA mouthguards: how thick should they be? Dent Traumatol 2002;18:24-27.

4. 안면 보호대 (Face mask)

보호장비를 적절히 사용하면, 특정 스포츠와 관련된 사고 부상이나 일상적 부상을 막을 수 있다. 하지만, 그 효과에는 한계가 있다. 선수들은 보호 장비를 착용하면, 당연히 보호받는다는 느낌이 들기 때문에 더 공격적인 플레이를 하게 되어 선수나 상대편에게 부상을 일으킬 수 있다. 대부분의 경우 선수 트레이너는 보호장비가 최소 보호 기준에 적합한지, 상태가 좋은지, 깨끗하게 정리되어 있는지, 계속 이용되는지 원래 목적대로 사용되고 있는지 등을 확인하는 책임을 지고 있다. 보호 장비 중 안면보호대는 크기와 모양에 있어서 다양하고 날아오는 물체로부터 얼굴을 보호하는 역할을 한다. 많은 두부와 안면 부상은 잘 맞는 헬멧과 안면보호대, 마우스가드 같은 안면 보호 장비를 정기적으로 사용하면 예방할 수 있다. 특히, 헬멧과 함께 안면보호대는 아메리칸 풋볼, 아이스 하키, 남자 라크로스, 야구, 소프트볼, 카약, 아마추어 복싱, 싸이클링에서 필수적으로 요구되며 충격력을 분산시키기 위해 적절히 조정되어야 한다.

1) 보호 장비의 원칙

충격과 충돌이 포함된 스포츠 경기에서 선수는 고속, 저질량 충격과 저속, 고질량 충격으로부터 보호받아야한다. 고속, 저질량 충격은 예를 들어, 공, 퍽, 방망이 나 하키채로 맞을 때 일어난다. 고속, 저질량 충격은 몸의 작은 부위에 집중되어 국소 부상(타박상처럼 작은 부위에 집중된 부상)을 일으킨다. 저속, 고질량 충격은 땅이나 얼음판에서 넘어지거나 아이스 하키 링크의 옆 벽에 부딪혀서 몸의 넓은 부위에 흡수되는 충격으로 광범위 부상(뇌진탕처럼 넓은 부위에 퍼지는 부상)을 일으킨다. 보호 장비의 기능은 부상을 예방하거나 기존 부상을 보호하는 것이다.

운동 관련 부상은 규칙을 지키지 않는 플레이, 기술 부족, 나쁜 컨디션, 선수의 수준 차이, 재부상을 당하기 쉬운 과거 부상 부위, 부상에 대한 선수의 참을성 부족, 제한 동작이 없는 부위를 적절히 보호할 수 없음, 질 / 유지보수 / 청결상태가 좋지 않은 보호 장비 등 여러 요인들에 의해 초래된다. 보호 장비는 특정 스포츠와 연관된 사고 부상이나 일상적 부상으로부터 몸을 보호할 수 있다. 장비 디자인에는 신체 보호 성질을 넘어 크기 편안함, 스타일, 전통, 처음 / 장기 유지비가 포함된다. 장비 선택과 구입 담당자는 외관, 스타일, 가격에는 덜 신경 쓰고, 부상 예방 기능에 가장 신경써야 한다.

2) 의무와 장비 기준

보호 장비에 대한 법적 문제는 모든 선수 트레이너와 단체 스포츠 경기의 최대 관심사이다. 흔히, 보호 장비를 알맞게 사용하도록 하는 임무는 한 조직에서 경기 스태프 모두가 공동 책임을 지고 있다. 예를 들어, 헤드 코치는 스포츠에 알맞은 구체적인 장비를 추천할 책임이 있다면, 스포츠 지도자는 이 추천 장비를 구입할 책임이 있을 것이다 또한, 장비 관리자나 선수 트레이너는 사용 설명서에 따라 장비를 알맞게 정비하고 선수들에게 장비의 올바른 사용법을 가르치고, 정기적으로 보호 장비를 조사하며,

장비의 수선, 보수 기록을 정확히 해둘 책임이 있다. 장비가 원래 목적대로 사용되었을 때 부상을 야기하지 않도록 안전한 장비를 설계, 제작, 조립하는 것은 제조업자의 의무이다. 쓸모없고, 부실하게 만들어진 스포츠 장비로부터 선수들을 보호하기 위해, 여러 기판들이 품질 기준을 개발해서 정상적인 스포츠 환경에서 장비가 잘못되지 않거나 부상을 초래하지 않도록 확실히 했다.

미국의 경우 스포츠 장비 기준에 대한 국립 운영 위원회(NOCSAE)는 아메리칸 풋볼 헬멧에 대한 기준을 세워서 헬멧의 여러 다른 부위에 충격이 가해져도 특정 세기의 충격은 견딜 수 있게 했다. 현재, 야구, 소프트볼, 라크로스 헬멧과 안면 마스크도 스포츠 장비 기준에 대한 국립 운영 위원회(NOCSAE)의 인증을 받아야 한다. 그 밖의 보호 장비 심사 기관들에는 미 재료 검사 협회(ASTM), 캐나다 기준 연합 (CSA)의 하키 장비 인증위원회(HECC)가 포함된다. 이들 기관은 보안기, 아이스 하키 헬멧, 안면 마스크 같은 장비에 대한 재료 기준을 세웠다.

장비 제조 기준을 세운 기관들에 덧붙여, 스포츠 관리 기관들은 특정 보호 장비의 의무적 사용에 대한 규칙을 세우고, 특정 보호 장비에 대한 규칙을 결정했다. 이들 관리 기관에는 미 대학 대항 스포츠 협회(NAIA), 미 올림픽 위원회(USOC) 등이 포함된다. 예를 들면, NCAA는 아메리칸 풋볼 선수들에게 안면 마스크와 튼튼하고 턱 4지점을 지나는 줄을 가진 헬멧을 착용하도록 요구한다. 모든 선수들이 착용하는 헬멧에는 부상 위험 경고 라벨과 이 장비는 스포츠 장비 기준에 대한 국립 운영 위원회(NOCSAE)의 검사 기준에 부합한다는, 제조업자나 수선자의 인증이 부착되어 있어야 한다.

장비 구입 후에는 부상이 일어날 경우에 참조할 수 있도록, 선택 과정에서 사용된 안내서나 보증서 같은 제조업자 정보 자료들을 정리해 두어야 한다. 이 정보는 선택 과정을 보여줄 수 있고, 최종적으로 선택된 장비의 특성도 알려줄 수 있다. 선수들에게 자신들만의 보호 장비를 제공한 후에도, 선수 트레이너의 책임은 바뀌지 않는다. 선수 트레이너는 여전히 그 장비가 안전 기준에 부합하고, 올바르게 조정되며, 적절히 유지 · 보수되고, 알맞게 사용되고 있는지에 대해 확실히 확인해야만 한다.

선수 트레이너와 코치들은 스포츠 장비의 위험성을 알고 있어야 하며, 장비 정비와 사용이 적절히 되고 있는지 관리, 감독해야 한다. 선수들은 자신이나 다른 선수들에게 위험이 될지도 모르는 장비를 착용하거나, 그런 장비로 바꾸지 말아야 한다.

3) 사용 재료

보호 장비의 디자인과 선택은 에너지 흡수 재료의 두께, 밀도, 온도에 따른 충격 방지 최적 수준에 기초한다. 저밀도 재료는 부드럽고 가볍고 착용이 편안하지만, 저충격에서만 효과가 있다. 부드러운 재료들 (Soft Materials)에는 거즈 패딩, 포상 물질, 네오프렌, 소르보세인, 펠트, 몰스킨 면포가 있다. 반대로 같은 두께라도 더 단단한 고밀도 재료는 덜 편안하고 저충격에 대한 쿠션 효과는 덜하지만, 변형 에너지는 더 많이 흡수할 수 있어서 고충격에는 더 효과가 좋다. 딱딱한 재료들(Hard Materials)에는 온도 변화로 변형시킬 수 있는 플라스틱(Orthoplast / Thermoplast), 주조 재료(유리 섬유 / 플라스터)가 있다. 에너지 흡수 재료에 있어서 고려해야 할 다른 요인은 충격에 대한 저항성이다. 고저항 재료는 충격 후, 원래 모양으로 돌아가므로 반복 충격이 가해지는 부위에 흔히 사용된다. 비저항 또는 저저항 재료는 일시적 충격이 가해지는 부위에 사용되어 잘 보호해준다. 부상을 입기 전에 충격을 흡수해 분산시킬 장비를 선택하는 것이 중요하다.

4) 경기 종목별 안면보호대

(1) 아메리칸 풋볼 경기용 안면보호대

미국의 경우 스포츠 장비 기준에 대한 국립 운영 위원회(NOCSAE)는 고등학교와 대학교의 아메리칸 풋볼 경기에서 착용하는 안면보호대에 대한 세기와 휘어지는 정도의 기준을 세웠다. 아메리칸 풋볼 안면 보호대는 무거운 거즈, 플라스틱 코팅 철심으로 구성되고, 뗏장이나 다른 선수의 무릎이나 팔꿈치로 인한 충격을 견디도록 디자인되어 있다. 안면보호대 자체, 헬멧 부속물, 헬멧 위의 4지점 턱줄의 세기에 따라 안면보호대의 효과가 달라진다. 알맞게 조정되면, 안면 마스크는 이마와의 사이에 두 손가락 너비만큼 공간이 있어야 하고, 시야를 가리지 말아야 한다 (그림 3-32). 안면 마스크에는 최소한 두 줄 가로장이 있어야 한다. 필요하다면, 플렉시글라스나 폴리카보네이트로 만들어지는 눈 보호막이 안면 마스크에 부착될 수 있다.

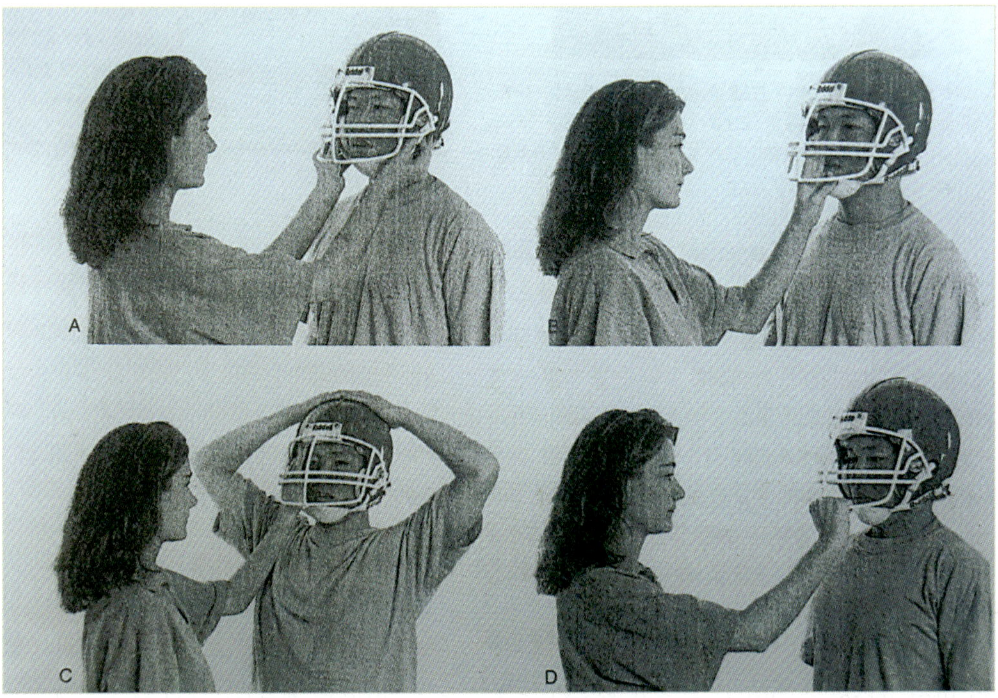

그림 3-32. 아메리칸 풋볼 헬멧 착용시 안면 마스크의 올바른 조정법[8)]
A. 턱 4 지점을 지나는 줄의 긴장도와 길이가 일치하는지를 확인해서 헬멧과 사이에 똑같은 공간을 두고 패드를 댄다. B. 안면 마스크로 인해 시야가 가려지지 않도록 하고, 헬멧과의 사이의 공간이 눈썹 위에서는 한 두 손가락 너비만큼, 이마와 코에서는 두 손가락 너비만큼 되도록 헬멧을 착용한다. C. 선수가 헬멧의 뒤쪽을 잡고 있으로 누를 때와 헬멧 위에 손을 대고 밑으로 누를 때, 헬멧이 움직이지 않도록 한다. D. 선수가 턱을 몸쪽으로 당겼을 때 안면 마스크를 좌우로 당겨도 헬멧이 떨어지지 않아야 한다.

(2) 아이스하키 경기용 안면보호대

미국의 경우 아이스하키 안면보호대는 플라스틱(폴리카보네이트), 철사, 플라스틱/철사 혼합으로 만들어지고, 하키 장비 인증위원회(HECC)와 미 재료 검사협회(ASTM)기준에 부합해야 한다 (그림 3-33). 하키 안면보호대는 주로 하키채를 막는데 사용되지만, 날아오는 퍽이나 헬멧/팔꿈치/경기장 옆면/얼음판 충돌에 대해서도 효과적이다. 아마추어 하키에서 사용되는, 얼굴 전면 안면보호대는 얼굴 외상을 상당히 많이 줄여 주었다. 하지만 턱 줄이 하나만 있는 안면보호대를 사용하면, 충격이 정면에 가해질 때 머리 뒤쪽으로 올라가고, 그러면 턱이 노출되어 열상을 입을 수 있다. 안면보호대는 코에서 약 1에서 1/2인치 정도 떨어지도록 제작된다. 철사망이 사용되면, 구멍이 작아져서 하키채가 얼굴로 침입하지 못하게 막아준다.

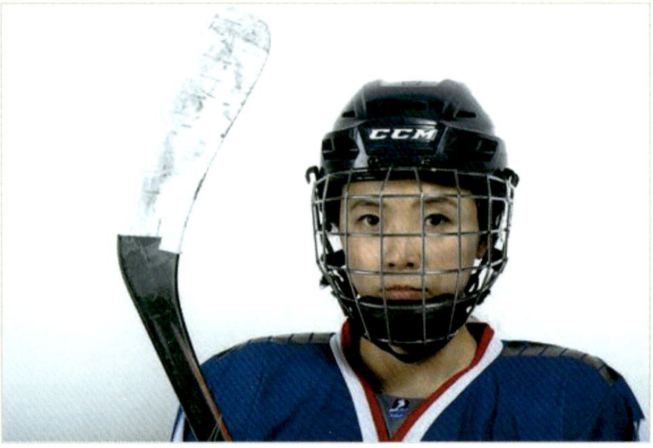

그림 3-33. 아이스하키 헬멧 착용시 안면마스크

(3) 라크로스 경기용 안면보호대

미국의 경우 라크로스 안면보호대는 스포츠 장비 기준에 대한 국립 운영 위원회(NOCSAE) 기준에 부합해야 한다. 철사망 가드는 얼굴에서 떨어져 있지만, 다른 선수와 충돌 시 가드가 뒤로 벗겨질 경우를 대비해서 4지점 턱 줄 안쪽으로 패드를 댄다 (그림 3-34).

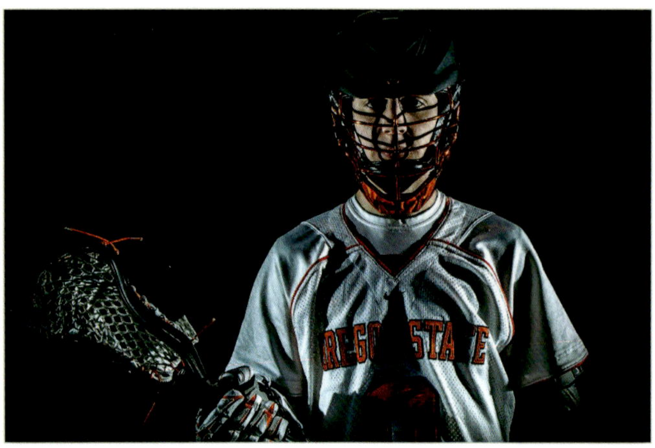

그림 3-34. 라크로스 헬멧 착용시 안면마스크

(4) 기타 경기용 안면보호대

야구와 소프트볼에서 포수와 홈 심판이 사용하는 안면 마스크는 뺨과 이마에 딱 맞아야 하지만, 시야를 방해해선 안된다 (그림 3-35). 미국의 경우 이런 장비들은 필드에서 선수들에게 착용될 수 있고, 미 재료 검사협회(ASTM) 기준에 부합해야 한다. 남성/여성 펜싱 마스크에는 경기 중 마스크가 움직이는 것을 막기 위해서 조정줄이 달려 있다.

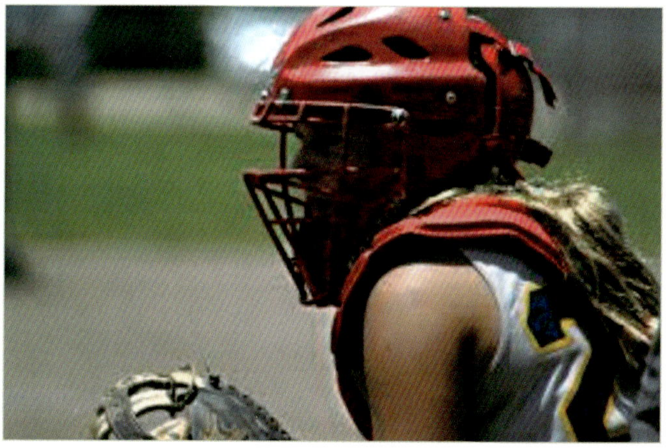

그림 3-35. 야구와 소프드볼 포수용 안면마스크

Reference

1. Saliba E, Foreman S, Abadie RT Jr. Protective equipment considerations. In: Athletic Injuries and Rehabilitation. Edited by Zachazewske JE, Magee DJ, Quillen WS. Philadelphia; WB Saunders; 1996.
2. Selesnick H, Griffiths G. A waterproof cast line earns high marks. Phys Sportsmed 1997;25:37-74.
3. Benson M ed. Protective equipment. In: 1997-1998 NCAA Sports Medicine Handbook. Overland Park, KS: The National Collegiate Athletic Association, 1997.
4. Hodgson VR. Impact standards for protective equipment. In: Athletic Injuries to the Head, Neck, and Face. Edited by Torg JS. St. Louis; Mosby-Year Book; 1991.
5. Reynan PD, Clancy WG Kr. Cervical spine injury, hockey helmets, and face masks. Am J Sports Med 1994;22:167-170.
6. Sheffield-Moore M, Short KR, Kerr CG, Parcell AC, Bolster DR, Costill DL. Thermoregulatory responses to cycling with and without a helmet. Med Sci Sports Exerx 1997;29:755-761.
7. Patterson PE, Eason J. The effects of prophylactic brace construction materials on the reactive responses of the MCL during repetitive impacts. J Ath Tr 1996;31:329-333.
8. 엄기매 역. 스포츠 물리치료 : 예방, 평가 및 관리. 개정 3판. 영문출판사. 2008.

5. Helmet

1) 스포츠와 머리 손상

외상에 의한 머리 손상(traumatic brain injury, TBI)은 뇌와 두개골, 두피, 이마 부위의 손상을 모두 지칭한다. 일부에서는 머리 손상에 안면부 손상을 포함하기도 하지만 대체로 머리 손상이 안면부 손상을 함께 지칭하지는 않는다. 머리 부위의 외과 관련되어 뇌의 구조에는 이상이 없으나 뇌의 기능 이상이 나타나는 것을 뇌진탕이라고 한다. 미국에서는 해마다 스포츠에 직접 참여하다가 발생하는 뇌진탕이 1백 6십만에서 3백 8십만 건에 이른다고 한다. 축구, 아이스하키와 같이 충돌이 일어나기 쉬운 스포츠에서 발생 빈도가 높으나 모든 종류의 스포츠가 뇌진탕을 발생시킬 가능성을 가지고 있다. 뇌진탕은 CT나 MRI 검사에서 이상을 보이거나 뚜렷한 증상을 나타내는 다른 종류의 뇌손상과 달리 그 증상이 뚜렷하지 않아 부상자가 간과하게 되어 적극적인 치료를 하지 않게 되는 경우가 많으므로 외상 후 상당기간이 지나서 문제점을 일으킬 가능성을 내포하고 있음을 간과하여서는 안된다.

2) 헬멧의 역할

헬멧은 스포츠 관련 머리 손상을 방지하는 데에 가장 큰 역할을 한다. 충돌 순간 머리의 가속을 완화하므로 두개골과 뇌의 충돌을 줄여줄 수 있다. 이것은 뇌 손상 방지에도 큰 역할을 한다. 또한 척수 손상을 줄이는 데에도 역할을 할 수 있다. 다만, 고강도의 충돌로 인한 뇌 손상 방지의 측면에 있어서 헬멧의 역할은 확실하지만 비교적 저강도의 충돌로 발생하는 타박상이나 뇌진탕을 방지하는 정도에 대한 헬멧의 역할에 대하여는 명확하게 알려지지 않았다.

3) 스포츠의 종류와 헬멧

(1) 미식축구

헬멧과 관련한 자료가 가장 널리 알려져 있는 종목이다. 1893년 미국 육군, 해군 간의 경기에서 처음 사용되었고 가죽으로 머리를 감싸는 방식으로 시작 되었다가 금속과 플라스틱, 고무 재질이 추가되는 형태로 발전하였다.

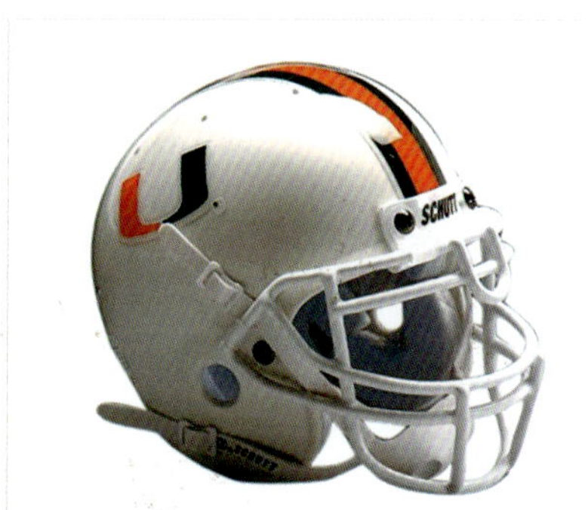

(2) 아이스하키

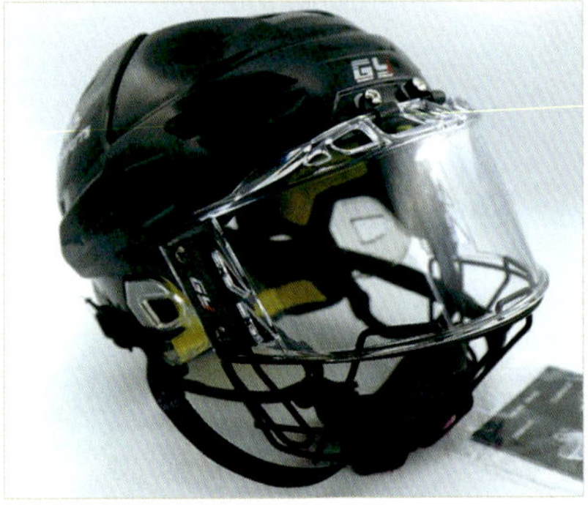

미식축구와 함께 헬멧이 가장 널리 사용되는 종목이다. 이 종목에서 발생하는 충돌은 주로 상대편 선수와의 충돌이나 경기장 벽면과의 충돌이다. 아이스하키 선수는 헬멧을 착용함으로써 충돌이 일어나는 순간 미리 예상하여 대비하는 효과를 얻을 수 있다.

(3) 야구

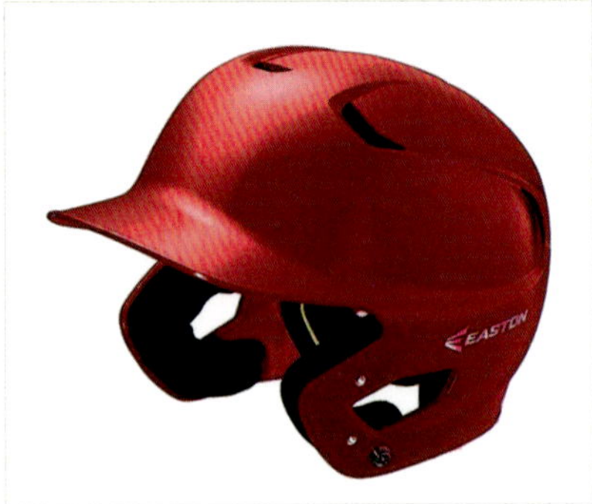

야구에서 헬멧이 심각한 머리 손상을 방지한다는 것은 입증되어 있다. 뇌진탕과 같은 손상을 방지하는 것에 대하여는 명확히 연구된 바가 없다.

(4) 축구

축구는 헬멧의 착용이 흔하지 않은 종목이다. 미식축구나 아이스하키와 같은 스포츠에 비해 머리의 충돌 횟수는 훨씬 적지만 충돌시 그 강도는 더 강한 것으로 알려져 있다 축구 도중의 뇌진탕은 주로 헤딩 중 머리와 머리 또는 머리와 팔의 충돌에 의한 것이다. 머리와 공의 충돌에 의한 뇌진탕은 그 빈도가 적은 것으로 알려져 있다. 헬멧과 같은 머리 손상 방지를 위한 장비의 사용은 의무화되어 있지 않지만 일부의 연구에서는 그 효과가 알려져 있다.

(5) 자전거

헬멧의 자전거 관련 머리 부상 감소 효과에 대해서는 널리 알려져 있다. 자전거 관련 머리 손상을 입은 환자에 대한 조사에서 헬멧을 사용하지 않았던 자전거 탑승자가 헬멧을 착용하였을 경우 가벼운 머리 부상자의 30%, 심각한 머리 부상자의 11%가 전혀 부상을 입지 않았을 것으로 예측되었고 심각한 머리 부상자의 18%가 가벼운 머리부상에 그쳤을 것으로 예상되었다.

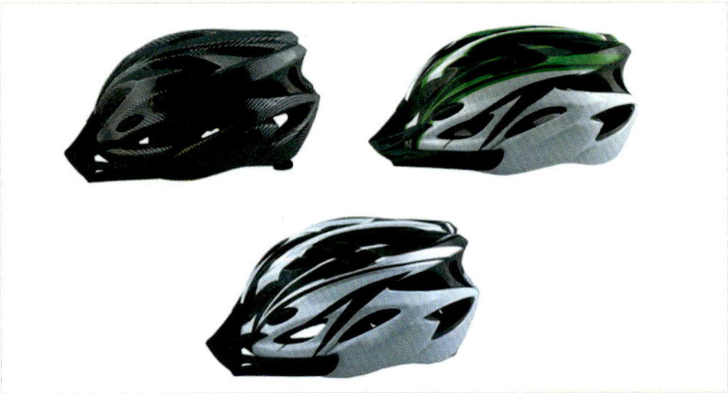

(6) 스키, 스노우보드

스키나 스노우보드를 즐기는 사람이 헬멧을 착용하는 경우가 많지 않다. 스키에서 헬멧은 60% 까지 뇌진탕을 줄일 수 있는 것으로 알려져 있다.

4) 머리와 안면부 외상 방지를 위한 헬멧과 다른 보호 장구의 혼용, 그리고 치과의사의 역할

헬멧만으로도 중안면부의 손상을 감소시키는 약간의 효과가 있다. 단, 안면보호대(faceguards)와 함께 사용하면 안면부의 손상을 방지하는 데에도 도움을 줄 수 있다. 각종 연구에 의하면 헬멧과 안면보호대의 혼용이 안면부상의 정도를 28~60% 까지 줄일 수 있다고 한다. 따라서 뇌 손상과 구강악안면 손상의 방지를 위해 헬멧과, 안면보호대, 마우스가드(mouthguards)의 적절한 혼합 사용이 권장되며 이는 스포츠 종목의 특성을 고려하여 적용되어야 할 것이다.

구강악안면부에 대한 전문가로서 치과의사는 스포츠 손상 환자를 자주 접하고 손상의 예방을 위한 역할을 해야 한다. 진료실에서는 마우스가드를 착용하기 원하는 환자와 자주 만날 수 있고 스포츠 활동이 활발한 청소년들도 치과에 자주 방문하게 된다. 치과의사는 마우스가드 외에도 헬멧과 같은 보호 장구의 역할을 인식하고 동시에 사용을 권하여 줄 수 있어야 한다. 헬멧의 보호 효과가 더 향상될 수 있도록 디자인을 개선하는데 역할을 할 수 있다.

Reference

1. Daneshvar DH, Baugh CM, Nowinski CJ, McKee AC, Stern RA, Cantu RC. Helmets and mouth guards: the role of personal equipment in preventing sport-related concussions. Clin Sports Med 2011;30:145-63.
2. Cantu R, Gean A. Second impact syndrome in a small SDH: an uncommon catastrophic result of repetitive head injury with a characteristic imaging appearance. J Neurotrauma 2010;27:50-7.
3. Levy ML, Ozgur BM, Berry C, Aryan HE, Apuzzo ML. Birth and evolution of the football helmet. Neurosurgery. 2004;55:656-61.
4. Mihalik JP, Blackburn JT, Greenwald RM, Cantu RC, Marshall SW, Guskiewicz KM. Collision type and player anticipation affect head impact severity among youth ice hockey players. Pediatrics 2010;125:e1394-401.
5. Nicholls RL, Elliott BC, Miller K. Impact injuries in baseball: prevalence, aetiology and the role of equipment performance. Sports Med 2004;34:17-25.
6. McCrory P, Meeuwisse W, Johnston K, et al. Consensus statement on concussion in sport - the 3rd international conference on concussion in sport, held in Zurich, November 2008. J Clin Neurosci 2009;16:755-63.
7. Chapman HR, Curran AL. Bicycle helmets--does the dental profession have a role in promoting their use? Br Dent J 2004;196:555-60.
8. Cusimano MD, Kwok J. The effectiveness of helmet wear in skiers and snowboarders:a systematic review. Br J Sports Med 2010;44:781-6.
9. Black AM, Patton DA, Eliason PH, Emery CA. Prevention of Sport-related Facial Injuries. Clin Sports Med 2017;36:257-278.

제4장

스포츠 퍼포먼스 (performance)

1. 교합기능이 신체기능에 미치는 영향 _ 이경제
2. 마우스가드와 신체능력 향상과의 관계 _ 노관태
3. 경기력 향상에 관련된 과학과 정보 _ 박지만

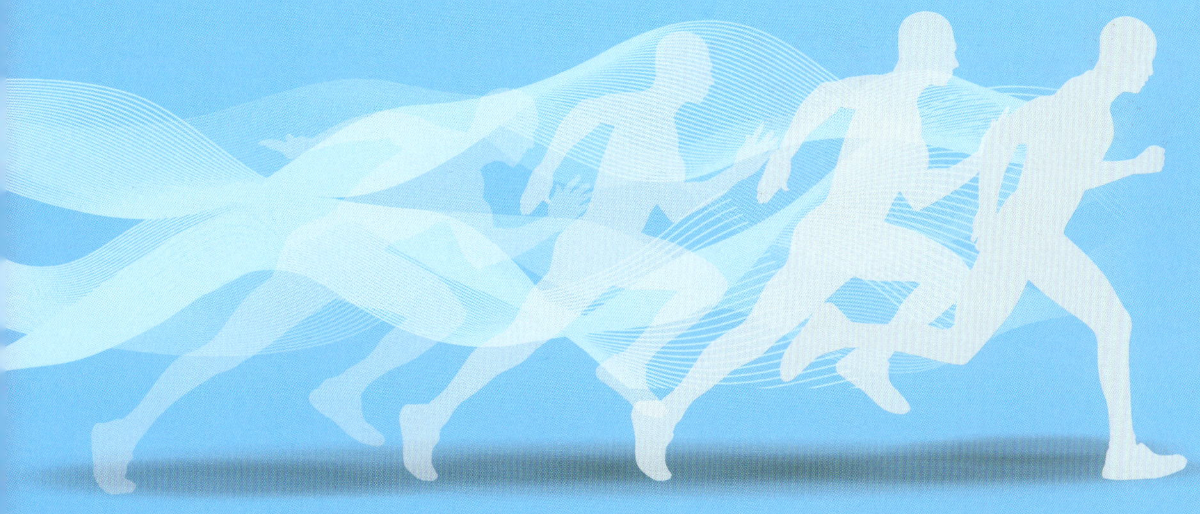

제4장 스포츠 퍼포먼스 (performance)

1. 교합기능이 신체기능에 미치는 영향

1) 교합기능에 관한 고찰

(1) 교합(occlusion)의 정의

교합을 의미하는 'occlusion'은 라틴어인 'occludere'에서 기원한 'occlude'의 명사형 단어로 이는 '서로 가깝게 다가간다'는 의미를 내포하고 있다. 그런 면에서 협의의 교합은 '치아와 치아의 접촉'을 의미한다. 이는 저작과 안정 시의 하악 치열과 상악 치열의 관계를 의미하는 것이며, 정적교합(static occlusion)을 의미하는 것이다. 그러나, 사람의 치열은 일부 육식동물에서 나타나는 것처럼 접번운동(hinge movement)을 하는 것이 아니라 접번운동 및 활주운동(translation movement)이 복합적으로 일어나는 복잡한 운동을 수행하게 된다 (그림 4-1). 이러한 운동은 정적교합에 대비하여 동적교합(dynamic occlusion)이라 부른다. 게다가 사람의 치열은 단순한 평면이 아닌 복잡한 3차원적 구조를 지닌다 (그림 4-2). 따라서 이러한 복잡한 동적교합 상태에서 이상적 교합(ideal occlusion)을 얻는 것은 매우 어려운 일이다.

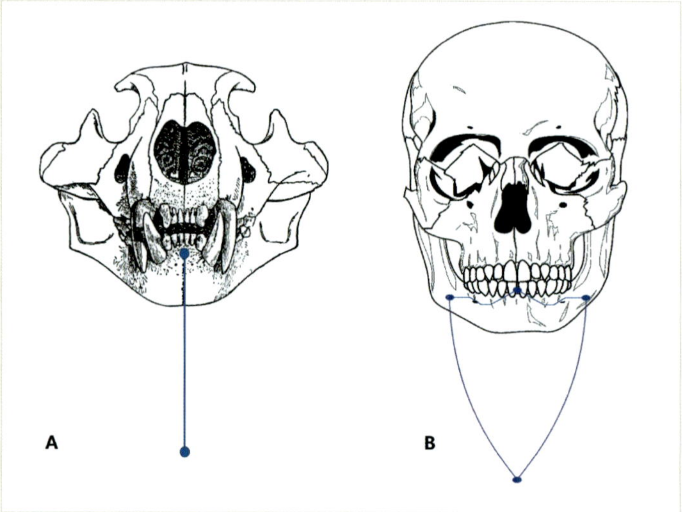

그림 4-1. 육식동물과 사람의 악운동의 차이
A. 육식동물(사자)의 악골과 하악 운동 양상
B. 잡식동물(사람) 악골과 하악 운동 양상
육식동물의 경우 접번운동 위주의 하악 운동을 하는 반면 사람의 경우 접번운동은 물론 활주운동이라는 훨씬 복잡한 운동을 한다.

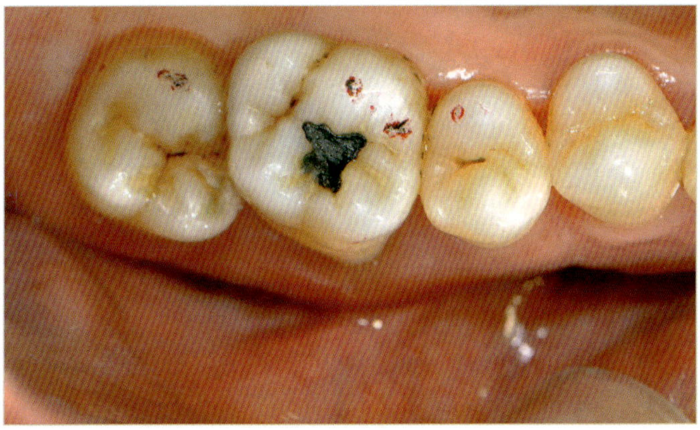

그림 4-2. 사람의 대구치 교합면. 사람 치아의 교합면은 상당히 복잡한 3차원적 구조를 이루며 수많은 교두와 융선이 존재한다. 이렇게 복잡한 치아 간의 접촉에서 교합간섭이 자주 발생한다.

(2) 이상적 교합(ideal occlusion) / 생리적 교합(Physiologic occlusion)

이상적 교합(ideal occlusion)은 최적 교합(optimal occlusion)이라고도 불리기도 한다. 이는 치과치료의 필수적 성공요건이나 이를 구현하기는 매우 어려운 일이며 이러한 이상적 교합을 구현하는 것은 치과치료 목표이다. 이 이상적 교합은 심미적, 기능적 이상교합을 의미하는 것이며 저작계의 기능적 조화 및 안정은 물론 근신경적인 조화까지 포괄하는 개념이다.

생리적 교합(physiologic occlusion)은 별다른 병증이 없는 일반적인 상황의 교합을 의미하며, 이것이 이상적인 교합을 의미하는 것은 아니다. 이상적 교합이란 저작계의 근신경계가 조화를 이루고 기능적으로 안정되어 있으며, 아무런 교합간섭이 없어서 근신경계의 적응이 필요하지 않은 상태를 말한다. 여기서 정상 교합과 이상적 교합의 개념의 차이를 비교해 보면 교합간섭이 있다 하더라도 저작계의 어떤 부분에도 장애를 일으키지 않고 병적인 치주변화도 없다면 임상적으로 정상 교합이고 할 수 있으나 이상적 교합은 아니다. 이런 타협된 정상교합을 기능적 최적교합이라는 개념으로 부르고 있다.

(3) 기능적 최적 교합(optimal functional occlusion)

1899년 Edward Angle이 상악 제 1대구치가 정상교합의 기준이며, 이를 기초로 부정교합을 최초로 분류하여 최초로 치아의 교합관계를 기술한 이래로 치과 수복기술의 발전과 더불어 이상적인 교합학에 관한 연구 또한 꾸준하고 활발히 이뤄져 왔으며, 그 최초의 개념은 양측성 균형교합(balanced occlusion)의 개념이다. 이는 총의치의 교합 개념을 자연치열에 도입한 개념으로 자연치열에 도입 시 여러 가지 문제를 야기하여 이에 대한 많은 논쟁이 있었으며, 이에 대한 대안으로 편측성 편심 치아 접촉(unilateral eccentric contact)이 제시되었다. 문제는 이러한 이론을 기반으로 이와는 다른 형태의 교합을 가진 치열은 문제가 있는 것으로 인식되어 이를 이상의 교합개념에 맞추기 위한 엄격한 교합치료가 시행되기도 하였다.

이러한 개념의 변화는 1970년대 후반에 이르러 개별적 동적 교합(dynamic individual occlusion)이 도입되면서 시작되었다. 이는 저작계의 건전성과 기능에 초점을 맞춘 개념으로 정형화된 형태에 이상적 교합개념을 끼워 맞추었던 이상의 개념과 차별성을 두고 있다.

이에 대해 대부분의 사람에게서 최소한의 병적 효과를 야기하여 기능적으로 적당하여 정형적으로 안정된 교합인 기능적 최적교합에 관해 Okeson은 다음과 같이 정리하였다.

- 폐구 시 하악 과두는 관절원판이 적절히 개재된 상태에서 관절융기의 후방 경사에 놓이면서 하악와에서 가장 최전상방(근골격학적으로 안정)에 위치된다. 이 위치에서 모든 구치는 균등한 동시접촉을 한다. 또한 전치는 구치보다 약하게 접촉한다.
- 모든 치아는 교합력을 치아장축 방향으로 전달시킬 수 있는 접촉을 유지한다.
- 하악이 측방으로 움직일 때 외측방측(작업측)에서는 내측방측(비작업측)을 즉시 이개시켜 줄 수 있는 충분한 치아 유도접촉이 존재한다. 가장 바람직한 유도는 견치에 의해 이뤄진다(canine guidance).
- 하악이 전방으로 이동할 때 전치부에는 구치부를 이개시킬 수 있는 충분한 치아 유도접촉이 존재한다.
- 수직 자세와 식사 시의 자세에서 구치부는 전치부보다 강하게 접촉한다.

2) 근육활동의 조절

(1) 근육의 기능적 활동 및 비기능적 활동(functional activity and para-functional activity)

우리 몸을 구성하는 근육은 기능적 활동(functional activity)과 비기능적 활동(parafunctional activity)의 두 가지 기본 유형으로 나눌 수 있다. 그 중 구강악계를 구성하는 근육의 기능적 활동은 저작, 대화 그리고 연하 등에서 볼 수 있는 정상적 활동이 있으며 비기능적 활동은 이갈이, 이악물기 등에서 관찰된다. 우선 구강악계를 구성하는 근육의 기능적 활동의 경우, 별다른 이상이 야기되지 않는 편안하고 안정적인 근육의 활동인 반면, 비기능적 활동의 경우 근육의 통증 및 피로감 등의 여러 문제를 야기한다. 기능적 활동의 경우, 평균 12kg/cm^2 정도의 약한 힘이 치아 및 지지조직에 가해지는 반면 비기능적 활동의 경우 74kg/cm^2 정도로 약 6~7배 정도 강한 힘이 작용된다. 또한 기능적 활동의 경우 자연스러운 수축 및 이완이 반복되는 등장성 수축(isotonic contraction)인 반면, 비기능적 활동의 경우 근육의 길이는 일정이 유지되는 반면 근육의 활성만 증가되는 등척성 수축(isometric contraction)을 하게 된다 (표 4-1).

【표 4-1】 기능적 활동과 비기능적 활동의 비교

	기능적 활동	비기능적 활동
가해지는 압력	12kg/㎠	74kg/㎠
하루 중 작용 시간	15–20min/day	2–162min/day
근육의 수축 양상	등장성 수축 (Isotonic contraction)	등척성 수축 (Isometric contraction)
구강악계에서의 예시	저작, 연하, 대화	이악물기, 이갈이

(2) 보호성 반사(protective reflex)

앞서 언급한 기능활동의 경우, 저작력에 의한 저작계의 손상을 최소화할 수 있는 조절된 근육의 활동이며 이는 복잡한 기전에 의하여 조정된다. 다시 말하면 조절되지 않은 커다란 저작력에 의해 치아, 치주조직, 근육, 인대 등의 구강악계를 구성하는 각 요소들이 생리적 적응의 한계를 초과할 정도의 큰 힘을 받아 비가역적인 손상이 발생되지 않도록 보호하는 기전이 존재한다는 것이다. 이 기전을 보호성 반사(protective reflex)라고 부른다. 예를 들어 음식을 저작 시 딱딱한 이물질을 씹었다고 가정해보자. 대부분의 사람이 이런 불쾌한 경험을 가지고 있을 것이고 그런 경우 자기도 모르게 반사적으로 입을 벌리게 된다. 만일 이때 이에 대한 즉각적인 회피, 즉 입을 즉시 벌리게 되지 않는다면 치아가 깨지거나 흔들리게 될 수 있다. 이러한 즉각적인 반사를 보호성 반사라 하며 이는 고도로 조절된 근육의 반사작용이다. 그 기전을 살펴보면 다음과 같다 (그림 4-3).

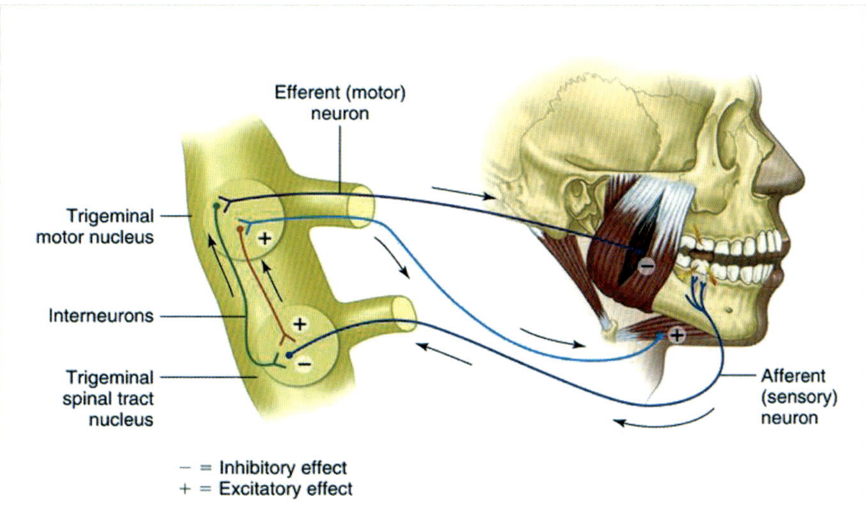

그림 4-3. 유해수용성 반사는 치주인대의 고유수용기에서 인지한 유해한 감각을 구심성 신경섬유를 통해 삼차신경척수로핵으로 보내고 이 자극을 대뇌가 아닌 원심성 신경섬유를 통해 바로 근육으로 전달하여 즉각적인 위험 회피를 가능하게 한다.

① 치주인대의 감각수용기인 유해수용기(nociceptive receptor)의 자극 인지됨.

② 유해한 자극에 대한 정보가 구심성 신경섬유 및 개재뉴런을 통해 삼차신경 척수로핵에 전달됨.

③ 정보가 개재뉴련을 거쳐 삼차신경 운동핵으로 전달됨.

④ 개구근의 삼차신경 운동핵의 원심성 섬유에 이르는 흥분성 개재뉴런이 흥분되고, 이러한 작용에 의해 개구근이 수축됨.

⑤ 동시에 구심성 섬유가 억재성 개재뉴런을 자극하여 거상근을 이완시킴.

이상에서 보듯이 구강악계의 비가역적 손상을 방지하기 위한 유해수용성 반사는 복잡한 조절 기전을 가지고 있다. 이러한 유해한 자극이 짧은 시간 내에 급작스럽게 일어난다면 무의식적인 반사작용에 의해 개구작용이 일어나게 된다. 그러나 치아와 치아의 비생리적인 간섭인 교합간섭이 있을 경우 이는 또 따른 양상으로 반응하게 되며 이로 인해 신체의 균형이 무너지기도 한다.

3) 교합과 신체의 균형유지

(1) 고유수용기에 의한 균형유지

신체의 균형은 우리의 눈, 발 또는 귀에서 발견되는 고유감각 수용기인 일차 수용기(primary receptor)에 의해 조절되어 유지된다. 머리의 균형 유지는 조금 더 복잡하여 앞서 언급한 보호반사와 같은 복잡한 기전에 의해 이뤄지며 이를 이차 수용기(secondary receptor)라 부른다. 이런 고유 수용기(proprioceptors)는 저작근, 치주인대 그리고 측두하악관절 등에서 발견된다. 교합간섭과 같은 유해한 자극이 이런 감각수용기에서의 간섭으로 인지되며 이런 균형 유지를 위한 일련의 과정에 변화를 일으키게 되고 이로 인해 많은 문제점들이 야기된다. 비록 작은 교합간섭일지라도 머리는 물론 신체의 자세 및 균형유지에 문제를 야기하게 된다.

(2) 하악의 편위와 자세의 변화

교합 간섭과 같은 비정상적인 교합상황이 발생된다면 앞서 언급한 고유수용기들은 중추신경에 과도한 힘이 작용되었다는 신호를 전달하게 되고, 이런 자극을 피하게 하기 위해 하악을 편위시키게 된다. 게다가 교합간섭이 제거되지 않은 상태로 하악의 편위가 지속된다면 하악 편심성장과 같은 영구적인 하악의 형태적 이상을 야기한다. 이런 결과는 근육에도 영향을 미치게 되어 결과적으로 신체의 균형도 무너트리게 된다. 이에 대해 Perdrix(1997)은 다음과 같은 경로를 통한다고 설명하였다.

① 교합간섭의 발생

② 하악의 위치 변화

③ 교합근의 불균형 야기
④ 측두하악관절의 편위
⑤ 경부-체부 근육 부조화
⑥ 자세의 변화

4) 교합과 신체기능에 미치는 영향

교합이 신체 기능에 대해 미치는 영향에 대해 2017년 Budd(2017) 등은 구체적인 예를 들어 잘 설명하고 있어 이를 여기에 소개하고자 한다.

(1) 교합과 발의 압력(정적 상황)

2007년 Pirel은 한쪽에 면구를 물린 그룹과 그렇지 않은 그룹의 비교를 통해 인위적인 교합부조화를 유도하여 발의 압력을 비교해 보는 실험을 진행하였는데 약 85%의 비율로 면구를 한쪽에 물린 그룹에서 발 압력의 부조화가 관찰되었다고 보고하였다. 그리고 균형 잡힌 교합을 가진 군에서 운동선수의 경기력과 훈련성과가 좋은 것으로 결론지었다. 2016년 Rasigrade는 좀더 구체적으로 마라톤 선수를 대상으로 편측에 면구를 물려 발 압력이 색상으로 표시되는 전자저울을 이용하여 교합부조화가 발의 압력에 미치는 영향을 분석했는데 인위적인 교합부조화가 부여된 그룹에서 발의 압력 불균형이 확연하게 관찰되었다고 보고하였다. 이런 교합부조화가 있는 상황에서 달리기를 한다면 아킬레스 건, 무릎, 심지어는 고관절까지 무리를 주어 부상을 야기할 수 있다고 주장하였다.

(2) 교합과 운동(동적 상황)

2015년 Maurer 등은 20명의 운동선수를 대상으로 치과용 트레이를 통해 교합의 균형을 부여한 군과 교합불균형을 부여한 군의 달리기 보폭을 측정을 통해 동적 상황에서의 교합과 운동기능 간의 관계를 연구하였다. 그 결과 교합균형이 부여된 그룹에서 그렇지 않는 그룹에 비해 달리기의 패턴의 대칭성이 향상된 것이 관찰되어 교합균형을 부여한 장치를 통해 선수의 부상을 방지할 수 있을 것으로 기대하였다.

(4) 교합과 호흡

2011년 Boissonet은 신체 운동 중의 호흡과 교합의 관계에 대해 연구를 시행했다. 운동 중에 충분한 산소의 섭취는 경기력 향상에 필수적인 요소이며, 특히 유산소 운동을 하는 경우에 그러하다고 하여 운동 선수는 원활하게 허파로 공기를 공급하고 배출할 수 있도록 발달된 기도를 가져야 한다고 주장했다.

5) 노인에서의 교합과 신체기능

(1) 교합과 신체운동의 속도

노인에서의 신체기능의 유지는 삶의 질의 유지 및 생명 연장에 매우 중요한 요소이며 실제 노인의 근력 및 관절의 유연성 감소에 의해 일상생활에서의 낙상의 위험이 증가하고 이는 노인의 삶의 질은 물론 생명까지 위협할 수 있는 치명적 문제로 여겨지고 있다. 실제 1988년 Tinetti 등의 보고에 의하면 낙상사고자 중 24%가 중상을 입게 되고 6%는 골절을 당한다고 한다. 이에 교합과 노인의 신체기능에 관한 관심 및 연구도 이뤄지고 있다. 1998년 Ishijima 등의 보고에 의하면 교합접촉이 상실된 노인의 경우 신체활동의 속도가 현저히 감소한다고 보고하였다. 이는 돌발상황에 대처하는 능력에 대한 기준으로서 노인의 운전 등의 일상생활에서의 반응 및 사고 회피에 중요한 척도이며 이에 대한 관심이 필요할 것이다.

(2) 교합과 근육의 수축력

다리 펴기 근력(long extensor power)를 통한 다리의 근력 평가는 한발로 서 있기 시간과 더불어 노인 신체활동 건전성 평가의 중요한 척도이다. 의자에서 혼자 일어서기, 계단 올라가기와 같은 일상 생활의 기능이 다리 근력의 약화된 경우 불가능하다는 점에서 삶의 질과 밀접한 관련이 있는 매우 중한 기능으로 볼 수 있다. 1990년 Österberg 등은 교합의 불균형이 근육 수축력에 현저한 감소를 야기한다고 하였으며, 2001년 Shimazaki 등은 의치를 착용하지 않는 무치악자의 경우 20개 이상의 치아를 가진 유치악자에 비해 현저한 근력의 감소를 보인다고 보고하였다.

(3) 교합과 근육의 균형

신체 기능의 측면에서 보면 외발로 서 있는 행동은 중추신경의 조절 하에 여러 가지 근육의 조화로운 활동으로 이뤄지는 복잡한 운동으로 신체 활동의 건전성을 대변해 주는 척도이다. 이 또한 노인의 다리 펴기 근력과 더불어 노인 신체 활동의 건전성에 대한 평가 척도이다. 한발로 서 있을 수 있는 시간에 관한 실험이 몇 가지 진행되었는데 교합접촉의 상실이 있는 그룹에서 교합접촉이 온전한 그룹보다 그 시간이 짧아짐을 보고하였다. 또한 2011년 Okuyama 등은 교합의 건전성이 상실된 완전 무치악자, 부분 무치악자 그룹과 교합접촉이 양호한 유치악자를 대상으로 한발로 서 있기 시간을 측정한 결과 유치악 그룹에서 현저하게 길게 관찰됨을 보고하기도 하였다.

6) 결론

이상에서 살펴 보았듯이 교합접촉 과정에서 필연적으로 어느 정도의 교합간섭이 발생될 수 있으며 이런 간섭이 인체의 생리적 적응능력의 범위 내에 있어 별다른 문제를 야기하지 않는 경우를 기능적 최적교합이라 부른다. 교합간섭의 정도나 크기가 인체의 생리적 적응 범주를 초과하게 되면 병적 상태에 이르게 된다. 이런 병적 상태에 빠지지 않도록 교합간섭을 회피하기 위한 고유 수용기의 작용에 의해 하악은 편위하게 되고 이 과정에서 하악의 불균형 성장이나 근육의 부조화 등이 발생된다. 구강악계의 근육은 신체의 다른 근육과 직간접적으로 연결되어 있고 이로 인한 신체 기능의 이상이 발생되게 된다.

Reference

1. Davies S, Gray RMJ. What is occlusion? BDJ open 2001;191:235–45.
2. Okeson JP. Management of temporomandibular disorder and occlusion. 7th ed. St. Louis; Mosby; 2013.
3. Angle EH, Classification of malocclusion. Dent Cosmos 1899;41:248–64.
4. Schuyler C. Correction of occlusion: disharmony of natural dentition. NY Dent J 1947;13:455–456.
5. Ramfjord SP, Ashmm. Occlusion 3rd ed. Philadelphia; WB Saunders; 1983.
6. Budd CB, Egea JC, Sport and oral health, A concise guide, Cham, Springer, 2017.
7. Perdrix G, PERDRIX P, CHAMPENOIS M, SANCHEZ R. Sport et occlusion dentaire: influence de l'occlusion dentaire sur les capacites musculaires. Chir dent Fr 2007;859:34–41.
8. Tinetti ME, Speechley M, Ginter SF. Risk factors for falls among elderly persons living in the community. N Engl J Med. 1988;319:1701 - 1707.
9. Ishijima T, Hirai T, Koshino H, Konishi Y, Yokoyama Y. The relationship between occlusal support and physical exercise ability. J Oral Rehabil 1998;25:468 - 471.
10. Österberg T, Mellström D, Sundh V. Dental health and functional ageing. A study of 70–year–old people. Community Dent Oral Epidemiol 1990;18:313 - 318.
11. Shimazaki Y, Soh I, Saito T, Yamashita Y, Koga T. Miyazaki H et al, Influence of dentition status on physical disability, mental impairment, and mortality in institutionalized elderly people. J Dent Res 2001;80:340 - 345.
12. Takata Y, Ansai T, Awano S, Hamasaki T, Yoshitake Y, Kimura Y et al. Relationship of physical fitness to chewing in an 80–year–old population. Oral Dis 2004;10:44 - 49.

2. 마우스가드와 신체능력 향상과의 관계

스포츠의 상업화, 프로화에 따른, 경기력의 향상과 선수보호 측면에서 스포츠 과학이 중요한 역할을 담당하게 되었다. 스포츠 치의학의 연구방향은 악안면 영역의 외상방지에 관한 것과 구강기능과 운동능력의 상관성에 관한 2가지 연구로 크게 나눌 수 있다. 또한 운동 능력과의 상관성은 근력에 관련된 것과 자세 균형에 관한 것으로 세분된다.

운동능력에 관련된 연구는 하악의 위치를 변화시키는 장치인 교합안정장치(stabilization splint) 또는 하악 재위치 장치(mandibular orthopedic repositioning appliance)를 이용하여 악골의 위치를 적합하게 하고, 구강기능을 개선시킬 때 다양한 전신적인 생리적 기능적 효과를 얻을 수 있다는 것에 대한 연구이다. 마우스가드는 보통 상악에 장착하는 구강내 장치로 필연적으로 하악의 위치와 교합접촉이 변화하게 된다. 이와같은 하악의 위치와 교합의 변화가 전신 및 근력에 미치는 영향에 관한 연구는 1970년도 부터 진행되어 왔다. Gelb등은 악안면 영역의 근육들과 전신의 구조물 사이에 관계가 있어, 잘못된 상하악의 관계를 수정한다면, 적절한 생리적 상태가 얻어질 수 있고, 그로 인해 운동능력도 증가할 수 있다고 하였다. 그런 관계를 개선하는 구강내 장치를 Mandibular orthopedic repositioning splint (MORA) (그림 4-4)라고 명명하기도 하였다.

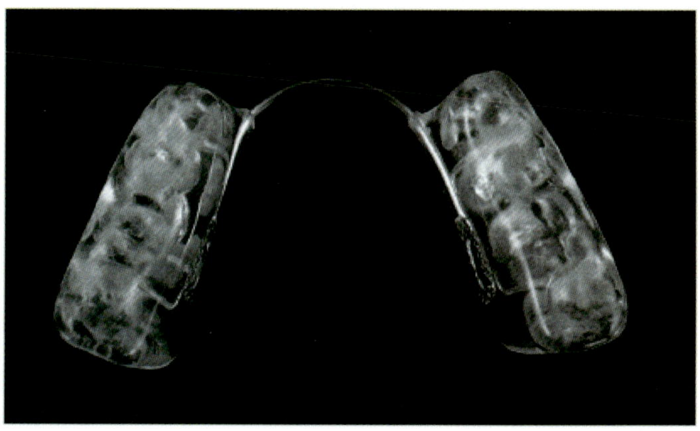

그림 4-4. Mandibular Anterior Repositioning Splint (MORA) splint[26]

많은 학자들이 마우스가드 등과 같은 교합장치와 운동능력과의 상관관계에 대해 연구하였다. Vervan 등은 MORA가 두경부와 어깨부위의 근력에 미치는 영향을 연구했으며 이 장치에 의해 경추에 대한 두개골의 상대적인 위치를 변화시킴으로써 다양한 근육들의 작용방향과 각도를 변화시킬 수 있었고, 이들이 서로간에 영향을 줄 수 있다고 하였다.

Bates 등은 MORA의 장착으로 인한 하악의 위치변화가 수직점프, 악력 등의 운동능력과, 집중력을 향상시킨다고 하였다. Egret 등은 골프선수를 대상으로 MORA를 장착하고 실험하였는데, 골프공의 초속도는 유의하게 증가하였으나, 골프 스윙중 자세는 변화가 없었다고 하였다. Yates 등은 등척성,

등속성 실험을 통해 운동능력을 평가하였으나, 효과가 없었고, 다른 연구자들의 실험은 MORA의 위약 효과가 결과에 영향을 주었을 것이라 하였다.

안 등의 연구에서는 중심위로부터 시작하여 수직고경을 2 mm, 3.5 mm, 5 mm로 단계적으로 증가시켜 사지근육의 근력변화를 연구하였으며, 수직고경이 3.5 mm증가되었을 때 평균근력이 가장 큰 증가를 보인다고 하였다. 2002년 홍 등의 연구에서는 교두감합위로부터 출발한 수직교합고경의 증가가 사지근력에 미치는 영향에 관한 연구를 시행한 결과 2mm와 3.5mm 수직고경이 증가되었을 때 유의차 있는 근력의 증가를 보인다고 하였다. 노 등은 교합접촉을 다르게 한 교합장치를 장착하고 사지근력에 미치는 영향에 관해 연구하였는데 안정적인 교합접촉을 가진 장치를 장착했을때 운동능력에 긍정적인 영향을 끼친다고 보고하였다.

이 등은 태권도 선수에서 마우스가드의 착용은 경기력의 중요 요소인 민첩성, 순발력, 근지구력에 악영향을 주지 않았으며, 치과의사에 의해 정밀하게 제작된 마우스가드는 민첩성과 순발력을 향상시켜 경기력 증진에 효과가 있다고 보고하였다.

현재까지 대부분의 실험들은 대조군과 실험군을 장치를 장착한 군과 않은 군으로 나누어 단순히 실험을 하였는데 이에 대해 Maeda등은 MORA와 운동능력에 대한 기존 연구들이 실험 설계, 실험대상 설정이 타당하지 않아 결과를 도출할 수 없다는 보고를 하기도 하였다.

자세 균형에 관련성에 대해서도 많은 연구가 이루어 졌다. 자세 균형능력의 측정은 직립반사검사(중심동요도 검사: Romberg test), 편위검사(stepping test, gait test), 안구의 움직임(눈의 떨림 및 안구운동) 등을 지표로 이용하고 있다. 현재에는 임상적으로 F-scan(Tekscan Inc., Boston, Mass)이 이용되고 있으며 여러 연구에서 균형검사에 그 유의성이 인정되고 있다.

신체의 정적, 동적균형에 관한 그동안의 연구들을 살펴보면 많은 연구에서 구강 기능과 정적, 동적인 자세균형은 밀접한 관계가 있다고 보고하고 있다.

Rocabado 등과 Hansson 등은 교합과 자세 균형에 중요한 관계가 있다고 발표하였으며 Bracco 등과 Ferrario 등은 F-scan 기계를 사용하여 교합의 변화가 자세 균형에 영향을 미치는 것을 보고하였다. Kei-ich는 무치악자에서 의치장착 전후의 신체 무게 중심(C.O.P.)의 흔들림을 F-scan 기계로 측정하여 장착 후 자세 균형이 개선되었다고 발표하였다.

이 등은 교합안정장치 장착 전과 후에 F-scan으로 측정하여, 교합균형이 개선되면 인체의 자세 균형에 어떠한 영향을 미치는지를 연구하였으며, 교합의 균형이 개선되면, 균형감각의 지표인 C.O.P.의 이동량이 감소하고, 좌우 평균접촉압력 차이가 감소한다고 하였다. Wakano 등의 연구에서는 하악의 수평적 편위가 신체의 동적 평형에 미치는 영향을 평가하였으며 인위적으로 하악을 변위시킨 스플린트를 장착했을 때 자세균형이 불안정해진다고 보고하였다.

지금까지의 마우스가드 등과 같은 교합장치와 운동능력 향상과의 문헌들을 종합해 보면 마우스가드를 장착하여 운동능력이 향상되는 경우와 그렇지 않은 경우가 있어 반드시 어느 한 경향이 있다고는 말하기 어렵지만, 교합이 안정될 경우 자세균형은 향상되며, 이악물기 상태에서 행하는 근력운동은 향상된다는 보고가 많다.

교합접촉이 긍정적인 영향을 미치기 위해서는 마우스가드 장착 그 자체보다도 오히려 '물기' 혹은 '이악물기'가 운동능력의 향상으로 연결된다고 생각할 수 있다. '물기'는 상하악의 치아가 가볍게 접촉한 상태로 적극적인 근력이 필요한 것은 아니나 악위를 안정시키는 효과를 기대할 수 있다. 한편 '이악물기' 상태는 그 위치에서 폐구근에 큰 근력을 적극적으로 발휘하는 소위 clenching을 의미한다. 교합과 운동능력의 관계를 생각할 경우 두 가지의 차이에 대해서도 생각해야 한다. 그리고 어떤 운동에 효과가 있는지도 고려할 필요가 있다. 즉 운동에는 '정적인 운동과 동적인 운동', '지속적인 운동과 순발력을 필요로 하는 운동'이 있고 두 가지가 섞인 것도 있다. 예를 들면 벤치프레스 등은 정적이며 지속적이고, 역도 등은 기본적으로 정적이나 순발력 요소가 섞여 있는 운동이라고 할 수 있다.

그리고 이악물기가 오히려 역효과가 될수도 있다는 것을 알아야 한다.

타케우치는 '이악물기'와 '운동' 더욱이 '호흡'과의 관계에 대해 표 4-2 처럼 서술하고 있다. 거기에는 '강하게 악물기' 부터 '가볍게 악물기'. 반대로 '악물지 않는' 일이 많은 스포츠 혹은 동작을 분류하고 있다. 이것은, 마우스가드에 의한 운동능력향상에 대해 지나친 기대를 하는 선수 등에게 설명할 때 참고가 된다. 또한 이시지마 등의 보고에서도 운동시에 '이를 악무는' 그룹과 그렇지 않은 그룹으로 나누고 있다. 이것은 '이를 악물지 않는' 사람에 대해서 무리하게 '이를 악물도록' 시키거나, '이를 악무는' 사람에게 '이를 악무는' 것을 금하는 것은 긍정적인 효과를 내지 못할 수도 있다는 것을 생각할 수 있다.

【표 4-2】

강하게 이를 악무는 경우	럭비, 파워리프팅, 방어동작, 힘의균형을 잡을 때 (줄다리기, 팔씨름)
가볍게 이를 무는 경우	저속의 던지기 동작 (포환던지기), 라스트 스퍼트, 수신동작 (권투, 아메이칸 풋볼)
숨을 내뱉는 경우 (이를 악물지 않는다)	던지기 동작 (야구, 라크로스), 점프 (테니스, 배구), 찌르기 동작 (태권도), 스윙 (야구, 골프), 손을 뻗는 동작 (테니스, 레슬링)

이런 교합장치의 효과와 운동능력 향상의 관련성에 관해서는 많은 검토가 이루어지고 있지만 아직 명확한 과학적인 근거는 밝혀지지 않고 있다.

현재까지 밝혀진 교합과 운동능력과의 상관관계를 정리하면 다음과 같다.

(1) 평형감각의 향상

구강기능의 변화는 정적, 동적 평형감각과 관련이 있으며 여러 연구에서 보듯이 적절한 악위에서 교합지지가 있으면 정적, 동직인 평형 조절이 용이해 진다고 할 수 있다.

(2) 정적인 근력의 향상

이를 악무는 것은 관절의 고정효과가 있다고 보고되어 있다. 따라서 지속적인 운동, 예를 들면 마라톤과 같은 경기에서, 일정한 스페이스를 지키며 몸을 움직여야 하는 경우는 오히려 역효과를 유발할 가능성도 생각해야 한다. 기계를 이용한 근력운동에서는 이를 악무는 것으로 근력을 향상시키는 연구들이 많이 보고되고 있다.

앞으로 많은 연구가 지속되면서 교합과 운동능력의 관계가 분명해 지리라 생각한다.

Reference

1. Gelb H, Mehta N, Forgione A. The relationship between jaw posture and muscular strength in sports dentistry: a reappraisal. J Craniomandibular Pract 1996;14:320-325.

2. Vervan EM Jr, Groppel JL, Pfautsh EW, Ramseyer GC. The Effects of a Mandibular Orthopedic Repositioning Appliance on Shoulder Strength. J Craniomandibular Pract 1984:2:232-237.

3. Bates RE, Jr., Atkinson WB. The effects of maxillary MORA's on strength and muscle efficiency tests. J Craniomandibular Pract 1983;1:37-42.

4. Egret C, Leroy D, Loret A, Chollet D, Weber J. Effect of mandibular orthopedic repositioning appliance on kinematic pattern in golf swing. Int J sports Med 2002;23:148-152.

5. Yates J, Koen T, Semenick D, Kuftinec M. Effect of a mandibular orthopedic repositioning appliance on muscular strength. J Am Dent Assoc 1984;108:331-333.

6. 안수진, 이성복, 최대균. 수직적 교합고경의 증가가 사지 근력에 미치는 영향에 관한 연구. 대한악기능교합학회지 2001;17:231-244.

7. Hong DH. Effect on Human Appendage Muscle Strength due to Increase in Occlusal Vertical Dimension from Intercuspal Position of Mandible. thesis. Kyung Hee University. 2002.

8. 노관태, 최대균. 교합접촉의 변화가 사지 근력에 미치는 영향에 관한 연구. 경희치대 논문집 2006.

9. Lee J-W, Heo C-K, Kim S-J, Kim G-T, Lee D-W. Mouthguard use in Korean Taekwondo athletes-awareness and attitude. J Adv Prosthodont 2013;5:147-152.

10. Yamazaki G, Takeda T, Nakajima K, Konno M, Ozawa T, Ishigami K, et al. Influence of experimentally deviated mandibular position on static standing posture. Int J Sports Dent 2014;7:85 - 93.

11. Ishigami T, Takahashi T, Kurokawa K, Ueno T. Effect of bilateral loss of posterior occlusal support on the stabilization of posture stance disturbed by electrical stimulation. Ann Jap Prosthodont Soc. 2014;6:309 - 316.

12. Fujino S, Takahashi T, Ueno T. Influence of voluntary teeth clenching on stabilization of postural stance disturbed by electrical stimulation of unilateral lower limb. Gait & Posture. 2010;31:122 - 125.

13. Tardieu C, Dumitrescu M, Giraudeau A, Blanc JL, Cheynet F, Borel L. Dental occlusion and postural control in adults. Neurosci Lett 2009;450:221 - 224.

14. Wakano S, Takeda T, Nakajima K, Kurokawa K, Ishigami K. Effect of experimental horizontal mandibular deviation on dynamic balance. J Prosthodont Res 2011;55:228 - 233.

15. Tardieu C, Dumitrescu M, Giraudeau A, Blanc JL, Cheynet F, Borel L. Dental occlusion and postural control in adults. Neurosci Lett 2009;450:221 - 224.

16. Yamanaka T, Yokoyama T, Uno M, Oka T, Kurachi M. Fluctuation analysis of the sway of the center of gravity of a body due to changes in the mandibular position. J Gifu Dent Soc 2009;35:167 - 81. [in Japanese].

17. Bergamini M, Pierleoni F, Gizdulich A, Bergamini C. Dental occlusion and body posture: a surface EMG study. Cranio 2008;26:25 - 32.

18. Sakaguchi K, Mehta NR, Abdallah EF, Forgione AG, Hirayama H, Kawasaki T, et al. Examination of the relationship between mandibular position and body posture. Cranio 2007;25:237 - 49.

19. Yamamoto Y, Tsuo M, Kishii J, Yamauchi M, Nagasawa T. The occlusion contact condition and center of gravity sway. J Gifu Dent Soc 2005;32:1 - 15. [in Japanese].

20. Bracco P, Deregibus A, Piscetta R. Effects of different jaw relations on postural stability in human subjects. Neurosci Lett 2004;356:228 - 30.

21. Rocabodo M, Johnston BE, Blankney MG. Physical therapy and dentistry: an overview. J Craniomandib Pract. 1982;1:46–49.

22. Hansson TL, Minor CAC, Tayler ELW. Physical therapy in craniomandibular disorders. Quintessence Books; 1992.

23. Ferrario VF, Sforza C, Schmitz JH, Taroni A. Occlusion and center of foot pressure variation: Is there a relationship? J Prosthet Dent 1996;76:302–308.

24. Bracco P, Deregibus A, Piscetta R, Ferrario G. Observation on the correlation between posture and jaw position: A pilot study. J Craniomandib Pract 1998:16:252–258.

25. Kaufman RS. Case reports of TMJ repositioning to improve scoliosis and the performance by athletes. NYS Dent J 1980:April:206–209.

26. Tecco S et al. Intra–articular and muscle symptoms and subjective relief during TMJ internal derangement treatment with maxillary anterior repositioning splint or SVED and MORA splint: A comparison with untreated control subjects. Cranio. 2006;24:119–29.

3. 경기력 향상에 관련된 과학과 정보

1) 경기력 향상을 위한 운동선수의 평가

(1) 경기력 향상을 위한 신체검사 및 경기력 분석

운동 선수가 높은 경기력을 가지도록 훈련시키는데 있어 중요한 요소는 신체 능력을 평가하는 것이다. 운동 선수를 훈련시키는데 있어 두 가지 중요한 목표를 가질 수 있다.

① 신체적, 기술적 및 심리적 능력을 향상시켜 가능한 최고 수준의 성과를 달성하도록 돕는다.
② 경쟁 시즌의 적절한 순간, 즉 주요 경쟁의 각 시점에서 최대한의 성과를 달성할 수 있도록 정확하게 짜여진 훈련 프로그램을 개발한다.

이러한 목표의 기반은 튼튼한 운동 선수를 키우는 것이다. 이를 효과적으로 하기 위해서는 선수들의 신체적 능력을 결정해야 한다. 이러한 중요한 정보가 없으면 효과적인 훈련 프로그램을 설계하기가 어렵다. 운동 테스트 과정뿐만 아니라 운동 선수의 강점과 약점을 완전하고 정확하게 파악할 수 있는 가장 적절한 시험법을 찾는 것은 중요하다. 어떻게 하면 경기력이 향상될 수 있는 지를 먼저 알기 위해서 신체검사와 경기력 분석을 통해 신체에 미치는 트레이닝의 영향을 평가하고 판단해야 한다. 분석에는 스포츠 종목의 신체적 요구 사항과 선수 개개인의 고유한 배경과 요구에 대한 평가가 포함되어야 한다.

운동 선수의 신체 능력을 평가하는 데는 여러 가지 이유가 있다.

① 훈련 프로그램의 효과에 대한 객관적인 정보 제공
② 특정 개입 전략의 영향 평가
③ 프로그램 조작에 관한 정보에 근거한 결정을 내리는 과정을 도움
④ 스포츠의 필요에 대한 선수와 코치의 이해를 극대화
⑤ 신기술의 데이터를 효과적으로 사용

스포츠의 특정 요구를 이해하는 것은 컨디셔닝, 힘, 민첩성 및 속도 향상 등의 요소 별 교육 프로그램을 설계하는 데 의미가 있다. 스포츠 그 자체 (예 : 야구, 축구, 럭비) 사이에는 상당한 차이가 있을 수 있다. 각 스포츠 종목의 요구에 따라 훈련 프로그램과 운동을 처방하면 선수가 경기의 특정 요구 사항에 대비하고 최적의 성과를 낼 수 있다. 이러한 요구 사항 분석 프로세스에는 신체적 능력에 대한 적절한 테스트 선택과 함께 매치 플레이 중 선수의 성능 분석이 포함되어야 한다. 그렇게 하면 스포츠의 특정 요구 사항을 충족시키는 개별화된 훈련 프로그램을 개발하는 데 도움이 된다.

(2) 스포츠 경기력 분석

경기력 분석은 스포츠 종목의 신체적 요구 사항과 이것이 선수의 경기력에 얼마나 영향을 미치는지를 이해하는 것이 선행되어야 한다. 이로서 경기력 수준을 알려주는 특정 운동 기술의 분석을 통해 가능하다. 각기 다른 스포츠 종목에서 사용하는 에너지 시스템은 차이가 있으며, 그 특성에 대해 알아보는 것이 중요하며, 이를 파악하기 위해서는 경기 지속시간, 운동과 휴식의 비율, 운동 강도 등에 대한 조사가 필요하다.

2) 혐기성 힘의 생성

신속하고 폭발적인 움직임, 빠른 가속과 강렬한 스피드는 시청자에게 즐거움을 줄 뿐만 아니라 전반적인 경기 성적에 종종 중요하다. 이러한 움직임은 주로 무산소 대사에 의해 제공되는 에너지에 의해 연료가 공급된다. 스포츠는 다양하고 복잡하며 보편적인 진리를 만들기 어렵다. 그러나 명확한 사실은 운동 지속 시간이 길어질 수록 유지할 수 있는 최대 운동 강도가 감소한다는 것이다. 1 분 미만으로 지속되는 모든 최대 운동을 위해서는 요구되는 총 에너지의 절반 이상이 혐기성으로 생산된다고 알려져 있다. 혐기성 운동은 일반적으로 다음과 같은 네 가지 운동에 중점을 둔다.

① 경기적 테스트 방법론 및 정의
② 세계 정상급 선수의 특징
③ 경쟁의 요구사항
④ 힘과 수용력을 향상시키기 위한 훈련

고강도 무산소 적합성에 관해서는 많은 변수들이 상호 작용하여 독특한 신체적 요구 사항을 생성한다.

- 근육 그룹 (고립 된 근육 대 근육 그룹)
- 근육 수축 유형 (동심, 등축, 편심)
- 수축 속도 (느린 속도 대 빠른 속도 또는 느린 속도에서 느린 속도로 전환)
- 수축 수 (5 회 미만 ~ 50 회 이상)
- 수축 지속시간 (짧은 기간 또는 긴 기간)
- 환경 조건 (열 및 저산소 상태)

각 스포츠마다 고유한 요구 사항이 있다. 운동 선수가 체육관에서 가중치가 있는 스쿼트를 할 수 있다고 해서 1시간 동안 농구를 할 때 최대 점프 높이의 99%에서 반복적인 점프를 많이 할 수는 없다. 수많은 재검사 연구 결과 운동 선수가 의도적인 연습의 개념을 통합한다고 가정 할 때 운동 선수가 가장 잘

하는 경향이 있음이 확인되었다. 따라서 훈련의 특이성을 무시해서는 안되며, 특히 혐기성 피트니스를 고려하는 데 있어서는 중요하다. 부상 위험과 생리적 한계로 인해 경쟁 상황을 재현하는 스포츠 관련 컨디셔닝 연습을 시작하기 전에 일반적인 훈련을 통합하는 것이 유리할 수 있다. 경쟁이라는 스포츠의 특수성을 무시하는 훈련 프로그램은 경기력 향상으로 이어지지 못하는 결과를 가져올 수 있다.

무산소력은 달성할 수 있는 최대 작업 속도이다. 일반적으로 와트(W) 또는 최대 이동 속도로 측정된다. 혐기성 동력은 활동에 관여하는 근육량, 신경근수용체(neuromuscular recruitment) 및 최대 달리기, 수영 또는 사이클링 속도를 얻기 위한 가속에 영향을 주는 신체 질량에 대한 힘의 비율에 따라 달라진다. 1초 이상의 피크 전력은 혐기성 전력을 나타낸다.

혐기성 용량은 수행할 수 있는 고강도 작업의 최대량이다. 일은 골격 근육 내에 저장된 고에너지 인산염의 총량과 고강도 운동 중에 생성되는 대사성 폐기물에 저항하는 능력에 의존하는 경향이 있다. 30 초 이상 누적된 작업량은 용량을 나타낸다.

혐기성 힘은 고강도 운동 중에 생성되는 최대 에너지 속도 또는 최대 기계력을 나타넨다. 반면 혐기성 능력은 산소 독립적인 에너지 생산 시스템에 의해 연료가 공급되는 고밀도 작업의 총량을 의미한다. 종종 연결되지만 혐기성 능력과 수용력은 독립적인 체력 특성이 될 수 있다.

(1) 혐기성 동력 평가 및 혐기성 능력

고강도 피트니스를 정량화 할 때 두 가지 접근법이 있다. 첫 번째 방법은 정의된 시간 (보통 1 분 미만) 동안 기계 작업 또는 이동 속도를 정량화하는 것이다. 혐기성 전력을 정량화하기 위한 일반적인 테스트에는 수직 점프 높이, 장거리 점프 거리, 10미터 스프린트 런타임 및 6초 사이클링 스프린트 동안의 최대 전력이 포함된다. 혐기성 용량을 정량화하고자 하는 사람들은 최대한의 노력이 더 길어야 하며 측정 단위는 전력 (W)에서 작업 (kJ)으로 바뀐다.

혐기성 용량에 대한 가장 일반적인 테스트 중 하나는 30초 윈 게이트 사이클 테스트이다. 스프린트 달리기 운동 선수의 경우 100~400m 스프린트는 일반적으로 혐기성 에너지 매장량이 거의 고갈 될 수 있도록 최대 운동 시간이 10~60초 이므로 혐기성 용량을 나타낼 수 있다. 스키선수들은 6초의 상자 점프 테스트를 사용하는 것으로 알려져 있으며, 격투기 선수들은 손의 속도와 충격력이 기록되는 30초 펀칭 테스트를 통합했다. 이 테스트는 스포츠 요구 사항을 모방한 운동 방식을 사용하여 혐기성 체력을 테스트하는 것이 중요함을 보여준다.

혐기성 체력을 정량화하기 위한 두 번째 접근법은 고가의 실험실 장비가 필요하며 또한 몇 가지 가정을 해야한다. 산소 섭취량 – 출력 관계가 최대 운동 중에 정량화되면 혐기성 에너지 소비를 예측할 수 있다. 이 관계는 본질적으로 100% 유산소 운동임을 가정하면 모든 유형의 고강도 운동에 필요한 산소 섭취량을 추정하는 데 사용할 수 있다. 사이클링에서, 축적 된 산소 결핍은 높은 강도의 운동 과제 동안 소비된 산소의 실제 양을 전체적으로 호기성으로 수행된 것으로 가정한 산소 소비량에서 뺀 값으로 계산된다. 실제 산소 섭취량을 측정하고 고강도 노력을 위해 필요한 산소 섭취량을 산정함으로써 축적된 산소 부족을 정량화 할 수 있다.

무산소 운동을 평가할 때 운동 양식이 중요할 뿐만 아니라 경기 기간 특이성도 고려해야한다. 호주의 엘리트 트랙 사이클리스트 그룹에서 연구원들은 스프린트 사이클리스트가 그들의 경기와 유사한 짧은 스프린트 (70초) 동안 가장 높은 AOD (무산소 용량의 지표)를 달성했다는 사실을 관찰했다. 추적 사이클리스트는 더 긴 노력 (300초) 동안 가장 높은 AOD가 측정되었다.

(2) 운동능력 향상의 이해

코치는 훈련을 통해 발생 된 운동 적응 유형 (에어로빅, 혐기성, 기술)을 알기 위해 혐기성 피트니스를 향상시키는 최선의 방법을 연구하는 과학 문헌을 이해해야 한다. 30~60초 동안 지속되는 짧고 강도 높은 노력에 대한 호기성 기여는 수 주간 유지 될 수 있지만 혐기성 적응은 유지하기가 더 어려울 수 있다. 4주간 높은 고도에서의 훈련 캠프 기간 동안 엘리트의 사이클리스트를 두 그룹으로 나누어 결정했다. 한 그룹은 적혈구 및 헤모글로빈 질량에서 정상 고도에 의한 이득을 경험할 수 있었다. 그러나, 다른 그룹은 헤모글로빈 질량이 고도에 따라 증가되지 않았다. 흥미롭게도, 짧은 회복 후, 추가 헤모글로빈 질량을 가진 그룹은 피곤할 때까지 시간을 측정하는 작업에서 더 잘 수행되었으며, 이 그룹에서 회복이 향상되었다고 제안하였다.

(3) 무산소 힘과 수용력의 한계

우리는 운동 선수가 왜 더 높은 도약을 할 수 없는지, 1초에서 3초가 넘는 최대 전력 질주를 위해 더 빠르게 전력을 생산하거나 생산할 수 없는지 궁금해한다. 많은 스포츠에서 혐기성 능력과 용량에 대한 제한이 평가되었지만 중요한 질문에 대한 명확하고 간단한 대답은 아직 파악하기 힘들다. 주로 혐기성 운동 시스템의 어떤 부분이 실패하고 있는지를 파악하기가 어렵기 때문이다. 많은 연구자들이 혐기성 능력과 수용력을 제한하는 것을 조사하려고 시도했다. 고강도 운동의 유형에서 실패를 일으키는 정확한 메커니즘은 여전히 논쟁이 되고 있지만, 많은 경우에 동기 부여가 단기간의 최대 신체 활동과 밀접하게 관련되어 있다는 사실이 널리 받아 들여지고 있다.

말초 제한 (예 : 젖산 축적)과 중심 제한 (예 : 동기 부여)을 주장하는 몇몇 사람들이 논박 한 과학적 지식에서 단순한 이분법이 확립되었지만, 가장 가능성 있는 진실은 중앙 및 주변 한계가 혐기성 성능에 영향을 미친다는 것이다. 혐기성 동력은 기능 근육 질량과 섬유 형태의 구성과 밀접한 관련이 있다고 종종 가르친다. 또한, 연구는 동기 부여와 감정에 의해 강하게 영향을 받는 신경근 활성화가 최대 전력 생산에 중요하다는 것을 확인했다

(4) 영양 보충 교재 및 무산소 운동

높은 강도의 혐기성 운동에 대한 두 가지 주된 제한은 에너지 공급 (ATP와 크레아틴인산염의 전체 저장고)과 혐기성 대사의 폐기물을 완충하는 능력 (H+의 축적)이다. 영양 보충제 제조업체는 크레아틴 부하가 고에너지의 함량을 향상시킬 수 있다는 연구 결과를 신속하게 연구하였다. 골격근에서의 인산염 및 다른 연구들에 의하면, 고강도 운동 동안 혐기성 용량 및 성능을 입증하기 위해 수많은 완충제(즉, 중탄산 나트륨, 시트르산, 인산염)가 사용될 수 있음을 확인하였다.

에너지 저장과 완충 능력을 목표로 하는 보충 교재 외에도, 운동 선수가 최대한의 노력을 기울일 때 동기 부여의 중요성과 최대한의 노력을 강조하면서, 카페인의 고강도 운동 향상 효과를 지원하는 이론적 근거가 있다. 카페인은 운동 능력에 대한 다른 한계로 고통을 겪고있는 능동적인 운동 선수보다 잘 훈련 된 운동 선수에게 도움이 될 수 있다. 다만 카페인에는 불안과 근육 떨림과 같은 단기간의 부작용이 있을 수 있으며 특히 익숙하지 않은 사람들에게는 특히 유의해야 한다.

혐기성 운동은 많은 스포츠에서 중요한 역할을 한다. 혐기성 건강 상태를 평가하고 개선하는 데 사용되는 테스트 및 교육 방법론은 복잡하고 빠르게 개선되고 있다. 수 많은 과학적 연구가 근육 질량과 동력 생산 간의 관계, 동력 생산과 피로 회복에 대한 관계 및 동력 생산과 운동 속도 간의 관계를 포함하여 무산소 운동의 많은 흥미로운 측면을 보여준다. 혐기성 운동으로 훈련 할 때, 각기 독특한 강조점이 있는 논리적 순서의 트레이닝 블록을 진행하는 능력이 중요하다. 짧고 고강도인 운동에 대한 적응이 빠르며 고강도 운동의 과도한 부하로 인해 부상, 질병, 심한 피곤함 및 동기 부여가 손실될 수 있으므로 운동 중 건강 및 수행 능력을 면밀히 모니터링하는 것이 중요하다.

3) 호기성 용량 증진

지구력은 자전거 타기, 노를 젓는 것과 같은 많은 활동에서 중요한 요인이지만 다양한 축구 코드, 하키, 농구, 핸드볼과 같은 팀 스포츠에서도 필수적인 요소이다. 지구력은 최대한 오래 강도를 유지하고 기술 숙련도 저하에 영향을 줄 수 있는 피로 효과를 지연시키는 데 도움이 된다. 경기 초반에 스킬을 실행할 수 있는 것이지만 피곤하면 마지막 순간에 스킬을 실행할 수 있는 것이 전부이다. 이 능력은 유산소 운동에 크게 의존한다.

유산소 운동은 고강도 운동에서 회복 할 수 있는 능력과 관련이 있다. 특히 스프린트가 수 없이 길고 짧은 회복 기간으로 번갈아 바뀔 때 등과 같이, 대부분의 야구 기반 스포츠의 특징이다. 실용적인 관점에서 볼 때, 유산소 운동의 높은 수준은 스포츠에서 스프린트 반복이나 고강도 간헐 운동과 관련된 피로를 줄이기 위한 자산으로 보고된다. 유산소 운동은 운동 선수 선택에 도움을 주고 훈련 프로그램의 효과를 확인하기 위해 빈번한 평가가 필요하기 때문에 중요하다.

(1) 유산소 운동이란 무엇인가?

올바른 용어를 사용하려면 정의를 이해하는 것이 중요하다. 예를 들어, 에어로빅 용량은 평생 동안 산소 소비량의 총계를 나타내기 때문에 부정확하다. 더 관련 있는 변수는 신체가 산소 소비량이라고 부르는 분당 사용하는 산소량이다. 휴식 시 우리의 산소 소비량은 약 0.3 L/min이지만 수축의 강도에 비례한다. 엘리트 선수의 경우 최대 운동 수준에서 휴식 값의 20배를 넘을 수 있다. 최대 산소 소비(VO_{2max})는 해수면에서 사람이 산소를 소비 할 수 있는 최대 속도를 나타낸다. 산소량은 분당 체중 kg당 소모된 밀리리터로 표시된다 (mL/kg/min). 상대적으로 우월한 VO_{2max}를 사용하면 축구 선수의 지구력 성능이 향상된다.

(2) 에어로빅 지구력

에어로빅 지구력 오랜 기간동안 VO_{2max}의 높은 비율을 유지하는 능력을 나타낸다. 장거리 이벤트의 성능 매개 변수 중 하나이며 VO_{2max}와 별개이다. 임계 속도와 같은 여러 모델이 내구성을 평가하기 위해 제안되었다. 필드 테스트를 구현할 시간이 없고 교육 프로그램을 구현해야 하는 경우 임계 속도 개념을 사용하는 것이 쉽고 좋다. 임계 속도와 혐기성 거리 용량을 계산하려면 두 거리에서 3 분 동안 최대 두 번의 훈련이 필요하다. 임계 속도 개념은 임계 강도 이상으로 충분한 시간 동안 운동하면 VO_{2max}를 달성하게 된다. 연속 주행의 경우 임계 속도의 범위는 일반적으로 최대치의 70~90%이다. VO_{2max}를 향상시키기 위한 훈련 프로그램에서 강도는 이 속도보다 높아야 한다. 이론적으로는 피로 없이 임계 속도를 유지할 수 있다. 실제로 운동 선수의 지구력 수준에 따라 운동 강도가 약 30~60분 후에 피로가 발생한다. 두 번째 매개변수인 혐기성 거리 용량은 혐기성 매장을 완전히 희생하여 수행한 거리의 양을 측정 한 것이다. 운동 능력이 낮은 혐기성 거리 수용력을 가진 선수는 훈련의 품질 향상에 초점을 맞추어야 한다. 따라서 임계 속도는 운동 선수의 강점과 약점을 파악하는 데 사용하는 간단하고 쉬운 개념 일뿐만 아니라 개발할 품질을 식별하는 방법이다.

(3) 지속적이고 간헐적인 운동

지속적인 운동을 위해서는 강도와 지속 시간을 정의하는 것이 중요하다. 지속적인 운동이 호기성 지구력을 향상 시키는데 더 효과적 일 것으로 보이지만, 또한 VO_{2max}를 증가시킨다. 지속적인 운동을 하는 동안 VO_{2max}는 최대 임계 속도의 110~120 퍼센트 사이에 강도가 포함되고 이 강도가 고갈 될 때까지 유지 될 때 달성된다. 대용량 세션이라고도하는 느린 연속 교육은 최대치의 75% 미만 또는 긴 기간 동안 중대한 속도로 수행되며, 보다 강렬한 운동을 위해 신체를 준비하기 위해 훈련을 다시 시작하는 동안 자주 사용된다. 이러한 유형의 운동은 상대적으로 쉽고 많은 양의 에너지를 소비하여 결과적으로 체지방을 잃게 된다. 고속 연속 훈련은 최대치의 75% 이상의 강도 또는 임계 속도 이상에서 수행되며 지구력과 VO_{2max}의 향상을 허용한다. 강도가 최대치의 75~85% 사이 일 때 세션은 한 세트로 수행된다. 반대로 강도가 VO_{2max}의 85~90% 인 경우 세션을 여러 세트로 수행 할 수 있다. 이 모델은 간헐적인 교육과 지속적인 교육의 경계를 형성한다.

간헐적인 훈련은 능동적인 또는 수동적인 회복기의 기간과 함께 고강도 운동의 교대로 이루어진다. 격렬한 운동 기간 사이에 회복 기간을 도입하면 참가자는 운동이 피곤할 때까지 계속 수행될 때보다 운동 강도를 오래 유지할 수 있다. 간헐적인 운동은 운동기간과 강도, 회복의 유형과 기간을 포함한 많은 변수의 조합으로 특징지워진다. 결과적으로 간헐적 훈련의 설계에서 코치가 어려워하는 것 중 하나는 원하는 목표를 달성할 수 있도록 이들 변수의 조합을 결정하는 것이다.

유산소 운동 훈련은 많은 스포츠에서 중요한 요소이다. 교육 및 경쟁에서의 성과를 향상시킨다. 에어로빅 운동의 수준이 높으면 운동 선수는 더 세게, 더 길게 훈련 할 수 있으며 세트 사이에서 더 빨리 회복 할 수 있다. 이러한 품질을 개발하려면 벤치마크 및 개별 훈련 강도를 설정하기 위해 에어로빅 피트니스를 평가하는 것으로 시작하는 것이 좋다. 팀 스포츠에서는 팀원을 동질 집단으로 관리하는 것보다 훈련 그룹을 두세 그룹으로 나눌 수 있다.

테스트가 완료되면 다음 단계는 교육 프로그램을 설계하는 데 사용할 변수의 조합을 선택하는 것이다. 일부 코치는 주기 별로 작업하는 것을 선호하는데, 이는 일정 기간 동안 동일한 운동을 계획한다는 것을 의미한다. 이 방법은 지루하고 실제로 효과적이지 않을 수 있다. 다른 방법은 주기 화와 변화를 다루고 더 효과적으로 보인다. 이 방법을 위해 코치는 목표를 설정하고 운동 선수가 정의 된 목표에 도달 할 수 있게 하는 여러 형태의 운동을 제안한다.

예를 들어, VO_{2max}를 향상시키기 위해, 반복 된 스프린트는 짧은 회복 기간, 높은 강도의 간헐적인 운동 (길고 짧은 운동) 및 훈련 주간의 고강도 연속 운동으로 번갈아 수행할 수 있다. 유산소 운동을 개선하는 것은 반복 횟수 만큼이나 중요하지 않다. 저산소 훈련 방법은 계절에 따라 VO_{2max}와 지구력을 향상시키거나 계절에 따라 경쟁을 준비하는 데 사용할 수 있다. 강도 훈련은 에어로빅 운동을 향상시키는 데에도 효과적이지만, 동시 훈련이 간섭 효과를 유발하지 않도록 프로그래밍 할 때 주의를 기울여야 한다. 마지막으로, 우리는 부상이나 휴일로 인한 훈련 부하의 감소가 에어로빅 운동의 건강을 감소시키고, 사람이 더 가벼울수록 쇠퇴가 가파르게 된다. 이 경우에 프로그래밍을 훈련시키는 전략적 접근 방법이 필요하며 선수가 경기에 복귀하여 부상을 입지 않도록 도와주어야 한다.

4) 경기력을 평가하기 위한 도구

스포츠 성능 분석가로서 신체적 성능 변수의 측정 방법을 알고 있다면 고객에게 최상의 서비스를 제공할 것이다. 신체 구성, 근력, 힘 및 지구력, 유연성, 균형 등이 경기력을 평가하는 데에 도움이 된다. 몇 년 전 신체 검사는 근력, 근지구력, 유연성, 심폐 기능 및 체력의 5가지 기본 요소와 관련이 있었다. 이러한 측정은 일반 대중의 건강 상태를 평가하는데 사용되었다. 최근에는 운동 생리학자와 피트니스

전문가가 근력, 조정, 균형 및 무산소력과 같은 다른 요인을 포함시켜야 하므로 신체 검사가 가능한 한 정확하게 측정되어야 한다는 데 동의하게 되었다.

(1) 신체 조성

신체 조성은 운동기구의 근육, 지방, 뼈 및 기타 물질의 비율로 정의 할 수 있다. 신체 조성을 평가하기위한 피상적이고 빠른 방법은 체질량 지수 (BMI)이다. BMI는 신장과 체중의 관계에 따라 개인의 지방 함량을 계산하는 데 사용된다. 체질량 지수는 체중 kg (킬로그램)을 체중 제곱미터 (m^2)로 나눈 값으로 계산된다. BMI는 육체적으로 활동적이지 않거나 운동 선수와 같이 스포츠에 관여하지 않는 환자를 평가하기 위해 임상 목적으로 가장 많이 사용된다. BMI를 사용하여 운동 선수의 신체 구성을 평가할 때 주의가 필요하다. BMI는 신체가 대개 지방보다 많은 무게의 근육으로 구성되어 있기 때문에 운동 선수의 신체 구성을 평가하는 데 정확하지 않다. 결과적으로, BMI가 선수의 체조성을 평가할 때 BMI가 과체중 또는 비만 범주에 빠지는 시간의 대부분은 운동 선수가 다른 사람과 비교하여 근육이 증가하기 때문에 나타난다.

신체조성을 검사하는 또 다른 방법은 운동 선수의 체지방 분포를 평가하는 것이다. 지방 분포를 측정하는 데 일반적으로 사용되는 방법은 허리 둘레를 엉덩이 둘레로 나눈 허리 – 엉덩이 비율 방법이다. 이것은 가장 낮은 늑골과 장골능 사이의 허리 중간을 측정하기 위해 스프링이 달린 테이프를 사용하여 쉽게 평가할 수 있다. 신체 구성의 보다 정확한 측정은 지방과 마른 조직을 구별하는 것이다. 희박 조직에는 근육이 없는 근육, 기관 및 뼈가 포함된다. 지방은 근육보다 무게가 적음을 기억하는 것이 중요하다. 나는 "근육이 지방보다 더 무겁습니다." 라는 말을 들었다고 확신한다.

그러나 이것은 실제로 무엇을 의미하는가? 이 말은 근육이 지방보다 밀도가 높으므로 무게가 더 나간다는 사실에서 유래한다. 몸의 밀도에 대한 신뢰할 수 있는 척도는 수중 (유체 정역학) 계량이며 공식적으로 수소 농도 측정법으로 알려져 있다.

수중 가중치는 부분적으로 또는 완전히 잠긴 물체가 물체에 의해 옮겨지는 유체의 무게 또는 부피와 동일한 상승 부력을 경험할 것이라는 아르키메데스 원리에 기초한다. 수중 계량을 위한 프로토콜에는 선수가 완전히 물에 잠길 수 있는 거대한 수조에 들어가는 단계가 포함되어 있다. 대체 된 물의 양은 공지된 매개변수인 물의 밀도와 함께 방정식에 기록되고 삽입된다. 체지방을 측정하는 간단하고 비침습적인 방법은 생체 전기 임피던스 분석기를 사용하는 것이다.

이 기계는 신체에 여러 개의 전류를 보내고 임피던스의 정도를 평가하여 작동한다. 이 분석은 수분 함량이 높은 조직이 전류의 도체 역할을 하는 반면 지방 조직은 전기 전도성을 방해한다는 사실에 기반한다.

(2) 근력

근력은 수축 중에 특정 근육 또는 근육 그룹에 의해 생성될 수 있는 최대 힘이다. 상체 강도와 하체 강도를 평가하는 데 가장 정확한 평가는 1 회의 최대 반복 횟수(1RM)로 1 회의 반복에서 들어 올릴 수 있는 최대 힘이다. 엘리트 운동 선수가 이전에 부상을 입거나 부상당한 근육에 부상을 입을 위험이 있는 경우 표준 운동 강도 평가를 실시해서는 안된다. 부상이나 안전 문제가 발생할 위험이 있는 경우 4, 6 또는 8번의 반복 최대 값 (4RM, 6RM 또는 8RM)을 사용하여 근육 강도의 최하위 평가를 얻는 것이 좋다. 4회, 6회 또는 8회의 반복을 위해 수행되는 힘의 양(들어 올림)은 운동 선수의 1RM을 예측하는 데 사용된다.

근력은 근육이 시간의 단위당 힘을 발휘할 수 있는 능력으로 폭발성이라고도 한다. 근력은 점프, 스프린트, 폭발적인 스윙 등 모든 운동 선수가 스포츠의 어느 시점에서 필요로 하는 요소이다. 실험실에서 등속 기계는 피크 토크, 피크 토크 시간, 피크 토크 슬로프 및 전력 (작업 완료 / 시간)을 포함한 여러 가지 조치를 정량화하여 근육의 힘을 포착하고 평가하는 데 사용된다. 그러나, 근육 동력을 평가하는 보다 실질적인 방법 (등속 기계에 대한 접근이 제한적일 경우)은 자유 분동, 공압식 기계 또는 표준 저항 기계를 사용하는 것이다. 이것은 운동의 전체 운동 범위를 통해 빠르게 움직일 수 있는 저저항 웨이트를 사용하여 수행된다. 근력 평가는 근력 테스트와 비슷한 예행 연습을 수행해야하지만, 들어 올릴 수있는 최대 무게를 결정하기보다는 40초에 운동 선수가 가능한 한 신속하고 폭발적으로 3 번 반복하도록해야 한다. 특정 근육이나 근육 그룹의 운동 선수 1RM의 5~65%. 결과는 가능한 한 빨리 세 반복을 수행하는 데 필요한 시간에 근거하여 계량한다.

(3) 근 지구력

근 지구력은 피로감에 도달 할 때까지 일정 기간 동안 반복적으로 근육 활동을 수행하는 근육 또는 근육 그룹의 능력이다. 절대 및 상대적 근육 내성의 측정이 존재한다. 절대 근육 내성은 주어진 시간 동안 지정된 반복률 최대치로 수행 할 수있는 반복 횟수로 계량된다. 상대적인 근육 내성은 훈련과 같이 일정 기간 동안 운동 부하의 변화로 측정된다. 근육 내성은 종종 피로감이 생길 때까지 반복적인 근육 수축을 수행하여 포착되며, 1분에서 2분간 전체 검사가 가능하다. 운동 선수는 특정 근육 또는 그룹에 대해 가능한 한 많은 반복을 수행해야 한다. 예를 들어, 운동 부하 1RM의 25~35%와 같이 낮은 부하에서 운동을 반복해야 한다. 다른 방법은 한 두 분의 지정된 기간 내에 자신의 체중을 사용하여 가능한 한 많은 반복을 수행하는 운동 선수로 구성된다. 복부 근육 그룹의 경우, 운동 선수가 휴식없이 수행 할 수 있는 연속적인 크런치의 수는 복부 근육 지구력의 훌륭한 척도이다.

(4) 유연성

유연성은 관절을 움직이는 범위 내에서 움직일 수 있는 능력이다. 유연성은 매일의 활동뿐만 아니라 운동 수행에 중요한 요소이다. 체조, 농구, 테니스와 같은 스포츠는 큰 유연성이 필요하다. 팀 스포츠에서의 자세는 유연성에 대한 필요성이 다양하다.

예를 들어, 축구 골키퍼는 축구 풀백보다 더 큰 유연성이 필요하다. 착석 및 도달 테스트, 역 스크래치 테스트 및 기능 도달 테스트와 같이 유연성을 평가하는데 사용할 수 있는 몇 가지 필드 테스트가 있다. 앉아서 도달 테스트는 일반적으로 햄스트링을 평가하고 유연성을 낮추기 위해 사용된다. 선수는 다리를 완전히 펴고 다리가 앉은 자세로 평평한 상태에서 신발을 벗고 바닥에 앉도록 지시해야 한다. 그런 다음 선수는 다른 선수의 위에 한 손을 올려 놓고 앞으로 똑바로 그리고 머리를 똑바로 유지하면서 앞으로 나아갈 것을 지시 받아야 한다. 이 도달 거리는 약 2초 동안 튀지 않고 꾸준히 유지되어야 한다. 두 번의 임상 시험 후에는 시험 시험이 실시되며, 일반적으로 신뢰할 수 있는 조치를 취하는 데 사용된다. 결과는 앉아서 손이 닿는 상자에서 2초 동안 유지되는 도달 거리의 길이이다.

뒤 스크래치 검사는 일반적으로 어깨 유연성을 평가하는 데 사용된다. 선수들은 한 손을 어깨에 대고, 손바닥을 등을 향하게 하고, 가능한 한 멀리 아래쪽에 도달하도록하고 동시에 다른 팔을 등 뒤에 놓고 가능한 한 위로 올라 가게 하라는 지시를 받는다. 손을 만지거나 겹치려고 시도하며, 이 위치는 최소한 2초 동안 유지되도록 한다. 그런 다음 팔의 위치를 전환하여 상대방에 대한 테스트를 반복한다. 눈금자는 도달 거리를 기록하는 데 사용한다. 선수가 손가락을 만지지 못하면 부정적인 점수가 주어진다. 운동 선수의 손이 닿는다면 0점이 된다. 선수의 손가락이 겹치면 긍정적인 점수를 받는다.

(5) 균형

균형은 스포츠 경기에서 중요한 역할을 하는 또 다른 중요한 요소이다. 그것은 신체의 평형을 조절하는 능력이다. 한발 스탠드, BESS(Balance Error Scoring System) 등 여러 가지 방법으로 운동 선수의 균형을 평가할 수 있다.

한발 스탠드 테스트는 일반적으로 균형을 평가하는 데 사용되는 현장 테스트이다. 한발 스탠드 테스트를 계속하면서 선수는 가능한 한 오랫동안 한쪽 다리에 서있어야 하며, 서 있는 다리는 똑바로 세우고, 다른 다리는 구부리고 팔은 그 또는 그녀의 옆에 두어야한다. 검사를 시행하는 개인은 운동기구의 팔이 양 측에서 벗어나거나,지지 발이 바닥을 가로 지르거나, 발에 발이 바닥에 닿으면 시험을 중지하도록 훈련을 받아야 한다.

측정된 결과는 운동 선수가 각 다리에서 균형을 유지하는 시간이다. BESS는 균형을 정량화하는 데 사용되는 상대적으로 저렴한 필드 테스트이다. 필요한 장비는 폼 발란스 패드이다. 이 평가는 2개의 다른 표면, 단단한 바닥 및 발포 패드에서 20초 동안 운동 선수가 잡는 3가지 자세 (이중 다리 지지, 단일 다리 지지 및 텐덤)로 구성된 6가지 자세로 구성된다. 이 테스트 동안 운동 선수의 눈을 감고 손을 엉덩이 위로 올려야 한다는 점에 유의해야 한다. 선수는 가능한 한 안정적으로 유지해야하며, 선수가 균형을 잃으면 가능한 한 빨리 초기 위치를 다시 얻으려고 시도해야 한다.

5) 경기력 향상에 영향 주는 치아 교합 상태

(1) 교합과 경기력 간의 관계

치과 교합 상태가 자세와 근력 및 이로 인한 경기력에 영향을 준다고 알려져 있다. 구강 내 압력감지기의 작용을 과하게 유도하면 신체는 자세 시스템을 계속적으로 수정하려고 하며, 결과적으로 다리에서 불평등한 힘의 분포를 초래하며, 운동 시 대칭에 영향을 미친다. 만약 교합의 부조화를 방치하게 되면 운동 중 심혈관계의 기능 이상으로 산소 공급에 영향을 줄 수 있다.

(2) 선수의 경기력과 자세 변화의 연관성

자세 변화에 대응하여, 운동 시스템은 보상기전이 작용하게 되며, 관절, 골, 힘줄 등의 구속을 유도한다. 이로서 운동 선수는 생체 역학적 불균형의 영향을 받게 되고, 부상을 입기 쉬운 상태로 된다. Moon and Yong-Keun (2011)의 최근 연구에 따르면 교합 및 측두 하악관절의 상태는 두경부 근육과 자세 유지 근육의 동기화, 신체평형 및 중심이동 등의 신체안정성, 그리고 운동 능력에 영향을 준다고 알려졌다.

(3) 동적 운동과 치아 교합

20명의 운동 선수에서 변형된 하악위치와 보폭 사이의 관계에 대한 연구 결과 치과용 장치를 착용하면 달리기를 할 때 부상을 줄이고 경기력이 향상되는 것을 관찰할 수 있었다.

(4) 호흡과 교합간의 연관성

최적의 산소 섭취는 운동 능력에 영향을 주며, 유산소 운동 시에 필수적이다. 교합 관계는 호흡의 효율성에 영향을 줄 수 있다. 또다른 연관성의 예는 성장기에 병적인 호흡이 얼굴 성장의 횡단요소에 영향을 주는 것에서 찾을 수 있으며, 상악골의 형태 부조화를 구개 확장기 등을 사용하게 되면 지구력 스포츠에서 특히 중요한 심혈관계에 최적의 산소 공급을 가능하게 된다. 산소 결핍을 유발하게 되는 치아 관섭으로 시작되는 불안정한 교정하기 위해, 그것은 얼굴 성장의 횡단 요소이다. 조기에 차단할수록 보정이 더 쉬워진다. 구개 확장기와 같은 보급적인 기술은 사춘기에 상악의 기형을 교정하기 위해 널리 사용되며 종종 물리 치료로 혀의 재활에 연관된다. 상악골의 생리적 확장은 특히 호기성 신진 대사에 의존하는 지구력 스포츠에서 특히 중요한 심장 혈관 시스템의 최적 산소 공급을 가능하게 한다. 마찬가지로, 교합에 안좋은 영향을 주는 상악골의 성장 부족을 극복하게 되면, 불안전 요소를 제거하게 되어 운동선수의 자세와 운동계에 영향을 미친다.

(5) 선수를 위한 교정치료의 일반적 원칙

안면 상악 발달의 횡적 요소의 교정치료는 기능적 교합, 호흡 및 얼굴의 조화로운 발달을 회복시키는 것이다. 2급 부정교합을 가진 환자는 뚜렷이 큰 수직, 수평 피개를 가지고 있으며, 스포츠 활동을 할 때 선수가 치과 외상을 입을 가능성이 높다. 상하악골이 서로 심하게 어긋나 있는 경우, 턱교정 수술을 할 수 있으며, 하악이 후퇴된 2급 부정교합 환자에서 수술 시, 아래턱이 기저부에서 분리되어 앞으로 위치가 재조정 된다. 발음, 저작 및 심미의 구강 기능 요소를 회복 할 뿐만 아니라, 운동 능력을 향상시키는 데 필수적인 치과 고유 수용체 및 자세의 장애를 극복하게 될 수 있다.

Reference

1. Boissonet P. Le lien entre l'occlusion, a posture et la respiration. Sport et santé bucco-dentaire. UFSBD. http://www.ufsbd.fr/wp-content/uploads/2014/06/ActesColloqueok_SportSBD_oct2011.
2. Lejoyeux E. Lateral functional shift on the mandible and facial asymmetry. Arch de Pédiairie Organe Officiel de la Sociéte francaise de pédiairie 2010;17:985-986.
3. Maurer C, Stief F, Jonas A, Kovac A, Groneberg DA, Meurer A, Ohlendorf D. Influence of the lower jaw position on the running pattern. PLoS One 2015;10:e0193540.
4. Moon HJ, Lee YK The relationship between dental occlusion/temporomandibular joint status and general body health: part 1. Dental occlusion and TMJ status exert an influence on general body health. J Altern Complement Med 2011;17:995-1000.
5. Ouaziz N. The influence of denial occlusion on middle distance running and recovery. An interview. 2015;December;10.
6. Perdrix G. Sport el occlusion dentaire: influence de I'occlusion dentaire sur les capacités musculaires. Chir Dent Fr 1997;859:34-41.
7. Pircl C. Occlusion Deniaire, Posture et Performances. Table Ronde odontostomaiologie et sport. Troisieme conference Nationale Médicale Interfédérale. Paris. http://www.franccolympique.com/files/File/actions/santc/documeniation/2007/3emeconf-2cmctablcronde.pdf.

제5장

스포츠 치의학의 현장
(The field of sport dentistry)

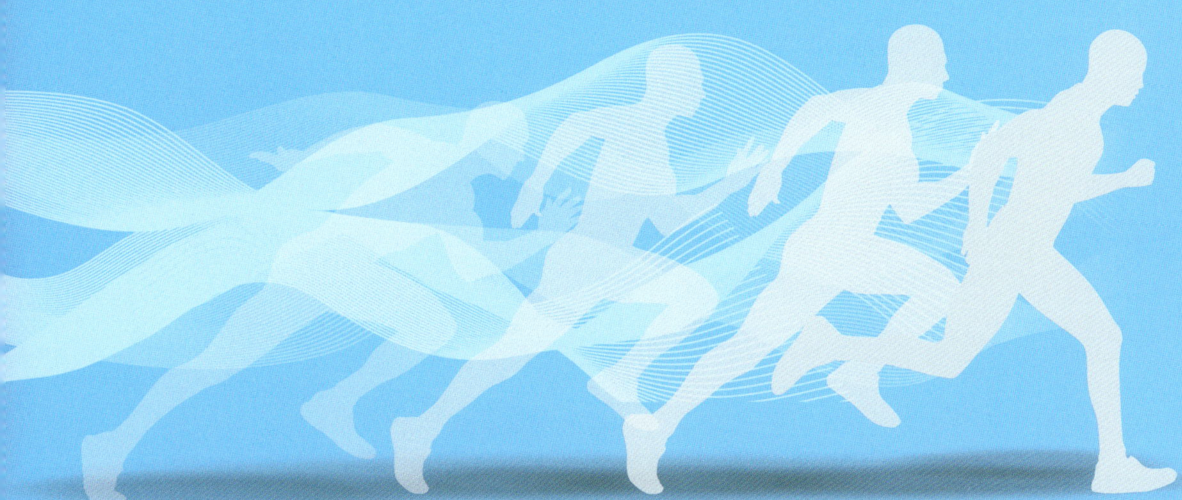

제5장 스포츠 치의학의 현장 (The field of sport dentistry)

1. 마우스가드의 보급 현황

스포츠 선수의 경우 종목에 따라 차이는 있으나 거의 대부분 운동 기구를 이용한다거나 상대 선수와 몸을 접촉하는 경우가 많아 구강 내외의 연조직의 손상, 치아의 파절, 탈구 및 악골 골절 등 다양한 종류의 구강악안면 외상이 자주 발생하고 있다. 더욱이 오늘날 생활이 풍요로워지면서 여가활동, 체력 증진, 팀워크 증진을 목표로 스포츠에 참여하는 일반인이 많아지고, 그에 따라 스포츠를 즐기던 중 구강악안면 외상을 경험하는 빈도 역시 늘고 있다. 마우스가드의 효과에 대한 연구들을 종합해 보면 운동 경기 시 마우스가드를 착용하지 않으면 착용할 때보다 1.6-1.9배 정도 구강악안면영역의 외상의 발생 가능성이 증가된다고 한다. 하지만 여러 종목에서 사용을 권장하고 있음에도 불구하고 국내외적으로 실제적인 마우스가드의 착용률 및 선호도는 높지 않은 실정이다.

1) 외국

2017년 Parker등의 연구에 따르면 전세계적으로 마우스가드의 사용이 럭비, 복싱, 라크로스 같은 몇 개의 스포츠 중에서만 의무적으로 사용 되고 나머지 종목에서는 권고 혹은 추천 수준이므로 선수들이 의무 착용인 종목을 제외하고는 착용률이 높지 않다. 또한 마우스가드의 의무적 착용은 국제수준의 경기에서 주로 행해지며, 아마추어 수준의 경기에서는 거의 시행되지 않고 있다.

의무 착용 종목인 미식축구 선수들의 경우에도, custom-made 마우스가드가 최고의 보호를 제공함에도 불구하고, 33%의 선수들만이 custom-made 마우스가드를, 33%는 custom-made와 mouth-formed 둘 다를, 27%는 mouth-formed 만을 사용함이 조사되어 선수들의 마우스가드에 대한 지식 및 중요성에 대한 인지가 낮음을 알 수 있다. 2017년 터키에서 농구 선수들과 코치들을 대상으로 마우스가드의 착용률과 인지도에 대해 연구한 결과도 선수들사이에서 95%가 마우스가드가 보호가 된다고 하였으나 실상은 6.3%만 사용하고 있었고 코치들의 98%가 마우스가드가 Dental injuries를 예방한다고 믿고 있었으나 단지 47%만이 선수들에게 마우스가드의 사용을 권하였다. 비슷한 수치가 다른 조사에서도 보고되었다.

마우스가드를 사용하지 않거나 추천하지 않은 가장 흔한 이유로는 선수(37.7%)와 코치(71.4%)로 불편감을 들었으며, 그 다음으로는 선수들사이에서는 26.1%로 유용성에 대한 지식의 부족, 코치들사이에서는 10.7%로 호흡의 어려움이었다. 선수들 중 약 9.1%는 마우스가드의 비심미적인 외형에 대해 불평하였다. "마우스가드에 대해 어떠한 것이라도 아는 것이 있나요?"의 질문에 대한 답에 있어, 대부분의 선수(83.5%)는 "예"라고 대답하였으며, 반면 선수들 중 26.5%는 마우스가드에 대해 들어 본 적이 없었다고 하였다. 코치들은 98.1%로 대부분 알고 있었으나, 오직 1명의 코치는 마우스가드에 대해 알지 못하였다. 대부분의 코치들(20.8%)는 마우스가드에 대한 정보를 그들의 대학을 통해 얻었으며, 단지 9.4%만이 치과의사로부터 정보를 얻었다. 선수들의 경우 마우스가드에 대한 인식은 코치의 영향을 크게 받으며 약 56%가 코치들로부터 알게 된다. 표 1은 2016년 호주에서 주니어 럭비 리그 선수들과 코치들의 마우스가드에 대한 인식과 선수들의 마우스가드의 사용에 대한 자료를 보여준다.

American Dental Association(ADA)는 모든 연령의 운동선수들이 Dental Injury의 위험을 야기하는 어떠한 활동 시 적절하게 맞는 마우스가드를 사용해야 한다고 권고하였으며, 가장 정밀하게 맞고, 최적의 유지력을 가진 custom 마우스가드가 제공되어야 한다고 제안하였다. Australian Dental Assocation도 유사하게 Boil-and-Bite(or Mouth-formed)와 Ready to wear(or Stock)타입이 아닌 custom-fitted 마우스가드의 착용을 홍보하였으나 선수들과 코치들에게 가장 잘 알려진 마우스가드 타입은 Stock Type 이였다 (그림 5-1).

【표 5-1】 2016년 호주에서 주니어 럭비 리그 선수들과 코치들의 마우스가드에 대한 인식과 선수들의 장착률[3)]

TABLE 1. Use of Mouthguards by Junior Rugby League Players and Awareness of Coaches

	Sample	%
Players		
Do you wear a mouthguard during training or games?		
Yes	337	68.2
No	157	31.8
What type of mouthguard do you wear?		
Custom made	78	23.1
Boil and bite	218	64.7
Ready to wear	41	12.2
If you do not wear a mouthguard, why not?		
Too expensive	63	40.1
No time to visit the dentist	35	22.3
I have braces	3	1.9
I don't believe it works	56	35.7
Coaches		
Do you encourage the use of mouthguards?		
Yes	30	93.7
No	2	6.3
What type of mouthguard do you recommend?		
Custom made	24	75.0
Boil and bite	7	21.9
Ready to wear	1	3.1
When do you encourage that the mouthguard should be worn?		
Training only	0	0
Games only	10	31.3
Training and games	22	68.7
Do you encourage the use of headgear?		
Yes	22	68.7
No	10	31.3

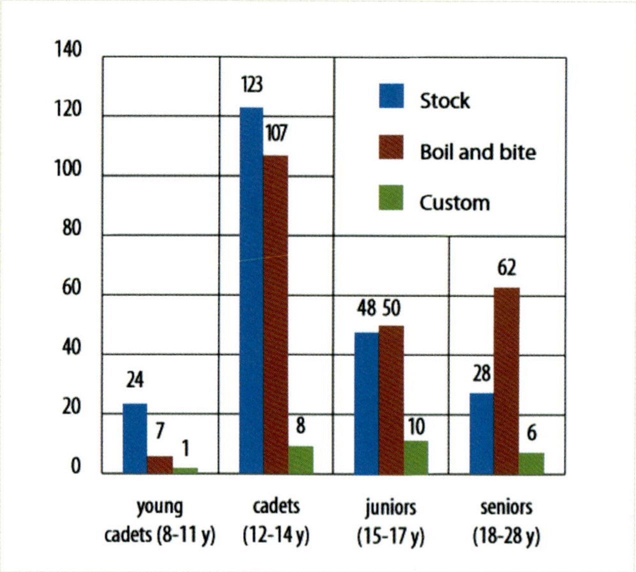

그림 5-1. 마우스가드의 종류별 착용률[5)]

2016년 영국의 Eastman Dental Hospital에서 수행된 연구에서도 접촉스포츠에서 마우스가드 사용의 주 장벽은 필요성 인식의 부족임을 보고하였다. 심지어 구강 안면 부상을 지속적으로 입은 이후에도, 운동선수들은 마우스가드 착용을 잘 하지 않는 경향이 있었다. 2016년도에 연구된 다국적 메타 분석에 의하면 필드 하키 선수들의 마우스가드 착용률은 1986년과 1987년에 조사된 연구에서 마우스가드 착용이 31.4%인 것과 비교하여, 2002년과 2008에 수행된 최근 연구에서는 마우스가드 착용이 84.5%로, 유의하게 증가 함을 보고하였다 (그림 5-2). 그러나 선수들의 마우스가드에 대한 인식은 프로 선수들의 55.4%가 마우스가드의 착용이 불필요하다고 보고하여 필요성에 대한 인식은 높지 않았다 (그림 5-3). 마우스가드가 착용시 불편하다는 보고는 과거 조사 42.3%, 최근 조사 25.8%로 감소하였다.

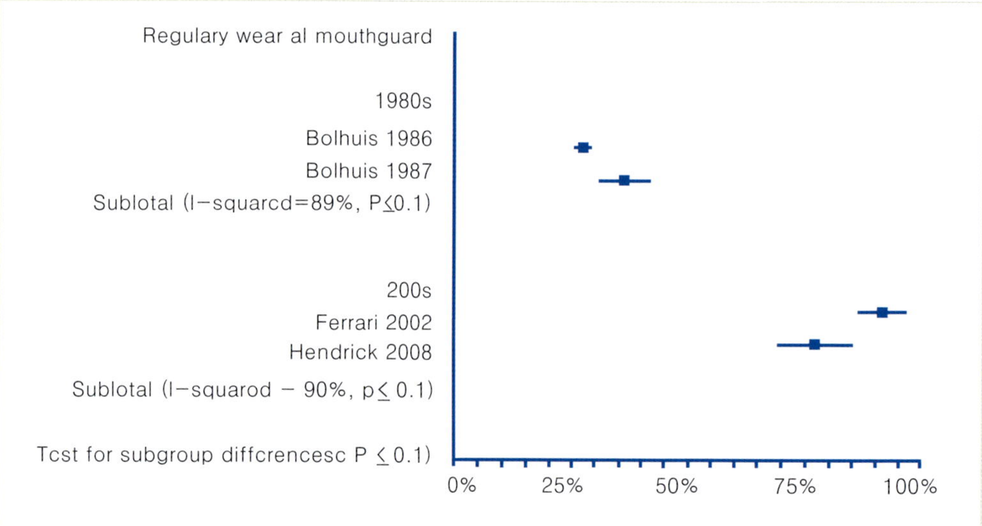

그림 5-2. 필드 하키 선수들의 연도별 마우스가드 착용률[5)]

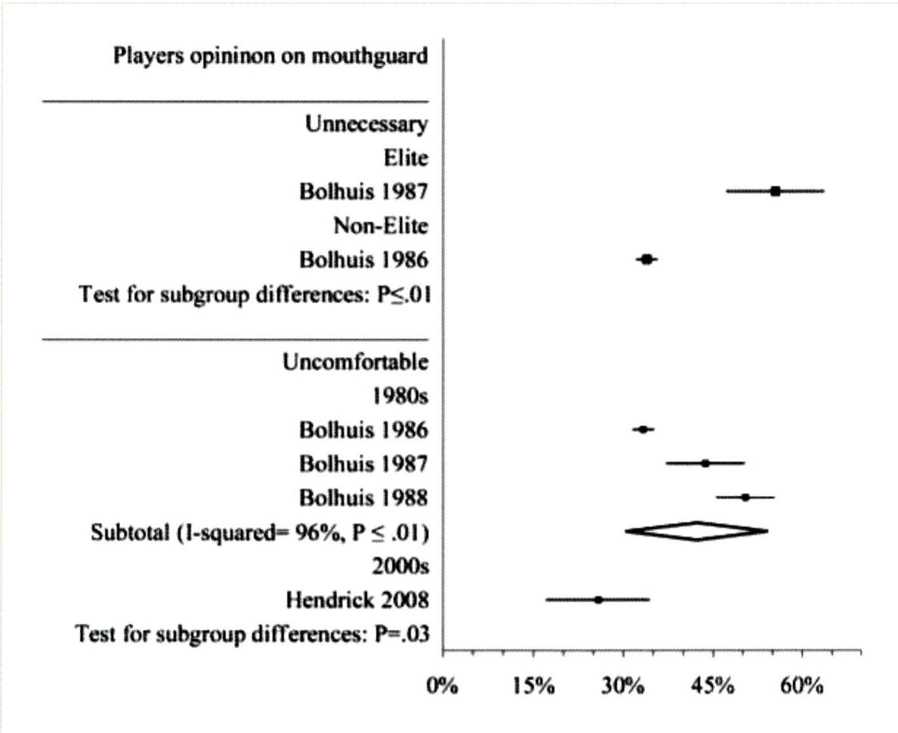

그림 5-3. 필드 하키 선수들의 마우스가드 필요성에 대한 인식률[5)]

제 15회 Pan American Games에서도 경기에 참가하는 42개국을 대표하는 선수들의 마우스가드 사용현황을 분석한 결과, 단지 17%의 선수들만이 이전에 마우스가드를 사용한 적이 있다고 답했다. 2017년 인도에서 조사된 연구결과 또한 총 참가자중, 71.3%는 마우스가드가 부상을 예방할 수 있음을 알고 있었고, 28.7%는 마우스가드에 대해 알지 못하였으나, 20.9% 만이 마우스가드를 사용하고 있었다. 참가자중 48.6%는 코치가 마우스가드를 사용하라는 지시가 없었기에 경기 시 마우스가드를 사용하지 않았으며, 반면 28.8%는 중요하지 않다고 생각해서, 불편해서 12.6% 또는 비싸서 10.0% 였다.

2) 한국

외국의 실정과 마찬가지로 국내 실태 또한 여러 종목에서 마우스가드의 사용을 권장하고 있음에도 불구하고 실제적인 마우스가드의 사용은 매우 낮은 실정이다.

2013년에 태권도 선수를 대상으로 마우스가드 착용 현황과 인지도를 조사한 결과, 대상 선수들의 12.5%가 국가 대표였으며 55.9%가 전국 대회 수상자인 상위권 선수들임에도 불구하고 19.8%만이 마우스가드에 대해 잘 안다고 응답하였으며 28%만이 경기 중 마우스가드의 착용이 의무화 되어야 한다고 응답하였다 (표 5-2). 또한 55.9%의 선수들은 마우스가드를 착용한 적이 없다고 응답했다. 마우스가드를 착용하지 않는 이유로는 호흡 곤란을 가장 큰 이유로 응답하였다 (표 5-3).

【표 5-2】 2013년 한국인 태권도 선수들의 마우스가드 장착률과 인지도[9]

Table 3. Responses on mouthguard awareness

Item	Response	Strongly agree	Agree	Neutral	Disagree	Strongly disagree	Total	χ^2
Have you received any information on mouthguard?	f	3	27	55	44	23	152	52.868***
	%	2	17.8	36.2	28.9	15.1	100	
Appropriateness of mandatory mouthguard rule	f	12	29	63	29	19	152	50.500***
	%	7.9	19.1	41.4	19.1	12.5	100	
Mouthguard as effective protection	f	10	45	61	22	13	151(1)	64.199***
	%	6.6	29.8	40.4	14.6	8.6	100	

(***: $P<.001$)

【표 5-3】 2013년 한국인 태권도 선수들의 마우스가드를 장착하지 않는 이유[9]

Table 4. Responses on reasons for not wearing mouthguard

		Strongly agree	Agree	Neutral	Disagree	Strongly disagree	Total	χ^2
Breathing impairment	f	66	45	31	7	3	152	91.421***
	%	43.4	29.6	20.4	4.6	2	100	
Performance degradation	f	57	54	35	4	2	152	91.750***
	%	37.5	35.5	23	2.6	1.3	100	
Speech impairment	f	58	60	29	3	2	152	105.171***
	%	38.2	39.5	19.1	2	1.3	100	
Disclusion	f	42	47	49	10	4	152	61.487***
	%	27.6	30.9	32.2	6.6	2.6	100	
Swallowing difficulty	f	52	44	43	10	3	152	65.039***
	%	34.2	28.9	28.3	6.6	2	100	
Causes nausea	f	39	18	31	54	10	152	39.513***
	%	25.7	11.8	20.4	35.5	6.6	100	
Mouth dryness	f	43	47	36	19	7	152	37.605***
	%	28.3	30.9	23.7	12.5	4.6	100	
Poor retention	f	11	30	45	37	29	152	20.895***
	%	7.2	19.7	29.6	24.3	19.1	100	
Poor occlusion	f	12	24	57	35	24	152	37.803***
	%	7.9	15.8	37.5	23	15.8	100	
Causes jaw muscle fatigue	f	38	39	40	26	8	151	24.662***
	%	25.2	25.8	26.5	17.2	5.3	100	

(***: $P<.001$)

2010년 곽 등은 290명의 스포츠선수들을 대상으로 마우스가드 사용실태를 조사한 결과, 구강악안면 외상경험이 28.6%로 낮지 않은 경험률을 가지고 있었으나, 착용 경험률은 6.6%에 그쳤으며, 현재 착용률은 3.8%, 사용할 필요성은 역시 25.9% 뿐인 것으로 나타나 구강보호장치에 대한 인식이 매우 낮은 것을 알 수 있다 (표 5-4). 백 등의 조사에서는 스포츠 활동 시 항상 마우스가드를 착용하는 경우는 선수단의 경우 50.2%, 비선수단의 경우는 46.8%로 곽 등의 연구에서보다는 높은 착용률을 보였다 (표

5-5). 대다수의 조사 대상자들이 마우스가드 착용에 대한 필요성을 인지하며 신뢰하고 있었으나, 실제 마우스가드 착용 시 불편한 점에 대한 질문에서 '그냥 불편' 이라는 응답이 60.5%로 가장 많았고 '호흡곤란' 16.9%, '대화시 불편'이 10.2% 순으로 조사되었고, 이는 구체적인 불편감보다는 막연한 불편감으로 인해 착용률이 떨어지는 것을 보여주었다 (표 5-6).

【표 5-4】 2010년 한국인 운동선수들의 마우스가드 착용률과 인지도[10)]

분류	항목	N(%)
착용 경험	있다 없다	19 (6.6) 271 (93.4)
현재 착용 중	착용함 착용 안함	11 (3.8) 279 (96.2)
사용할 필요성	필요함 필요하지 않음 잘 모르겠음	75 (25.9) 64 (22.1) 151 (52.1)
사용할 의사	있다 없다	82 (28.3) 208 (71.7)
합계		290 (100.0)

백 등의 조사에서 스포츠 활동 시 사용하는 마우스가드의 종류에 대해 살펴보면, 'stock형'이 75.9%, 'mouth-formed형'은 18.4%였고, 'custom-made형'은 5.7%에 불과하였다. 대부분 stock형이나 mouth-formed형을 사용하고 있기 때문에 이는 불편감으로 이어지고 따라서 중요성에 대해서 인지하고는 있지만 착용률이 떨어지는 결과를 낳게 되는 것으로 보인다 (표 5-5).

【표 5-5】 2009년 한국 대학 선수들의 마우스가드 장착률 및 종류[11)]

(단위: N, %)

Variable	Activity of athletes		Total	p-value
	yes	no		
Type of mouth guards				
type of stock	90(72.0)	83(80.6)	173(75.9)	0.175
type of mouth-formed	25(20.0)	17(16.5)	42(18.4)	
type of custom-made	10(8.0)	3(2.9)	13(5.7)	
Experience of the use of mouth guards				
yes	230(83.9)	167(78.8)	370(81.5)	0.101
no	39(16.1)	45(21.2)	84(18.5)	
Frequency of the use of mouth guards				
always	103(50.2)	81(46.8)	184(48.7)	0.017*
often	77(37.6)	51(29.5)	128(33.9)	
sometimes	19(9.3)	26(15.0)	45(11.9)	
by chance	6(2.9)	15(8.7)	21(5.5)	

*Statistically significant differences by the chi-square test and fisher' exact test at α=0.05

【표 5-6】 2009년 한국 대학 선수들의 마우스가드 필요성에 대한 인지율 및 불편한 이유[11]

(단위: N, %)

Variable	Activity of athletes		Total	p-value
	yes	no		
Need of use of mouth guard				
necessary	203(83.9)	167(78.8)	370(81.5)	0.183
unnecessary	39(16.1)	45(21.2)	84(18.5)	
Reliability of mouth guard				
very reliable	66(32.4)	47(28.5)	113(30.6)	0.173
reliable	130(63.7)	116(70.3)	246(66.7)	
unreliable	8(3.9)	2(1.2)	10(2.7)	
Discomfort of mouth guard				
conversation	12(6.0)	25(15.4)	37(10.2)	0.027*
discomfort	128(64.0)	91(56.2)	219(60.5)	
swallowing	5(2.5)	7(4.3)	12(3.3)	
respiration	38(19.0)	23(14.2)	61(16.9)	
others	17(8.5)	16(9.9)	33(9.1)	

*Statistically significant differences by the chi-square test and chi-square and fisher' exact test

국내외 다양한 연구들에서 운동선수들이 마우스가드의 중요성에 대해 잘 알고있음에도, 매우 극소수만이 실제적으로 마우스가드를 사용하였다. 선수들이 마우스가드를 잘 착용하지 않는 주원인으로는 유지력 부족, 구강 건조, 구역질, 호흡곤란, 발음 장애, 운동 선수들의 마우스가드를 장착하지 않는 것에 대한 우월감, 맞춤 제작의 경우 비용이 비싸고 치과를 방문해야 한다는 번거로움 등을 느끼므로 이를 개선하는 노력이 수반되어야 선수들의 마우스가드 장착률을 높일 수 있다.

2. 장착해야 하는 경기

1) 외국

1927년 복싱연맹에서 마우스가드의 사용을 의무화하였고 1930년대에 치과 문헌에 마우스가드의 사용이 보고되었다. 1960년대 이후부터는 미식축구, 아이스하키, 레슬링, 럭비 등이 운동경기 중 마우스가드의 사용이 의무화되었다.

현재 미국치과의사협회(American Dental Association)와 국제스포츠 치과협회(International Academy of Sports Dentistry)에서는 총 29개의 운동종목에서 마우스가드의 사용을 권장하고 있다. 다음과 같은 종목이 포함된다; 아크로바틱, 농구, 자전거, 복싱, 승마, 익스트림 스포츠, 필드경기, 필드하키, 축구, 체조, 핸드볼, 아이스하키, 인라인스케이트, 라크로스, 무술, 라켓볼, 럭비, 포환던지기, 스케이트보드, 스키, 스카이다이빙, 축구, 소프트볼, 스쿼시, 서핑, 발리볼, 수구, 역도, 레슬링 (표 5-7).

【표 5-7】 미국치과의사 협회의 마우스가드 장착 권장 종목[4)]

Acrobatics	Field events	Inline skating	Skateboarding	Surfing
Basketball	Field hockey	Lacrosse	Skiing	Volleyball
Bicycling	Football	Martial arts	Skydiving	Water polo
Boxing	Gymnastic	Racquetball	Soccer	Weightlifting
Equestrian events	Handball	Rugby	Softball	Wrestling
Extreame sports	Ice hockey	Shotputting	Squash	

2015년 미국은 교정 장치를 장착하고 있는 고등학생들의 학교 기반 미식축구, 라크로스, 아이스 하키, 필드 하키, 레슬링 경기시 마우스가드의 착용을 의무화하였다.

2) 한국

국내에서도 아마추어 복싱, 유수, 태권도, 공수도, 아이스하키, 하키, 격투기 등의 종목에서 마우스가드의 사용이 의무화되어 있고, 럭비 등의 종목에서도 그 사용을 권장하고 있다.

Reference

1. Parker K, Marlow B, Patel N, Gill DS. A review of mouthguards: effectiveness, types, characteristics and indication for use. Br Dent J 2017;222:629-633.
2. Tiryaki M, Saygi G, Yildiz SO, Yildirim Z, Erdemir U, Yucel T. Prevalence of dental injuries and awareness regarding mouthguards among basketball players and coaches. J Sports Med Phys Fitness 2017;57:1541-1547.
3. Kroon J, Cox JA, Knight JE, Nevins PN, Kong WW. Mouthguard Use and Awareness of Junior Rugby League Players in the Gold Coast, Australia: A Need for More Education. Clin J Sport Med 2016;26:128-32.
4. For the dental patient. The importance of using mouthguards. Tips for keeping your smile safe. J Am Dent Assoc. 2004;135:1061.
5. Vidovic D, Bursac D, Skrinjaric T, Glavina D, Gorseta K.. Prevalence and prevention of dental injuries in young taekwondo athletes in Croatia. Eur J Paediatr Dent 2015;16:107-110.
6. Vucic S, Drost RW, Ongkosuwito EM, Wolvius EB. Dentofacial trauma and players' attitude towards mouthguard use in field hockey: a systematic review and meta-analysis. Br J Sports Med 2016;50:298-304.
7. Andrade RA, Evans PLS, Almeida ALS, Silva JdJRd, Guedes AML, Guedes FR, Ranalli DN, Modesto A, Tinoco EMB. Prevalence of dental trauma in Pan American games athletes. Dent Traumatol 2010;26:248-253.
8. Goswami M, Kumar P, Bhushan U. Evaluation of Knowledge, Awareness, and Occurrence of Dental Injuries in Participant Children during Sports in New Delhi: A Pilot Study. Int J Clin Pediatr Dent 2017;10:373-378.
9. Lee J-W, Heo C-K, Kim S-J, Kim G-T, Lee D-W. Mouthguard use in Korean Taekwondo athletes-awareness and attitude. J Adv Prosthodont 2013;5:147-152.
10. Guk J-S, Woo S-H. Use of Mouth Guards among Sport Players. Jour. of KoCon.a 2010;10:296-302.
11. Paek K-H, Jang J-H, Lee Y-S. The relationship between maxillofacial injury and the use of mouth-gards in athletes. Journal of Korean society of Dental Hygiene 2009;9:545-57.
12. Shim Y-J, Kang J-K. Use of Mouthguard for Prevention of Oral and Maxillofacial Injury. J Oral Med Pain 2012;37:251-256.
13. Mills SC. Mandatory mouthguard rules for high school athletes in the United States. Gen Dent. 2015;63:35-40.

3. 향 후 방향

치의학 분야 중에서도 스포츠 치의학에서 운동선수 팀을 보조하는 팀닥터의 역할과 부상자 혹은 질환에 의해 신체 기능이 저하된 선수의 의무지원의 역할이 중요한 비중을 차지한다. 팀닥터에서 치과의사의 역할로는 치아, 구강, 안면에 대한 치료와 보호를 위한 보조기 제작을 비롯하여 경기력 향상을 위한 스플린트 제작이 있다.

1) 올림픽/패럴림픽 의무지원 개요 및 치과의 중요성

올림픽과 패럴림픽을 비롯한 국제무대에서 의무지원의 중요성은 강조되고 있으며 대회 기간 내의 의무지원 필요 비율은 증가하고 있다. 대규모의 의무지원을 위한 의료서비스 구성은 경기장 의료서비스와 비경기 의료서비스, 선수촌 클리닉, 올림픽 병원, 의료 이송으로 구성된다.

2014년 동계올림픽의 통계에서 치과분야의 환자는 약 900여 명으로 치주질환 및 충치, 마우스가드 관련 환자가 대부분을 차지했다. 경기 중 외상에 따른 부상으로는 치아 파절, 치근 파절 및 치아 정출이 빈번했다. 구강 부상 방지를 위한 마우스가드 착용도 보편화되고 있는 추세이다.

다수의 동계올림픽 종목들에서 전체 부상 당 치과 영역의 부상의 비율을 산정했을 때 아이스 하키 분야에서 비율이 가장 높았다.

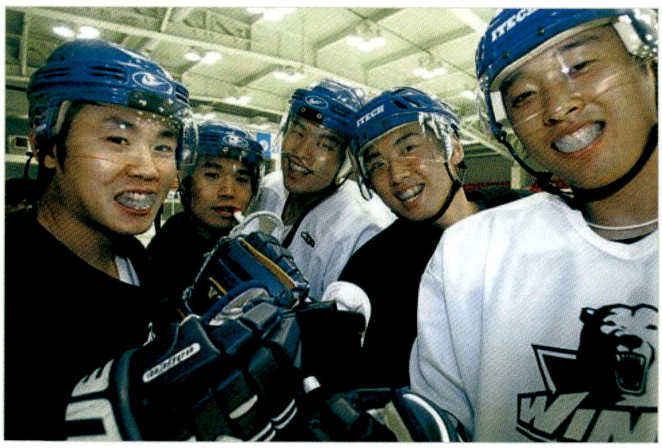

그림 5-4.

2) 구강 보호에 대한 인식

스포츠 활동 중 일어나는 악안면 영역의 부상은 쉽게 예방이 가능하다. 선수들에게 구강 보호를 제공하는 것은 스포츠 분야에서 치의학분야의 특권이다. 치과 전문의는 스포츠 분야의 예방 프로그램에 적극적으로 참여할 필요가 있다.

마우스가드는 악안면 영역인 치아, 입술, 턱과 혀 등에 대한 보호를 제공하고 운동 경기 혹은 연습 도중 발생하는 부상에 대한 심도와 발생 빈도를 낮춘다. 또한 머리 및 목의 부상이나 턱의 부상까지도 완화시켜준다는 연구가 있다. 많은 운동선수들은 경기 도중 심각한 악안면 영역 혹은 두부의 외상을 받을 수도 있다는 사실에 대해 둔감하다. 치과의사는 운동선수들에게 언제든지 부상이 발생할 수 있고 이를 방지하는 것이 필요하다는 인식을 심어주는 중요한 정보 전달자가 될 수 있다.

팀닥터와 코치, 운동선수 개인까지 모든 구성원이 운동선수 개개인의 병력과 현재 상태 혹은 발생할 수 있는 질환 및 부상까지 미리 알고 있어야 한다. 마우스가드 제작은 이를 예방하기 위한 최소의 수단이지만 이를 통해 최대한의 효과를 볼 수 있다.

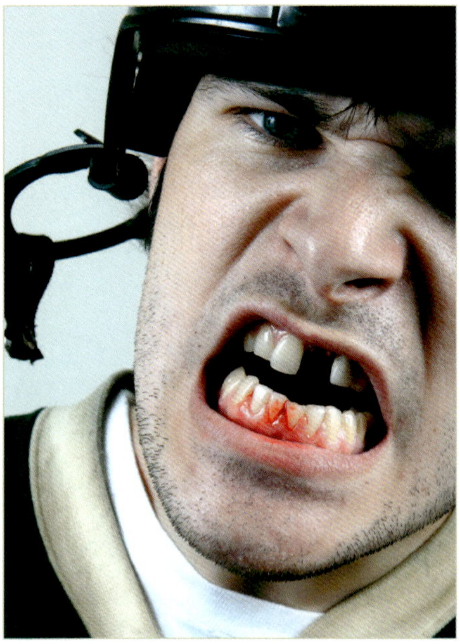

그림 5-5.

■ 한국 스포츠 치의학의 향후 발전방향과 과제

스포츠 치의학은 스포츠부상을 예방하고, 부상발생시 응급처치 및 재활치료를 시행하며, 스포츠선수들의 경기력 향상을 도모하고, 도핑으로부터 안전한 약 처방을 제공하는 학술 의료적인 측면이 존재한다. 이에 대한민국 국가대표 선수들을 대상으로 하는 국제경기지원 및 국가대표선수촌 치과진료실 운영 등의 의무지원영역과, 생활스포츠영역에서 스포츠 닥터와 스포츠 치의학 팀닥터로서 소속 지역에 밀착되어 아마추어 선수들을 지원하고 생활체육발전에 공헌하기 위한 한국 스포츠 치의학의 향후 발전방향에 대해 살펴보고자 한다.

1) 스포츠 부상 예방영역

마우스가드는 구강악안면 영역의 치아 및 지지조직의 손상을 예방할 수 있는 대표적인 보호장구이며, 운동 경기 혹은 연습 도중 발생하는 부상에 대한 심도와 발생 빈도를 낮출 수 있다. 마우스가드의 사용은 뇌진탕(Concussion) 발생 가능성을 낮추고, 머리 턱 등의 구강악안면 외상을 완화시킨다.

스포츠 치의학에서 마우스가드는 스포츠 부상 예방영역에서 가장 큰 역할을 차지하고 있지만, EVA 소재를 이용한 열성형방식의 마우스가드 제작방법이 널리 보급된 이후로는 마우스가드의 소재와 제조방법의 변화가 크지 않은 것이 현실이다.

지금은 마우스가드의 소재와 제조방법의 변화가 거의 없을것으로 인식될 수 있으나, 신소재의 개발과 제조방법의 개선, 사물인터넷을 통한 정보의 통합이 이루어지는 가까운 미래에는 마우스가드의 소재, 제조방법, 디자인, 기능에 많은 변화가 예상된다.

먼저 신소재 개발에 대해 살펴보면, 높은 에너지충격을 흡수 분산할 수 있으며, 현대의 소재보다 찢김 강도가 높고, 두께는 더 얇아지는 고분자폴리머 신소재 개발을 예상할 수 있으며, 이러한 고분자폴리머는 스포츠 부상의 마지막 순간까지 구강을 지킬 수 있는 강도와 질김을 가진 신소재를 사용하여 미래의 마우스가드를 제작할 것으로 예상된다. Carbon fiber reinforced polymer(CFRPs) 소재 등 기존 소재의 경우 제조방법의 개선을 통해 마우스가드 및 스포츠 부상예방장치 제작에 적용될 것으로 예상된다.

제조방식의 개선에 대해 살펴보면, 마우스가드 제작시 구강스캐너 및 모델스케너의 사용, 3D 프린팅을 사용한 작업모형제작 등 기존 마우스가드 제조공정의 디지털화가 이루어지고 있으며, FDM(Fused Deposition Modeling) 3D 프린터를 사용하여 마우스가드를 3D 프린팅하는 기술이 상용화되었다. 3D 프린팅은 외면(outer surface)의 경우 기존의 wax up 제작 방법으로는 만들 수 없는 구조와 모양을 3D 모델링 및 3D 프린터로 제작이 가능하며, 내부의 빈 공간은 Parametric modeling을 이용하여 적절한 강도를 가지면서 무게를 획기적으로 줄일 수 있는 기술 사용이 가능한 장점을 가진다.

정보의 수집과 통합에 대해 살펴보면, 마우스가드 내부에 센서를 장착하고 센서에서 획득된 정보를 컴퓨터 디바이스로 전달하는 제품들이 실용화되어 판매되고 있다. 현재 마우스가드에 장착되는 센서는 외부의 충격량을 측정하고 뇌진탕 가능성을 예측하는 방식이 대부분이다. 이때 전자부품 및 배터리의 소형화와 경량화, 무선충전기술의 적용을 통해 마우스가드 본연의 스포츠 부상 예방기능을 방해하지 않고 wearable device의 역할을 해 내고 있다. 전자기술의 발전은 전자부품의 극단적인 소형화와 사용전력량의 감소에 따른 배터리의 소형화, wearable device 사용의 증가와 이러한 디바이스에 전력을 공급하는 무선충전기술의 비약적 발전을 통해, 센서와 결합한 미래의 마우스가드는 외부충격량 측정 이외에도 산소 이산화탄소 측정 등 필요한 모든 정보를 획득할 수 있을 것으로 예상한다.

2002년 월드컵에서 김태영 선수가 안면부상에도 불구하고 안면보호대 Facial Guard를 착용후 불굴의 투혼을 발휘한 경기 모습이 많은 인상을 남겼다. 이러한 안면보호대는 얼굴을 알지네이트를 이용한 인상채득 및 석고모형제작의 과정이 필수적이었다. 그러나 스캐너의 발전 등 하드웨어의 발전과, 핸드폰 카메라를 이용한 Facial Scan을 가능하게 하는 소프트웨어의 발전을 통해 Facial Scan이 가능해졌으며, 치과에서 널리 사용하고 있는 Cone Beam CT data를 stitching 하여 Facial scan 데이터 획득이 가능해졌다. 이러한 광학장치, CBCT, MRI 데이터를 활용하여 알지네이트 인상채득과정 및 석고모형 제작과정을 생략하고 3D 모델링을 통한 환자맞춤형 안면보호대 제작이 가능하다.

2) 치료 및 재활영역

스포츠활동 중 외상이 발생하게 되면 치과전문의, 스포츠 닥터 및 스포츠 치의학 팀닥터는 자신의 전문영역에서 최고의 진료를 제공하게 된다. 그러나 이러한 치료의 경험과 데이터가 각 세부 전문영역에서만 논의되는 현재의 상황을 극복하기 위해서는, 스포츠에 의한 구강악안면 영역 부상 및 재활치료 정보의 중심에 대한스포츠치의학회와 대한스포츠치의학회지가 존재해야 한다.

3) 경기력 향상영역

경기력 향상을 위해 스포츠 치의학은 무엇을 해야 할 것인가? 에 대한 질문에 대답하기 위해 너무 거창한 것부터 찾을 필요가 없다. 치아관리는 신체운동능력 측면에서 매우 중요하며, 건강한 치아건강이 운동경기력의 기본이라는 것은 다양한 연구결과를 통해 증명되었다. 프랑스 축구대표팀은 특별한 훈련 일정이 존재하지 않을 경우 축구선수들의 치아를 철저히 검사해서 문제가 있는 선수들을 말끔하게 치료하는 것이 기본 프로세스이다. 이는 아무리 뛰어난 선수라 할지라도 치아에 문제가 있으면 선수들의 제 기량을 발휘할 수 없으며 부상 위험도 높아지기 때문이다.

한국의 경기력 향상 연구방향의 경우, 마우스가드와 경기력 향상증가의 상관관계 연구에 집중되어 있다. 경기력 향상영역은 크게 코칭훈련법 개발, 맞춤형 용품 제작, 스포츠 치의학지원으로 나누어 볼 수 있는데, 마우스가드에 의한 신체능력향상 및 운동 경기력 향상에 관한 스포츠 치의학 연구 뿐만이 아니라, 맞춤형 용품제작과제을 통한 맞춤형 스포츠 치의학의 새로운 영역개발과 발전을 이룰 수 있다.

4) 도핑

대한스포츠치의학회의 활동영역 중 선수들에게 도핑으로부터 안전한 약 처방을 위해 치과의사 및 치과관련종사자를 대상으로 도핑 교육을 진행하는 것은 중요한 활동영역이다.

대한스포츠치의학회는 운동선수들에게 도핑으로부터 안전한 약 처방을 위한 노력으로, 사랑니 발치 등 임상사례별 도핑으로부터 안전한 표준약처방 Guideline을 수립하고, 이러한 Guideline은 매년 변경되는 WADA와 KADA의 금지약물 updata 내용을 반영하며, 대한스포츠치의학회의 약물처방 가이드라인을 대한치과의사협회 및 지역치과의사협회에 배포하고, 치과계 신문 등을 통해 홍보활동을 지속해 나아갈 수 있다. 도핑으로부터 안전한 약 처방을 위해, 사람의 실수를 시스템이 모니터링하고 경고할 수 있는 시스템 구축 또한 필요하다. 메르스사태 이후 해외감염병환자의 관리 추척에 사용되고 있는 의약품안전사용서비스(DUR)를 활용하여, 스포츠선수로 등록되어 있는 환자가 도핑관련 약물을 처방받을 경우, DUR 경고기능을 통해 의료기관과 약국에 경고할 수 있는 시스템 마련이 필요하다.

5) 의무지원

국제경기 의무지원, 국가대표선수들을 대상으로 한 마우스가드 제작사업 및 국가대표 선수촌 치과진료실 운영은 한국 스포츠 치의학 발전에 중요한 역할을 차지한다.

올림픽과 패럴림픽을 비롯한 국제무대에서 의무지원의 중요성은 강조되고 있으며 대회 기간 내의 의무지원 필요 비율은 증가하고 있다. 대규모의 의무지원을 위한 의료서비스 구성은 경기장 의료서비스와 비경기 의료서비스, 선수촌 클리닉, 올림픽 병원, 의료 이송으로 구성된다.

2014년 동계올림픽의 통계에서 치과분야의 환자는 약 900여명으로 치주질환 및 충치, 마우스 가드 관련 환자가 대부분을 차지했다. 경기 중 외상에 따른 부상으로는 치아 파절, 치근 파절 및 치아 정출이 빈번하였으며, 구강 부상 방지를 위한 마우스가드 제작지원이 이루어졌다.

대한스포츠치의학회는 제17회 인천아시안게임 국가대표선수들에게 개인별 맞춤형 마우스가드제작 사업을 시행하였고, 국가대표선수촌에 치과진료실을 설치하였다. 이러한 사업을 통해 스포츠단체 및 국가대표선수들에게 스포츠 치의학과 마우스가드의 중요성을 널리 알릴 수 있었다.

6) 대국민 홍보

생활체육영역에서 마우스가드 등의 부상예방법과 구강악안면 영역의 응급처치법 보급을 통한 스포츠 치의학의 대국민 홍보 또한 스포츠 치의학의 영역이자 발전방향이 된다.

스포츠 치의학은 일반적인 치의학 학문과 다른 특성을 보인다. 순수 의학적인 영역의 스포츠 치의학은 스포츠부상예방, 응급처치 및 재활치료, 경기능력향상 등의 내용을 담고 있으며, 이러한 스포츠 치의학 학문은 대한스포츠치의학회의 활동방향을 제시한다. 대한스포츠 치의학회는 스포츠 치의학이 제시한 활동방향에 따라 활동방향을 넓혀감으로써 스포츠 치의학 학문의 영역도 점차 넓혀지는 사회참여적이고 실천적인 학문이다. 스포츠 치의학은 치과의사 및 치과관련종사자, 의료전문가, 전문스포츠선수, 생활스포츠 참여자, 그리고 스포츠 유관단체와의 사회적 관계 속에서 발전하는 학문이다.

INDEX

한 글

ㅊ

ㅌ

ㅍ

ㅎ

영 문

SPORTS DENTISTRY

First Edition by Kwon, Kung-Rock et al.

MyungMun Publishing, Inc.
90, Dapsimni-ro 63-gil, Dongdaemun-gu, Seoul, Korea (02525)
Tel_ +82-2-2248-7586, 2246-7804
Fax_ +82-2-2248-0598
e-mail_ mmayt@hanmail.net
Website_ www.teethbook.co.kr

Printed in Korea

스포츠 치의학 _ SPORTS DENTISTRY

인 쇄	2018년 6월 29일
발 행	2018년 7월 7일
저 자	스포츠 치의학 교재 편찬위원회
발 행 인	안영택
편 집	전유정
발 행 처	명문출판사
등 록	제 6-0212호
주 소	서울시 동대문구 답십리로63길 90 (장안동 121-18)
전 화	(02)2248-7586, (02)2246-7804
팩 스	(02)2248-0598
홈 페 이 지	http://www.teethbook.co.kr
I S B N	978-89-6808-133-0

판권 소유

© 2018 | 스포츠 치의학 | 명문출판사 : 70,000원